U0011223

THE NOCTURNAL BRAIN

NIGHTMARES, NEUROSCIENCE AND THE SECRET WORLD OF SLE

夜行大腦

從失眠、夢遊到睡眠中躁動、暴食、性交……，神經科醫生與睡眠障礙的決鬥傳奇，揭開你不知道的睡眠祕密

Guy Leschziner

蓋伊・萊施茨納

郭庭瑄——譯

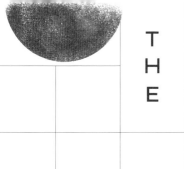

The Nocturnal Brain: Nightmares, Neuroscience and the Secret World of Sleep by Guy Leschziner
Copyright © 2019 by Guy Leschziner
Complex Chinese Translation copyright © 2021 by Faces Publications, a division of Cite Publishing Ltd.
Published by arrangement with Luigi Bonomi Associates and Intercontinental Literary Agency through The Grayhawk Agency.
ALL RIGHTS RESERVED

科普漫遊 FQ1065

夜行大腦：

從失眠、夢遊到睡眠中躁動、暴食、性交……，神經科醫生與睡眠障礙的決鬥傳奇，揭開你不知道的睡眠祕密

The Nocturnal Brain: Nightmares, Neuroscience and the Secret World of Sleep

作　　者　蓋伊・萊施茨納（Guy Leschziner）
譯　　者　郭庭瑄
副總編輯　謝至平
責任編輯　鄭家暐
行銷企畫　陳彩玉、楊凱雯

編輯總監　劉麗真
總 經 理　陳逸瑛
發 行 人　凃玉雲
出　　版　臉譜出版
城邦文化事業股份有限公司
臺北市中山區民生東路二段141號5樓
電話：886-2-25007696　傳真：886-2-25001952
發　　行　英屬蓋曼群島商家庭傳媒股份有限公司城邦分公司
臺北市中山區民生東路二段141號11樓
客服專線：02-25007718；25007719
24小時傳真專線：02-25001990；25001991
服務時間：週一至週五上午09:30-12:00；下午13:30-17:00
劃撥帳號：19863813　戶名：書虫股份有限公司
讀者服務信箱：service@readingclub.com.tw
城邦網址：http://www.cite.com.tw
香港發行所　城邦（香港）出版集團有限公司
香港灣仔駱克道193號東超商業中心1樓
電話：852-2508623　傳真：852-25789337
電子信箱：hkcite@biznetvigator.com
新馬發行所　城邦（馬新）出版集團
Cite (M) Sdn. Bhd. (458372U)
41, Jalan Radin Anum, Bandar Baru Sri Petaling,
57000 Kuala Lumpur, Malaysia.
電話：603-90578822　傳真：603-90576622
電子信箱：cite@cite.com.my
一版一刷　2021年3月

城邦讀書花園
www.cite.com.tw

ISBN 978-986-235-898-6
售價　NT$ 420
版權所有・翻印必究（Printed in Taiwan）
（本書如有缺頁、破損、倒裝，請寄回更換）

國家圖書館出版品預行編目資料

夜行大腦：從失眠、夢遊到睡眠中躁動、暴食、性交……，神經科醫生與睡眠障礙的決鬥傳奇, 揭開你不知道的睡眠祕密／蓋伊・萊施茨納(Guy Leschziner)著；郭庭瑄譯. 一版. 臺北市：臉譜，城邦文化出版；家庭傳媒城邦分公司發行, 2021.03
面；　公分. --（科普漫遊；FQ1065）
譯自：The Nocturnal Brain: Nightmares, Neuroscience and the Secret World of Sleep
ISBN 978-986-235-898-6（平裝）

1.睡眠障礙症　2.失眠症

415.9983　　109021432

目　次

獻給

艾娃（Ava）、瑪雅（Maya）和卡薇塔（Kavita），

也獻給一直以來都想從醫，

卻遭過往歷史阻撓的海因茨（Heinz）。

序言

我們認為睡眠是一種恬靜安詳的活動，此時心神與思緒趨於寧定，大腦寂然無聲。睡眠屬於被動消極的行為，與幸福的無意識狀態和清醒後煥然一新的愉悅感有關。夢的片段大概是我們對夜間情況的唯一意識和覺知，至少大多數人是這樣，但對我睡眠診所裡的許多病人來說，夜晚絕非如此。相反地，我會請病人住進睡眠實驗室以觀察他們的夜間行為，深沉的夜不時被躁動打斷，喊叫、抽搐、打鼾、痙攣、睡眠品質不佳與全然失眠的折磨，甚至更戲劇化的事都是家常便飯。

無論是我的病人或他們的伴侶，很少有人會懷抱正常的期待，料想自己能精神充沛地醒來、做好準備，迎接新的一天。他們的夜晚飽受各種病痛摧殘，例如可怕的夜間幻覺、睡眠麻痺、令人疲弱的失眠、將夢境化為實際行動表現出來等。睡眠期間的一系列活動反映出我們在清醒期間的人類行為光譜，有些醫學問題可以從生物學來解釋，有些可以從心理學來解釋，而我和同事的臨床工作重點就是要解開謎團，釐清睡眠障礙患者的病因，試圖找出相應的對策或治療方法。

過去幾年，我每年都會收治許多睡眠障礙病患。有人失眠，有人白天嚴重嗜睡，有人會在晚上經歷詭異或可怕的事。事實上，我會踏上這條路全是偶然。我和我這一代的大多數醫生一樣，就讀醫學院期間幾乎不曾涉足睡眠的世界。我完全想不起來課堂上有以睡眠為主題的時刻，直到畢業近十載，接受神經科專科醫師臨床訓練後才有了改變。十九歲那年，我在因緣際會下以插班的方式選了神經科學的學位課程，教授要我寫一篇關於睡眠功能的文章。身為一個天真、求知若渴又充滿好奇心的青少年，我就和大多數人一樣，認為睡眠的功能是消除困倦感。這個假設源自我的個人經驗，我睏的時候就上床睡覺，醒來困倦感就消失了。

然而，在我準備文章資料的過程中，無意間讀到一篇由法蘭西斯・克里克（Francis Crick，DNA結構的發現者之一）和其他作者共同撰寫的論文。克里克晚年愈來愈著迷於意識與神經科學，有部分原因是因為他去了位於美國聖地亞哥、全球頂尖的神經科學研究中心「沙克生物研究中心」（Salk Institute）進行休假研究，從而激發出這股動力。克里克和他的同事在那篇論文中推測做夢的功能；當時一般認為，做夢只發生在快速動眼期（rapid eye movement，簡稱REM）睡眠階段。他們主張做夢是一種整理大腦的方式，而非佛洛伊德學派口中那條「通往無意識的王道」，並假定做夢可以修剪大腦於白天生成的細胞連結，構成一種「反向學習」模式，以汰除無用的資訊。這個假說的正確性至今仍多有爭議，但對一個無知又興味盎然的醫學生來說，這篇論文讓我靈光一閃，意識到睡眠除了降低困倦感外，更是一連串複雜的大腦狀態，而不僅是介於睡覺與起床之間的無意識狀態而已。這個認識對我產生了深遠的影響，點燃我心中對睡眠及其相關疾患的興趣，讓我踏進奇異迷人的睡眠醫學臨床領域。

在這個充滿未知的幽暗世界，人類大腦中的小故障會引發異乎尋常又難以理解的情況。更重要的是，與胸痛、頭痛、皮疹及其他常見的醫學症狀相比，這些問題往往會在我們的大腦和心智與內外世界分離之際不知不覺地現身。

我會在接下來的篇章介紹幾位願意分享自身經歷的病患。有些充滿戲劇張力，有些令人驚懼，有些極具啟發性，有些滿腹辛酸，有些還很好笑。你會看到疾病是如何牽動他們周遭人的生活，影響他們與伴侶和孩子之間的關係，當然還有他們自己。

我為什麼要寫這些病人的故事？更重要的是，你為什麼要看他們的故事？書中描述的許多個案都患有非常極端的睡眠障礙，但人類經驗的光譜有其極限，研究這些極端案例能讓我們窺探光譜上較不嚴重的一端，了解這些睡眠障礙患者所受的影響也能讓我們稍微明白睡眠對自己的影響。這些疾病很多都不算罕見，例如十分之一的成人有慢性失眠的問題；十五分之一的成人有睡眠呼吸中止症；二十分之一的成人有不寧腿症候群。或許看這本書的你不是自己患有一種或多種睡眠障礙，就是身邊親近的人深受這類疾患煎熬。

⁂

醫生最喜歡故事。我們愛講故事，也愛聽故事。我們用故事彼此教導，互相學習，自娛娛人。用醫學界的話來說，病人陳述的是問題的歷史與來龍去脈。我們在醫學生和初級醫師（junior doctor）[1]階段習得了提取這類歷史的技能，醫學期刊和醫學會議中也充斥著滿滿的個案病史。正是透過這些故事分享，我們才得以傳遞專業經驗，擴充自己的知識庫。

我是一名神經科醫師，過去經由神經科訓練所學到的技能同樣適用於睡眠醫學實務。國立神經內外科醫院（National Hospital for Neurology and Neurosurgery）位於倫敦市中心、座落在皇后廣場。身為該院的專科住院醫師（相當於美國的資深住院醫師），每週四下午都要參加一場非常重要的儀式，即備受尊崇的 Gowers Round。[2]這場研討會是在一間座位席坡度很陡的階梯式演講廳舉行，主要目的在於教學，但也有些娛樂活動。神經科專科住院醫師坐在第二排，感覺有點像在羅馬的圓形露天劇場裡，等等就要被餵獅子了。有些鬼點子很多、又聰明狡黠的專科住院醫師會突然在病房裡發現一個急需評估的病人，這樣他們就能晚點到場，悄悄和成群結隊的初級醫師、醫學生及來訪的神經科醫師一起走進演講廳後方；更厲害的還會安排同事在研討會開始前呼叫他們，假裝離開去處理「緊急情況」，晚點再偷溜到演講廳後面。

觀眾滿心歡喜期待這場盛會，我們這些專科住院醫師卻只希望自己能安然度過難關，保有一絲尊嚴。我聽過有些同事每週四午餐時間都會緊張到吐（真的吐），有些還會在上班前服用 β 受體阻斷劑來撫平焦慮。在這痛苦的九十分鐘裡，我們會討論三個病例。通常病人會坐著輪椅被推到最前方，主持研討會的主治醫師則就病例來盤問專科住院醫師；後方兩百位觀眾就這樣注視著講臺，看我們顯露出自己學問不足、知識匱乏。

一次特別丟臉的研討會後，你會覺得好像有四百隻眼睛射出灼熱的目光，燒穿你的後腦勺，並且會希望地上能裂出一個大洞將你吞沒殆盡。我有些同事過了二十年還會講起當初痛苦的經驗，創傷就是這麼深（光是寫這段我都覺得身體有點熱，胃裡小小翻攪了一下）。儘管這些研討會痛苦難當，卻提供了很棒的機會，讓人得以學習、了解之前可能從未聽過的疾病，這些知識搞不好還會因為研討會太恐怖而深深烙印在腦海裡（我個人到死都不會忘記三A症候群[3]及其與神經系統問題之間的關聯，雖然會後我就再也沒聽人提過）。

擔心在研討會慘遭羞辱的恐懼能讓人頭腦敏銳、思緒清晰，但聆聽病患複雜的故事才是最有價值的部分。一般來說，醫生都很關注病人的病史，其中又以神經科醫師尤甚，睡眠醫學也是如此。目前對「構思」或做出診斷來說最有用的資訊就是病史，而非診察、血液檢查或掃描

1 譯註：資格約同臺灣的住院醫師。

2 譯註：Gowers Round 為英國國立神經內外科醫院每週的臨床教學與病例報告研討會，以英國一代神經學巨擘、《神經學聖經》（*Bible of Neurology*）作者威廉・高爾斯（William Gowers）命名。

3 譯註：Triple-A syndrome，一種遺傳性疾病，特徵為食道賁門弛緩不能症（achalasia）伴隨愛迪生氏病（Addison disease）和無淚症（alacrima）。愛迪生氏病是因腎上腺皮質受損以致激素分泌不足所引發的罕見內分泌疾病，又稱原發腎上腺機能不全。

結果。一名男子想起自己摔傷頭部前左手有些抽搐，表示右腦半球運動區癲癇發作，從而診斷為腦瘤；一名年輕女子主訴視力衰退，視野會在幾分鐘內逐漸模糊，此為偏頭痛的視覺先兆，也就是視覺皮質出現與偏頭痛相關的異常電流活動，不是眼睛的問題；診間裡的女性多年來經常頭暈，其中一隻手還出現刺痛感，表示她可能罹患了多發性硬化症（multiple sclerosis），而非腕部神經夾擠；一名嚴重酗酒的男子有平衡性不佳的家族病史，意味著對方可能有遺傳性疾病所導致的協調障礙，與飲酒過度無關。我共事過最優秀的神經科醫師都很像聯邦調查局的鑑識審訊人員，有堅持不懈的耐心和決心去了解、提取患者的病史。

這就是使用個案病史進行教學的重點。病例報告不但是醫師培訓與保持專業知識技能的標準方式，還能讓我們「體驗」將來可能遇到的罕見個案；這就是Gowers Round存在的原因，而世界各地的醫院也都有類似的研討會。

大多數患者在住院期間都會被醫學生、初級醫師、全科醫師、專科醫護團隊和主治醫師重複詢問病史搞得很煩躁。我們會一次又一次反覆咀嚼、仔細研究患者病史，不斷從各個角度切入，進一步探索真相。一般我們會調查疾病對患者的生活產生了什麼影響，但門診通常處於忙碌的混亂狀態，門外等待的患者持續增加，等候時間遠超過約診時間的人眼中閃著惱怒的火光，因此我們沒辦法好好傾聽每位病患的故事。若了解患者與疾病的關係、疾病對其社交或家庭生活的影響，以及患者主訴的細節無法讓我們在病情控制上有所進展，那不過是消磨效率而已。實際上，我們只是試著萃取所有必要資訊以做出確切的診斷，盡可能在短時間內制定治療計畫，然後繼續替下一個病人看診。

我還記得小時候讀過奧利佛．薩克斯（Oliver Sacks）的《錯把太太當帽子的人》（*The Man Who Mistook His Wife for a Hat*）。當年還是小男生的我讀到書裡那些故事，看到一個水手無法形成新的記憶，一個男人認不出自己的腿，還有一個女人因癲癇發作而聽到音樂，整個人深深著迷、欲罷不能。薩克斯博士將這些症狀及其對患者生活的衝擊放在大背景下敘寫，這樣的脈絡讓我們得以深入了解疾病的本質及其對我們的影響。探讀這些故事激發了我對神經科學的興趣，我很多同事也是一樣。

❦ ❦ ❦

神經科醫師很執迷於醫學術語中所謂的「病灶」，也就是損傷或病變的位置。評估病人的時候，我們都會問自己病灶在哪裡？我們會把症狀和體徵放在一起來「定位病灶」，確定其在神經系統中的位置。可能是中風、受傷或腫瘤引起的損傷；可能肉眼或掃描可見；可能要用顯微鏡觀察，只有在活檢或屍檢才能發現；也可能是腦電變化以致小部分神經系統暫時出現功能異常的「短暫性病灶」。不過病灶指的不光是手臂麻木或臉部癱瘓而已，本書中介紹的許多睡眠障礙同樣是病灶直接造成的結果。

神經學界最著名的病灶大概就是費尼斯・蓋吉（Phineas Gage）案，這個損傷對他的大腦造成了深遠的影響。蓋吉出生於美國新罕布夏州格拉夫頓郡（Grafton），年輕時就開始當爆破工人，可能在農場或附近的採石場工作。現在看來，接觸火藥是他不幸的開端，對現代神經學來說卻是好消息。一八四八年九月十三日下午四點三十分左右，二十五歲的蓋吉在佛蒙特州的卡文迪西鎮（Cavendish）附近執行鐵路修建工程，負責炸開岩石。當時他拿著一根長鐵棍將炸藥填入鑽孔並且壓實，沒想到這時濺出火花，噴到岩石，點燃了鑽孔裡的炸藥。鐵棍像矛一樣從孔中飛出，插進蓋吉的左臉，刺過左眼後方，貫穿了他的腦門和頭頂。鐵棍如標槍般砰一聲落在遠處，「上面沾滿了血和腦組織」。不可思議的是，蓋吉抽搐了幾下後居然坐起來，被人用牛車送往當地的醫院。醫生的描述很可怕：

「我下馬車前第一個注意到的是頭部的傷口，明顯可以看見大腦搏動。頭頂有點像上下顛倒的漏斗，彷彿有個楔形物由下往上穿過。蓋吉先生在我檢查傷口時對旁觀者講述事發經過。當時我不相信蓋吉先生的說法，認為他被騙了。蓋吉先生堅稱鐵棍射穿了他的頭。他站起來開始嘔吐，半個茶杯的大腦就這樣被嘔吐的力道擠出來，掉在地上。」

蓋吉能活下來真的是奇蹟，尤其是十九世紀中葉那個年代，而他在遭逢意外後的變化更是驚人。經過一段大約十週又併發譫妄、感染和昏迷的漫長康復期，蓋吉終於返回父母家。不過，回來的不是同一個人。

目前所知的細節不多，但意外前大家都說他認真負責、工作勤奮，人緣也很好，他的雇主還稱讚他是「他們請過最有能力也最有效率的工頭」。但那場可怕的意外發生後，他的醫生哈洛（Harlow）寫道：

「他的智識能力與動物本能之間的平衡似乎被破壞了。他反覆無常、粗魯無禮，不時出現不雅的汙言穢語和褻瀆行為（他以前不會這樣），對同事缺乏尊重；一旦他人的規勸或建議與他的心意相衝突，他就會很不耐煩；有時執拗頑固，有時又很任性，做事搖擺不定；制定了許多未來營運計畫，但安排之初就會放棄，覺得其他計畫似乎較為可行。他的智力與表現力就像孩子一樣，卻有一種強壯男人才會有的動物性激情。雖然他受傷前沒有在學校受過正規訓練和教育，可是他的心智非常平衡，認識他的人都覺得他是聰明又精明的商人，而且活力充沛，總是堅持不懈地執行所有計畫。他的想法在這方面徹底改變，以致他的朋友和相識的人都說他『不再是蓋吉』。」

看起來蓋吉似乎從一個討人喜歡又愛交際的人變成一個好鬥、愛罵髒話又惹人厭的人。「他會出現褻瀆的言語，而且行為低俗、粗魯無理，到了正派人士無法容忍、不想和他接觸的程度。」蓋吉的故事火速傳遍各地，而反覆訴說無疑讓情節變得愈來愈誇張，出現過分渲染的情況。事實上，他的晚年生活似乎沒有受到那麼多影響，但他的經歷絕對是醫學史上最知名的定位案例之一，說明了不同腦區具有不同的功能。額葉損傷會導致人格改變，無論致傷的原因是腫瘤、失智還是鐵棍都一樣，表示額葉在社會行為與計畫方面扮演關鍵的角色。

因此，找出病灶與症狀或體徵之間的關聯能讓我們探知腦部的運作方式和組織過程，了解大腦是如何決定、影響我們的生活。這些病灶可能是偶然出現或是由疾病引致而起，有些動物實驗更會刻意設計病灶。臨床實務上，我們會想方設法、努力描繪病灶在神經系統中的位置，試著做出一致的診斷，以單一的潛在病因來解釋所有症狀和檢查結果。

然而，睡眠的世界並不總是適用奧坎剃刀法則（Occam's razor），不是每次都應尋找最簡單的緣由與單一診斷來解釋一切。當然，偏頭痛的原因在神經學臨床上可能會受到患者的壓力大小、是否飲酒等因子影響，但大多數情況下並不能改變診斷。相反地，每個人的睡眠情形都像一個大熔爐，裡面融匯了生物、社會、環境與心理因素。焦慮可能會導致手部刺痛，噪音可能會加劇偏頭痛，但是打鼾、輪班的工作型態、嘈雜的臥室、焦慮與睡眠之間的關係更直接；這些因素會大大影響你的感受，讓你覺得自己疲憊不堪，抑或處於休息和警覺狀態。了解生活各層面對於評估睡眠來說至關重要，但要在三十分鐘的診療諮詢中探索一切實為挑戰，特別是在你還得同時做筆記、處理電腦問題和口述信件的時候。

接下來各章會介紹許多睡眠障礙，這些病就跟其他神經系統疾病一樣，表示病灶位於神經系統，雖然大多為短暫性、由遺傳基因決定或是要用顯微鏡才看得見，但病灶依舊存在。這些大自然實驗給了我們一個了解自己的機會，讓我們得以探索大腦控制睡眠的機制，知道該機制若出現小故障會如何引致這些現象。我們會看到大腦病灶是如何引發生動的夢境、幻覺、睡眠麻痺，讓人無法控制地突然睡著；腦幹病變為什麼會導致我們將夢境化為實際行動表現出來；遺傳因素是如何影響我們在睡夢中四處遊走、進食、性交甚至騎機車的能力；神經系統化學物質異常為什麼會讓我們在晚上出現奇怪和痛苦的感覺；基因是如何影響我們的生理時鐘，而睡眠期間癲癇發作又為什麼會帶來可怕的夜間經歷。這些現象不僅能告訴我們大腦調節睡眠的方式，還能讓我們明白睡眠控制的情況。

此外，書中其他患者會以自身經驗說明心理或生物因素是如何影響睡眠，導致如衰弱性失眠或睡眠呼吸中止症（即呼吸干擾睡眠）等症候，其中還有一個故事特別點出伴侶對睡眠所帶來的巨大衝擊。不過在這些案例中，就算病因與神經系統受損無關，睡眠本身也會受到負面的影響，出現紊亂、中斷或模式改變的情況。透過這些個案研究，我們可以深入了解正常的睡眠機制在受到睡眠剝奪或干擾的情況下會如何發揮作用，維持大腦的記憶、情緒與警戒功能。這些人提供了許多知識之窗，讓我們能進一步探索、了解睡眠對於維持生理、心理和神經健康的重要性。

❦ ❦ ❦

我很想快點介紹我的病人和他們的故事，不過在此之前我要先岔開一下，說些重要的題外話，還請見諒。了解正常的睡眠模式有助於了解異常的睡眠模式。隨著人生推移，我們的睡眠時間和品質都會有所改變。新生兒一天有三分之二的時間都在睡覺，但成年人每晚通常只睡六個半到八個半小時。事實上，睡眠包含了多個階段，並非停滯的靜止狀態。

剛入睡時，我們會進入第一階段睡眠（Stage 1 sleep），也就是昏昏欲睡的階段。此時大腦的電流活動會從正常的清醒狀態逐漸平靜下來，眼睛則會慢慢從這一側轉到另一側。隨著睡眠持續進行，我們會進入第二階段睡眠（Stage 2 sleep），即淺度睡眠，大腦活動會進一步減緩。此時腦波背景節律會短暫出現睡眠紡錘波（spindles）與K複合波（K-complexes），清醒階段的腦波沒有這兩種特徵。接著是第三階段睡眠（Stage 3 sleep），也就是深度睡眠，通常我們會在入睡後三十分鐘左右進入這個階段，此時腦波頻率明顯變慢，振幅變高，因此第三階段有時又稱為「慢波睡眠」（slow-wave sleep）。第一到第三階段屬於非快速動眼期睡眠，一般只有在入睡後大約六十到七十五分鐘才會進入快速動眼期睡眠。

正如後面會提到的，在快速動眼期睡眠階段，眼睛會來回快速移動，腦波看起來也極為活躍，有點類似清醒狀態，做夢也多半發生在這個階段。成人整個晚上會反覆經歷這些不同的睡眠階段，通常循環四到五次，第三階段的深度睡眠大多落在上半夜，快速動眼期睡眠則大多落在下半夜。

隨著年齡增長，睡眠階段的比例也會有所改變。新生兒的睡眠時間大約有一半處於快速動眼期，成人則在百分之十五到二十五之間；年紀愈大，快速動眼期所占的比例就愈低。此外，第三階段睡眠的比例也會出現變化，成年期約為百分之十五到二十五，老年期則略微下降，通常會被第一階段和第二階段睡眠所取代。隨著年齡增長，夜間的清醒次數也會增加，但時間都非常短暫。我會在後面的篇幅中描繪出一個由腦神經核、大腦迴路與神經傳導物質所構成的複雜系統，該系統負責調節這個生物過程，控制睡眠的起始和結束，並切換非快速動眼期睡眠與快速動眼期睡眠。

另外，我們還必須了解兩個重要的過程，因為這些機制掌控了睡眠的驅動力。第一是體內恆定機制（homeostatic mechanism）。

大家都知道，清醒的時間愈長就會愈想睡。隨著清醒狀態延長，促進睡眠的神經傳導物質濃度就會逐漸增升，加深睡意，從而促使我們進入睡眠。

第二種強大的機制為生理時鐘。我們體內有個內生的時鐘，負責協調我們的神經與身體機能，使其與外部世界一致。夜深人靜時，這個時鐘會發揮最大的影響力迫使我們入睡，白天則會讓我們更加警醒。

體內恆定與晝夜節律這兩種機制大多數情況下都是同步運作，以確保我們晚上獲得適量睡眠，白天全然清醒。至少在兩者作用皆正常的時候是這樣。

本書介紹的個案都是我多年來在蓋伊醫院睡眠障礙中心和倫敦橋醫院看過的病患。我有幸能與其中一些人相識多年，深入了解他們的疾病和生活，其他人則讓我有機會進一步探究他們的世界，跳脫診間的局限，親自到他們家拜訪、和他們的家人見面，在那裡，我們有更多時間，討論也更輕鬆、更悠閒。他們都同意分享自己的故事，和我一起合作敘寫自身經歷以確保內容的準確性與真實性。唯一更動的細節是那些用星號標記的名字。

這些病患說明了睡眠會大大影響我們的生活，重要性無可比擬。正如神經科醫師奧利佛・薩克斯貼切的描述：「檢視病症，我們學到解剖學、生理學與生物學的智慧；檢視病人，我們學到生命的智慧。」

第一章 格林威治標準時間

若你有過搭乘長途航班飛越多個時區的經驗，那時差感對你來說一定不陌生。你知道有什麼地方不太對勁：你覺得自己動作遲緩、靈活度下降，與外在環境脫節；目的地的明媚陽光和你想鑽進被窩睡覺的渴望格格不入。你體內的每條肌肉纖維都超想睡，可是偏偏有一股「需要保持清醒」的噁心感在作祟；或是整個世界都在酣眠，只有你特立獨行，凌晨兩點還精神奕奕，滿腦子都是早餐。幸好，你的身體很快就會適應，短短幾天，你就回歸正軌，調好節奏，與周遭的生活同步。但是想像一下，要是這些感覺無時無刻存在，成為你的日常現實，而且沒有復原的希望呢？

我第一次見到文森和他母親妲莉雅是在倫敦蓋伊醫院。文森十六歲，這間診所是專門為那些從兒童醫院睡眠中心轉到成人醫院、處於過渡期的青少年而設。一般來說，診所裡大多是患有猝睡症或嚴重夢遊症狀的孩子，但文森在這方面一點也不一般，或者應該說他在任何方面都很不一般。他是個害羞拘謹的人，沒有特別高但很壯、體格很好，後來我才知道原來他很喜歡打拳擊。他的媽媽妲莉雅則完全相反，個性活潑健談，來自南美洲的她英語非常流暢，只是口音很重，講話跟機關槍一樣快。妲莉雅向我描述過去幾年的情況，文森大多安靜地坐在旁邊，只有不滿到極點時才會插嘴。他講話的速度很慢，語帶猶豫，有時還會不曉得該怎麼說才好。

他們母子倆你一言，我一語，描繪出文森的生活。

文森大約是在九歲、十歲時第一次注意到自己有睡眠方面的困擾，但一直到他十三歲，問題才慢慢浮上檯面。妲莉雅認為時間點應該是在文森接受兩次髖部手術之後，第一次手術是為了植入金屬板，第二次則是要取出金屬板。

「嗯……算是漸漸的吧。剛開始我完全不曉得發生了什麼事，」文森說。起初他發現自己愈來愈難入眠，甚至要到凌晨三、四點才迷迷糊糊睡著。「我一直很努力試著睡覺，後來開始天天失眠到看日出，這是我第一次真正意識到有問題。」

很快地，文森就變成早上十一點想睡，晚上九點醒來。不出所料，他的課業開始受到影響。「我有好多課都沒上到。起先我不想跟別人說我睡不著，因為他們只會覺得我很懶，所以我只說我身體不舒服。」

回想起這段日子，妲莉雅還是覺得很難受。「我開始注意到，不管是溫情喊話還是金錢利誘都沒辦法把他叫醒，讓他起床上學。我會搖他的身體，但就是沒用。我真的不懂，因為他以前上學從來沒遲到過，從來沒有！我想大家覺得我不是好媽媽，文森可能也覺得別人把他當成壞學生。校方很不高興，我還因為文森出勤率太低被罰款咧！」

「我爸、我的朋友和學校都覺得難以理解。」文森想起自己當時確實有被指責的感覺。有些人，包含他的父親在內（文森的父母分居），可能認為這不過是單純的青少年睡過頭或心理壓力罷了。事實上，我認為文森的父親現在還是這麼想。有一次我跟妲莉雅通電話，就聽到他在話筒那端和她爭辯，說這根本不是什麼醫療問題。

然而妲莉雅很清楚，文森的情況不是一句「青少年睡眠模式」就能解釋。隨著文森的出勤率愈來愈低，她開始尋求醫學建議。「我們大概每隔幾個月就去看醫生，去了七、八次，只是簡單跟醫生說文森有睡眠問題。」她回想當時帶文森去看家庭醫師的情形。「醫生給了我們一些常見的建議，什麼睡前喝熱牛奶啦，晚上要遠離螢幕啦……喔，還有薰衣草精油。」她嘲弄地說。

可是問題並沒有解決。最後文森被轉介給一位小兒科醫師，這時，也就是在他意識到自己不對勁大約兩年後，文森才終於獲得診斷：他的內在生理時鐘似乎設錯了時間。醫生告訴他，他的生理時鐘比別人晚了幾個小時，與周遭的世界不同步。根據診斷結果，他罹患了延遲型睡眠週期症候群（delayed sleep phase syndrome）。

❦ ❦ ❦

每個人都是太陽之子。我們受太陽吸引，受太陽制約，隨著太陽的節奏鼓聲齊步前進。地球的二十四小時自轉週期和陽光照射界定了我們的睡眠模式，這點非常合理：白天光線充足、看得見獵物和掠食者時醒著覓食，夜晚光線昏暗、容易淪為獵物時休息睡覺，這種機制似乎是生存的關鍵。不過除了睡眠外，還有其他事物與地球自轉週期息息相關。

在PubMed[1]（生物科學與醫學領域中使用最廣泛的搜尋引擎）上輸入「晝夜節律」（circadian rhythm，原文出自拉丁文，意為「大約一天」，也是上述二十四小時週期的名稱），就會跳出超過七萬筆論文書目，標題從「腎功能的晝夜調節」到「生理時鐘及其與免疫過敏性疾病的關聯」都有。二十四小時節律會影響我們的大腦、腸道、腎臟、肝臟、荷爾蒙……和身體裡的每一個細胞。事實上，就算取出一個細胞放進培養皿，那個細胞同樣會以某種形式展現出二十四小時節律。從人類基因組來看，晝夜節律控制了百分之四十的蛋白質編碼基因。

不過，事情不只是光照這麼簡單。太陽不是節拍器，不會一直維持相同的節律（至少現在不會了）。把人置於昏暗的燈光下，除去日出日落的自然光照，晝夜節律依舊會反覆循環下去。

一九三〇年代，現代睡眠科學之父納瑟尼爾・克萊特曼（Nathaniel Kleitman）以自身及他人為實驗對象，到美國肯塔基州的猛瑪洞（Mammoth Cave，目前世界上已知最長的洞穴系統）進行實驗。克萊特曼試圖在缺乏光照、沒有溫度和濕度波動的地底深處強制執行以二十八小時為週期的作息，但他發現根本做不到。即便缺乏日光這個外部因子，體溫、睡眠及其他生理參數仍依循二十四小時晝夜節律運行，這意味著我們體內某處有一個負責維持節奏且非常準時的時鐘。

除此之外，這個時鐘似乎是地球上所有生物的共同點。舉凡細菌、單細胞生物、植物、蒼蠅、魚類、鯨魚——全都有這個內生時鐘。某些生命形式對這個時鐘的需求顯而易見，可是為什麼細菌和植物也要知道現在幾點？植物的確需要知道陽光什麼時候出現，什麼時候要打開葉片行光合作用，但這些只要探測光線就夠了，無須仰賴生理時鐘引導。那在洞穴系統中生活了數千個世代、缺乏光照的盲魚呢？為什麼牠們也要順著這個時鐘的節奏走？這些情況隱含著一個事實：晝夜節律就內建在生命的本質裡。自從地球上所有生命形式的起源——「最近普適共同祖先」（the last universal common ancestor）存在以來，演化的壓力和天擇就一直在作用，維持這個內生時鐘。

不過，在細菌和藻類這兩種人類所知最原始、最簡單的極端生命形態上，很難看出維持這個時鐘的潛在壓力源。有一說是壓力可能來自「避免細胞分裂」的欲望，因為細胞分裂需要複製細胞，在紫外線輻射照射期間容易產生突變。另一種較為廣泛接受的假說則認為，細菌和藻類的節律機制演化是為了調控基因的產生，以搶先抑制、緩解每日氧濃度的波動及氧氣所造成的傷害。事實上，晝夜節律或可追溯至大約二十四億五千萬年前的大氧化事件（Great

1 譯註：免費搜尋引擎及生物醫學文獻資料庫，由美國國家醫學圖書館（NLM）的美國國家生技資訊中心（NCBI）所建置，收錄超過三千萬筆生物醫學與健康領域相關文獻書目。

Oxygenation Event）。大氧化事件與藍綠菌（cyanobacteria）的演化有關。藍綠菌為細菌的一種，被認為是地球上最早實行光合作用（即利用太陽光能量將二氧化碳轉變為葡萄糖和氧氣）的微生物。當時大氣中的氧氣濃度很低，游離氧很快就跟其他物質進行化學結合；藍綠菌的光合作用導致大氣中的游離氧含量驟然增加，引發世界史上規模最大的大滅絕事件之一，造成絕大多數視氧氣為劇毒的厭氧生物死亡。倖存下來的生物必須發展出一套機制來保護自己遠離危險，不受游離氧傷害。一般認為，這種自我保護需求觸發了氧化還原蛋白（redox protein）的演化，此類蛋白能清除氧化反應所產生的副產物。該理論指出，生物得以藉由預測陽光、知道氧氣濃度升高的時間，並在一天中適當的時機生成氧化還原蛋白來保護自己遠離毒害。然而事實的真相是——晝夜節律的起源至今仍然是個謎。

所有時鐘都需要調整或重置，就像鐘錶匠修理老爺鐘鐘擺，好讓時鐘維持正確的時間一樣，晝夜節律也需要按照四季更迭的規律進行微調，對較複雜的生物來說更是如此。過去數十年來，我們對晝夜節律的形成有了更深的理解。現在我們知道，環境影響和環境線索會牽動晝夜節律，將之輕輕往前或往後推移；這些就是所謂的「授時因子」（Zeitgebers，德語，意為「授時者」）。人類的晝夜節律自定為二十四點二小時，就算沒有授時因子，我們體內的生理時鐘最終仍會因應周遭的世界而有所改變。生理時鐘對於溫度、體能活動及飲食非常敏感，不過目前最強大的授時因子是光線，特別是光譜藍色端的光，例如陽光。雖然我們的生理時鐘已經證明自己不受太陽牽制，但太陽仍是其最大的影響因子。

格林威治皇家天文臺（Royal Observatory, Greenwich）座落在一座小山丘頂，俯瞰著蜿蜒的泰晤士河，距離蓋伊醫院睡眠中心只有短短幾分鐘火車車程。從醫院三十樓望過去，可以看見那座山丘朝著倫敦東南方緩緩爬升，建物本身則被一堆醜陋的一九六〇年代高樓和嶄新的現代摩天樓吞噬，隱沒在水泥叢林裡，看不太清楚。天文臺頂樓豎立著一根頂端嵌有風標的大型金屬桿，穿過一顆直徑數公尺的報時球，直指黯淡灰濛的典型倫敦天空。每天下午十二點五十五分（冬天採格林威治標準時間，夏天採英國夏令時間），報時球會升到一半的高度，下午十二點五十八分則升至頂點，到了下午一點整，報時球又會降回金屬桿底部。如今天文臺周邊林立著許多高聳的摩天樓，形成倫敦主要的金融商業區「金絲雀碼頭」（Canary Wharf），其懾人的氣勢從泰晤士河對岸襲來，籠罩了整座城市。然而十九世紀中葉，泰晤士河下游總是擠滿了帆船，這些船在大英帝國版圖間運遞穿梭，承載著貿易命脈。對這些準備前往東印度甚至更遠方的船隻來說，格林威治標準時間能協助他們在航海過程中計算經度，是不可或缺的重要工具；因此，數百架望遠鏡會緊盯著天文臺報時球，等待球體落下，船員則會藉著這個機會重新設定船上的航海鐘，調整成格林威治標準時間。

正如這些船上有航海鐘一樣，人體內部也有許多時鐘，而人類乃至所有脊椎動物的中央時鐘（相當於格林威治皇家天文臺那顆巨型紅色報時球）所在位置，為大腦中一個名叫視交叉上核（suprachiasmatic nucleus）的小區塊。這個小區塊由少少幾千個神經元組成，位於下視丘（hypothalamus），就在視交叉（optic chiasm）上方；視交叉為視神經匯集處，視神經則負責傳遞眼睛接收到的訊息。這個微小的重要組織是全身上下所有晝夜節律的主控室，若受損會導致生理節奏紊亂，喪失節律性。

視交叉上核神經元內部每天都會出現複雜的躍動，幾種以「時鐘」（CLOCK）和「週期」（Period）為名的基因[2]彼此相互作用、提供反饋，調控我們體內的時鐘節奏。不過，身為授時因子的光線會影響這種躍動，將之輕輕往前或往後推移，進行微調。眼睛後方的視網膜中除了負責將光線轉化為視覺的視桿細胞和視錐細胞外，還有名為視網膜神經節細胞（retinal ganglion cell）的細胞群，其中少數細胞的功能在於經由視網膜下視丘路徑（retinohypothalamic tract）直接投射，將訊號傳送給視交叉上核，與視覺作用完全無關。光線就是透過這條路徑擾動視交叉上核內的節奏，推移相位，影響晝夜節律的運行強度、振幅及其與外部世界的關係。正如後面會提到的，沒有視力的人可能會有難以控制晝夜節律的問題。

根據該位小兒科醫師的診斷，文森患有常見的延遲型睡眠週期症候群。這類患者的晝夜節律走得比外部世界慢。大多數人可能晚上十點到午夜這段時間就想睡，早上六點到八點之間醒來；延遲型睡眠週期症候群患者則可能要到凌晨三點，有時甚至是早上七點才會有睡意，起床時間則比常人晚七到八小時。若患者能睡足一定的時間量，就不會有什麼問題。可惜的是，生活經常跳出來妨礙睡眠；一般人很難，甚至根本不可能在現代社會的約束框架下一邊維持這種睡眠時間表，一邊接受教育、保住工作。

某種程度上來說，有早睡早起或晚睡晚起的傾向很正常。個體特定的睡眠與清醒時間偏好稱為「時型」（chronotype）。時型的光譜範圍很廣，所謂「早起的鳥兒」（或稱雲雀型）指的是極端的晨型人，「夜貓子」（或稱貓頭鷹型）為極端的夜型人，延遲型睡眠週期症候群患者可視為晝夜節律延後到對生活造成負面影響的夜貓子，屬於極端中的極端。

時型與許多睡眠特徵一樣，在某種程度上取決於基因。雙胞胎研究或家族研究指出，高達百分之五十的時型受遺傳控制，其中極端晨型與極端夜型都和調控晝夜節律的基因變異有關。在家族性「提前型睡眠週期症候群」（advanced sleep phase syndrome，病徵為極度早睡、極度早起，較延遲型睡眠週期症候群罕見）的案例中，發現患者體內一種名為PER的特定晝夜節律基因產生了突變。此外，另一種晝夜節律基因DEC2的突變似乎能讓個體清醒的時間增長，所需的睡眠時間減短。然而影響大多數人清醒與睡眠模式的可能是上述基因中多種微小變異的累積

2 譯註：主要指CLOCK-BMAL1和Period-Cryptochrome（PER-CRY）兩大群基因。

效應，而非那些少數突變。

另外，個體的時型也會隨著腦部成熟而有所轉變。通常青少年的晝夜節律會在每天稍晚的時段出現變化，這種現象要到成年後才會調整回來。我的大女兒現在就處於這種狀態。早上愈來愈難把她從床上挖起來，晚上也愈來愈難讓她在合理的時間睡覺。夜間使用電子產品的行為無疑加劇了青少年生理時鐘的改變。躺在床上盯著平板、筆記型電腦或是滑智慧型手機（很多青少年都這樣）會提供強大的光源做為授時因子，導致節律延遲惡化。這個問題非常嚴重。許多仍需早起上學的青少年因而睡眠不足；學業表現下滑、焦慮和行為問題更與睡眠剝奪（sleep deprivation）息息相關。不過，延遲型睡眠週期症候群患者似乎對光照及其對晝夜節律的影響特別敏感。在夜晚光線遽增的情況下，易感個體（susceptible individual）的生理時鐘延遲幅度似乎比平均值大得多。

因此，面對文森的困擾，答案或許很簡單，那就是晚上不要使用電子裝置，甚或在晚上佩戴太陽眼鏡，盡可能阻擋光線（尤其是藍光）觸及視網膜神經節細胞。不過這些方法只有一個問題：文森其實**沒有**延遲型睡眠週期症候群。他的情況罕見多了。

如果仔細聽他的故事，很容易就能找出癥結，因為文森每天晚上（和早上）都不想在同一時間睡覺。

「基本上我的睡眠模式一直在變，身體每天都會想晚一個小時睡，」文森說。「也就是說，如果我今天晚上十點睡，隔天就會自然而然想要晚上十一點睡，以此類推。」

在文森的案例中，「生理時鐘不斷改變」指的是就寢時間每天都會晚一個小時，並連帶影響到起床時間。雖然他每個月有幾天與周遭的世界同步，但很快就會偏離錯位，出現生理時鐘與外在環境不一致的現象。「我可以維持正常作息大約一個禮拜左右，其他時候都跟外界不同步，只是程度差別而已。」狀況最糟的時候，文森簡直跟夜行性動物沒兩樣。他告訴我，有時他甚至要到上午十一點才會想睡，然後晚上九點或十點醒來。

這種睡眠時間位移模式對文森影響甚鉅，導致他經常嚴重睡眠不足。在睡眠週期循環改變的過程中，他發現自己大多時候都很難在適當的時間入睡，但他還是努力強迫自己起床上學。有時情況相當於凌晨二、三點突然清醒，凌晨四、五點就得專心上課一樣。基本上，他幾乎無時無刻都有時差問題。

「我在學校很難專心，」文森說。「有個老師注意到我的閱讀速度特別慢，連帶影響到我的理解能力。有時我可能會在課堂上睡著，因為要保持清醒又要保持專注對我來說幾乎是不可能的任務。」

有一次我和文森約在下午五點左右看診，當時他正處於下午兩、三點想睡，半夜十二點或凌晨一點醒來的週期。文森的大腦不斷告訴他，「該進入熟睡狀態囉」，然而根據他的生理時鐘，睡眠時間應該落在凌晨一、兩點才對。文森講話時不但很難把句子連起來，而且還一直停頓，尋找適當的詞彙，試圖讓混亂的思緒恢復條理。這讓我想起從前二十四小時輪班待命的初級醫師生涯；半夜呼叫器一響，我就得立刻振作，集中精神，給出合理明智的醫療意見。「此時此刻，我覺得全世界都走在我前面，只有我一個人落後。」文森結結巴巴地說。「每次和世界同步的感覺都很棒，因為我可以展現出最好的自己，一個善於表達的自己，而不是現在這樣的我。」

妲莉雅對於文森在同步與不同步時的狀態描述令人印象深刻：

「如果是在整天都想睡的週期，那醒著時的文森完全不像他自己，不但看起來很累，反應遲鈍，心理上也很疲憊。噢，可是當他和外界同步的時候，他通常會在早上六點半或七點起床，而且很活潑、很陽光，就像其他人一樣，對學習充滿熱情，投入的程度也大幅增加，總之就是比較能夠適應、融入這個世界。」

不出所料，文森的課業受到嚴重的影響。「每天上學變得好難好難，因為我老是遲到，老師也不是很了解睡眠障礙，」文森告訴我。「所以過一段時間後我就自動退學。因為真的太難了，根本撐不下去。」

文森在學校的經驗顯然讓妲莉雅非常不滿。她並沒有責怪老師，只是覺得他們不了解文森的病，處理方式也缺乏彈性。

睡眠問題不只重創文森的學業，還毀了他的社交生活。

「有時我必須把他的朋友拒於門外，」妲莉雅說。「像是他們……比方說晚上七點來找他玩PS遊戲機之類的，但文森可能下午五點才睡，我就得跟他的朋友說，『噢，你們猜怎麼樣？文森睡著啦！』不過這對他們來說是很奇怪的事，因為一個青少年根本不會晚上七點就跑去睡覺。」她笑著說，語氣中流露出一絲酸楚。

妲莉雅決心要找出文森的病因。最後他們被轉介給我一個任職於兒童醫院睡眠部門的同事。文森和妲莉雅的描述完全是典型的非二十四小時節律睡眠障礙（non-24-hour rhythm disorder），而使用腕動計（actigraphy，目前常見的一種穿戴式醫療器材，可用來偵測、記錄腕部活動）長期追蹤文森睡眠模式的結果也證實了這項診斷。基本上，文森的生理時鐘週期為二十五小時，而非二十四小時。出於某種原因，他的視交叉上核不受授時因子影響，抑或切斷了與授時因子之間的聯繫，而授時因子正是那些經常推動生理時鐘，使其與外界維持同步狀態的外部影響因子。

除此之外，非二十四小時節律睡眠障礙較常見於全盲者，健康的人極少出現此疾患。原因很簡單，在完全看不見的情況下，「光線」這個影響生理時鐘最重要的因子會被徹底隔絕在外，無法輸入、觸及視交叉上核。少了光線，飲食和體能活動等其他授時因子的作用就會被放大。視網膜下視丘路徑（眼睛後方那段經由專用神經纖維束自視網膜神經節細胞延伸出去的通路）不再完整。事實上，無法感知任何光線的病患中有二分之一到三分之二都有晝夜節律失調以致睡眠週期紊亂的問題。最近一項研究指出，百分之四十的全盲者有晝夜節律以非二十四小時為週期的情況。不過這種病在像文森這樣視力正常的人身上極為罕見，目前對此也不甚了解，只知道症狀通常始於青春期早期，且較好發於男性。

生理時鐘對大腦的影響多由一種名為褪黑激素（melatonin）的荷爾蒙負責協調。褪黑激素分泌自大腦中央深處一個名為松果體（pineal gland）的小小松果狀結構，笛卡兒（René Descartes）認為這個小區塊為「靈魂所在之地」（其實松果體的功能並沒有那麼夢幻，但還是很重要沒錯）。在視交叉上核的影響下，松果體會以週期循環的模式大量製造褪黑激素。

以睡眠／清醒週期正常的人來看，褪黑激素的濃度自傍晚開始上升，於夜間持續增加，並在清醒前幾個小時開始下降。褪黑激素會將化學訊息傳送至大腦其他區域，影響褪黑激素受體，表示「睡覺的時間到了」。褪黑激素受體的分布範圍極廣，除了大腦之外，其他像是腎臟、腸道、心臟、肺臟、皮膚與生殖器官等組織都有，因此，我們可以藉由研究血液中的褪黑激素濃度升降來監測個體的晝夜節律及週期長度。不過事情沒那麼簡單，因為夜間強光驟增會抑制、延遲睡眠前的褪黑激素濃度上升。由此可知，環境因子能大幅改變褪黑激素的濃度升降。

為了了解個體的生理時鐘，我們必須將其置於燈光昏暗的環境裡，維持相同的亮度，要亮到看得見，又要暗到不會影響松果體的褪黑激素分泌。以具視力的非二十四小時節律睡眠障礙患者為對象，觀察褪黑激素的濃度變化型態證實了睡眠模式的驅動力似乎源自內在，且節律週期平均為二十五點二小時，比大多數人的二十四點二小時長得多。這樣看來，或許這類患者的問題（至少是問題的一部分）僅在於節律週期長度與標準值相去甚遠；或許光線及其他授時因子的影響單純沒有強到能矯正這麼大的差異。

又或許個體本身只是對光線作用不敏感。就像那些失明的病患一樣，視交叉上核可能沒有察覺到視網膜神經節細胞所傳送的訊息。以文森的案例來說，他的睡眠問題在冬季確實更加嚴重，這可能與光線強度較低有直接關聯。然而至今從未證實這類患者有視網膜神經節細胞敏感度下降的情況，且光線對於褪黑激素的影響在他們身上亦無減弱的現象。

非二十四小時節律睡眠障礙患者與延遲型睡眠週期症候群患者之間似乎有些共通性。兩者的自然晝夜節律都比一般人長一點，且定義生理時鐘的基因分析顯示，這兩種睡眠模式皆與名為PER3的基因變體有關。因此情況可能是這樣：若節律週期稍長於二十四小時，生理時鐘就會出現往後延遲的傾向，不過最終仍會因授時因子的影響而趨於穩定，進而導致延遲型睡眠週期症候群；若節律週期太長，且偏移幅度大到授時因子無法矯正，或授時因子單純作用不良，最後就會出現像文森這樣的無規則睡眠模式。不過這些論點都還只是假說，尚待證實。有趣的是，目前已有些報告指出，延遲型睡眠週期症候群患者在控制睡眠／清醒週期後開始出現非二十四小時節律睡眠障礙。

生物時鐘治療法（chronotherapy）包含每天將睡眠時間往後推延一定的時數，以調節延遲型睡眠週期症候群患者的生理時鐘，使其回到與外界同步的狀態。這種方法的基本原理在於「延長清醒時間」比「強迫身體早點睡」容易。只要沿著時鐘繞行推遲睡眠模式，最終就會變得跟其他人一致。不過，這麼做可能會將生理時鐘逼至極限，極少數個案甚至出現了非二十四小時節律睡眠障礙會有的失控現象。以文森的案例來看，髖部手術和恢復期可能就是最初擾亂他睡眠週期的因素。

⁂

對抗自身生理時鐘會引發一些顯而易見的徵狀，除了嗜睡和失眠外，認知能力、靈敏度與警覺性也會明顯受影響。醫院病房中經常會看到連續值了三個夜班的護理師在工作站打瞌睡的畫面，這並不是懶散的表現，而是深藏於體內的晝夜節律直接作用所造成的結果。晝夜節律的自然變化對青少年所造成的影響甚至讓部分科學家和教育學家提出「中學」[3]（secondary school）

應延後上學時間」的建議，好讓那些因起床時間早於晝夜節律命令而睡眠不足的學生得以充分發掘、發揮自己的潛能。

現在我們開始了解到，長期擾亂生理時鐘可能會對身體造成持久深遠的影響。要了解這種影響，可以從研究長期輪班工作者的健康情況著手。過去二十多年來，我們已經察覺到一些潛在的風險。一九九六年的一項研究表明，挪威廣播及電報從業者罹患乳癌的比例較高，此後其他研究亦多次出現同樣的結果。另外更有強力的證據指出，輪班工作者罹患大腸直腸癌和攝護腺癌的風險增加。世界衛生組織（World Health Organization）因而將「晝夜節律紊亂」列為可能的致癌物；丹麥政府也將罹患乳癌的輪班工作者納入職業災害認定範圍，給予補償。除此之外，輪班工作也和糖尿病、腸胃疾病與心血管疾病有關。

那麼，為什麼輪班工作者罹患特定癌症的機率較高？有一假說以「夜間光照」為核心提出相關論點。正如先前所述，夜間光照會抑制松果體的褪黑激素分泌；該假說主張，褪黑激素除了荷爾蒙的作用外，還具有某種抗癌活性——具體來說，就是吸收氧氣代謝所產生的有毒副產物；一般認為，那些副產物會破壞人體內的DNA，增加個體的罹癌風險。因此，夜晚經常暴露在光線下可能會降低我們對癌症的抵抗力，而「全盲者罹患乳癌的機率比視力正常者低」的

3 譯註：相當於臺灣的國中和高中。

事實也支持了這項假說。另外，在一項實驗中，易患乳癌的基因突變小鼠在晝夜節律被擾亂時更有可能形成腫瘤。不過其中還有很多潛在的干擾因子。

我們知道，睡眠不足本身會導致食慾改變，促使體重增加。體重增加是乳癌的風險因素之一，而輪班工作可能會讓人更容易養成例如抽菸、少運動等不健康的生活型態。此外，最近一項研究指出，即便只是模擬輪班工作三天，大腦及其他器官中的生理時鐘也會出現失調錯位的現象。研究人員發現，在視交叉上核中的大腦生理時鐘標記相對穩定的同時，食物分解產物的濃度卻出現了劇烈的變化。因此，或許這種體內其他以二十四小時為週期、通常都會經過嚴格調控的小時鐘與大腦節律不一致的情況會為食物代謝產物的處理過程帶來根本性的影響和後果，增加罹患肥胖、糖尿病及其他疾病的風險。此外，人體內各種生理過程的節律不協調可能會損害正常的細胞複製與ＤＮＡ修復程序，進而增加罹癌風險。雖然目前對於晝夜節律紊亂與健康狀況不佳時的生理機制及其確切本質所知甚少，但這種關聯確實引出了一些非常明顯的暗示。我們是否正藉由深夜使用電子產品及將自己暴露在室內光下的行為來危損身體健康，造成長期性的傷害呢？

我的小兒科同事把診斷結果告訴文森和妲莉雅。他們聽了心裡五味雜陳。「知道是慢性病的時候很不好受，」文森回想起當時那種難以招架的衝擊。「因為不管怎樣，你這輩子就是擺脫不了這個病。當下真的很難消化這件事，但同時也有一種解脫的感覺。在這之前，我完全不曉得自己到底怎麼了。有些人還以為可能是身心上的問題。」

妲莉雅的反應也差不多。她早就有心理準備了。「其實我心裡很清楚，」她說。「但診斷結果出來時還是鬆了一口氣，至少知道這些都不是文森瞎掰的。文森一點也不懶。他盡力了。不過另一方面我當然也很難過，因為他必須對付這種病。」

這項診斷顯然有些好處。儘管中途輟學，文森還是在中學考試中取得了優異的成績。有了醫學診斷結果，他開始到專為特殊需求兒童所設立的學校上學；彈性和變通性讓他得以將自己的潛力發揮到近乎極致。現在文森進入拳擊學院就讀，一邊接受訓練，一邊念書。

不僅如此，診斷也開啟了治療的大門。

對延遲型或提前型睡眠週期症候群患者——也就是極端「夜貓子」或極端「早起的鳥兒」來說，除了試著遵守嚴格的作息時間，維持睡眠型態外，還有兩種主要的治療方式。

褪黑激素不但是松果體分泌出來以發送訊號、敲響生理時鐘的化學線索，還會直接影響生理時鐘，並反饋給視交叉上核。因此，褪黑激素本身就是一種授時因子。攝取褪黑激素也能讓生理時鐘往前或往後推移。

另一個方法則是控制光線。利用燈箱讓個體暴露在強光下同樣能促使生理時鐘位移。這些模擬自然陽光的燈箱帶有強烈的藍光；藍光似乎對視網膜神經節細胞的影響最大。

然而褪黑激素與光線的「進場時機」是牽動這個潛在生理時鐘的重要關鍵。在晝夜節律週期中，光線或褪黑激素影響的時間點不同，可能會帶來完全相反的效果。若在自然就寢時間前一、兩個小時接受強光照射六十分鐘，入睡時間就會往後推遲最多兩小時；若在早上起床後接受同樣的強光照射，入睡時間就會提前大約三十分鐘。同樣地，傍晚服用褪黑激素能讓入睡時間往前移；早上服用褪黑激素則會讓入睡時間往後延。不過，由於褪黑激素可能會讓人感覺睏倦、昏昏欲睡，因此，雖然有些證據顯示只要服用低劑量就能改變生理時鐘，且不會引發嚴重的嗜睡副作用，實際上我們還是很少讓病患在早上服用褪黑激素。

當然，就文森這類患者來說，因為節律週期不規則，所以無法依據個別情況量身制定接受光照及服用褪黑激素的時機，但我們可以用這些治療方式來固定他的晝夜節律。藉由傍晚讓視交叉上核規律服用褪黑激素，白天讓視網膜神經節細胞接受強光照射，我們成功誘使文森的晝夜節律推移，增加其與外在環境同步的時間。這個方法雖非完美，卻能大幅改善這類患者的病況。文森的節律還是會稍微偏移一點，特別是在冬季，但這個療法已經大大改變了他的生活。

「現在我上大學了，到目前為止我大多時候都能順利參與課程。狀況還不錯，但有時還是會覺得有點無力。」文森告訴我，現在他可以晚上十一點左右睡，早上六點半起床，而且週期相當穩定。過去幾週，他只有幾天缺課。不過，儘管我們的策略讓他能維持正常的晝夜節律，他的生理時鐘還是經常位移。「當我的睡眠模式偏離正軌，很難拉回來的時候，我就會整晚不睡覺，一直醒著到隔天，然後就又能在正常的時間入睡。這個方法能讓我快速回到先前的睡眠模式，不用等上好幾個禮拜。但這招不是百分之百有效。」

我問他拳擊打的怎麼樣？「我的表現很不穩定，」他回答。「（晝夜節律與外界不同步的時候）有時動作會慢很多，或是反應不佳。我試著讓自己變得更快、更強，來彌補這些硬傷。但有時真的很難做到。」

我們聊到他對自己的未來有什麼想法，打算選擇什麼樣的職業。「我不知道。要完全融入這個社會一定很難。」他說。「我沒有太多選擇。或許自雇自營之類的吧。可以自己一個人工作的那種。」

⁂

對從事過輪班工作或經常旅行的人來說，文森的經驗再真實不過了。晝夜節律週期紊亂會讓人感覺焦慮、心神不安。我想起從前當住院醫師的時候，某個週一凌晨三點，我收到呼叫，便開車前往醫院查看中風病患。當時我的腦袋昏昏沉沉，覺得有點反胃，思緒也不太清晰，即便經過倫敦市中心的街道，身處世上最繁忙的城市之一，大多時候我仍舊孤零零的一個人。我還清楚記得那種感覺。那是一種強烈的孤立感，彷彿整個人徹底疏離，未與世界合而為一。整座城市幾乎完全陷入夢鄉，所有人都在床上酣睡，只有我違反常理，在不應該醒著的時間醒著。

人類終究是社會性動物。我們的晝夜節律源自細菌先祖，進而演化成「白日清醒，黑夜入睡」的生理機制，但我認為真正令人驚嘆的是其對於「同步」的重要性。這些節律能讓我們的作息彼此同步，成為一個社會群體，同一時間吃飯，同一時間工作，同一時間玩樂，同一時間睡覺，踏著相似的節奏共生共存。

這個生理時鐘將我們的生活緊密交織在一起，形成一個物種，一個社會。若少了這個時鐘，個體就會與周遭的世界脫節，和家人、朋友及同事失聯。

然而在文森的案例中，他沒辦法簡單地辭掉工作或減少差旅次數。對他來說，這是持續恆常的自然狀態。我突然意識到，與這種病的其他層面相比，最讓人痛苦的莫過於那看不到盡頭的孤獨與疏離。那是種寂寞感。以與眾不同的節奏生活的寂寞感。

第二章　夜深，人靜

賈姬是一位七十多歲的銀髮女性，聲音很溫柔，總是面帶微笑，講話時有一種徐緩的口音，我原本以為是英格蘭西郡口音，後來才知道那是加拿大腔。她是在加拿大長大的。她告訴我，有一次她在晚上騎機車出去兜風。

不過她本人對這段月夜兜風之旅完全沒印象，因為她當時正在睡覺。除了騎車，她還曾在熟睡的狀態下開車。要是沒有目擊者，她根本不知道自己做了這些事——順利換好衣服；騎車或開車好幾公里；把衣服換下來；回床上睡覺——這些全都在毫無覺知的狀態下完成，她甚至沒有意識到自己離開了床鋪。這種情況令人極度不安，幾乎難以置信。賈姬把這些事告訴她的醫生，對方建議她辦理住院，住進精神科戒護病房。但這個選項對賈姬來說沒什麼吸引力，這也是她之所以坐在我診所裡的原因。

另一位睡眠醫師為賈姬寫了轉介信，內容有點普通，就是一般的轉診說明。「親愛的蓋伊，」信上寫道。「若你能看看這位女士，我將不勝感激。患者主訴夢遊，她似乎應付得不錯，只是病況相當極端。」此外，信中還提到關於夜間呼吸的問題，以及當地醫院研究賈姬的睡眠狀態，發現可能有腦波異常等。我完全沒料到賈姬接著描述的「相當極端」的夢遊症狀居然這麼極端。

起先我抱持懷疑的態度。我見過許多病情同樣嚴重的夢遊患者，最後發現問題的根源來自精神或心理層面。例如幾年前我看過的一位女性病患，她顯然在睡夢中用菜刀劃破自己的手腕，割開自己的喉嚨；還有一名來自愛爾蘭的年輕女子帶著包包和鑰匙，光著腳走出家門，走了將近十三公里才被人發現。賈姬用平淡的口吻訴說她的經歷，一副就事論事的樣子，好像不太擔心自己睡眠行為異常，但這些都無法消除我心中的議諷與猜疑。不過我愈聽，就愈了解她的問題背景，也愈來愈相信她在睡夢中騎車、開車的舉動屬於自然行為。

賈姬的症狀已經持續了數十年。她在英國出生，於加拿大長大，在那裡，她第一次明顯出現夢遊的現象。「我會走到樓下的客廳，打開門，然後站在門口。我父母就在那裡。」她解釋自己半夜夢遊的行為。「嗯，我母親嚇壞了，但我父親只是牽著我的手上樓，送我回床上睡覺。就這樣。幾乎是從我會走路後就一直有這種狀況。」

加入女童軍後，賈姬奇怪的夜間行為開始帶來負面的影響。不用說，其他女孩都不太想跟她睡同一個帳篷。而在加拿大的荒野中，她的睡眠行為格外令人尷尬。「我會發出類似低吼、咆哮的聲音，」賈姬說。「而且不是小聲的那種。我猜她們大概覺得有熊追過來吧。我很常這樣大聲咆哮，她們都被我嚇到，不想睡在我旁邊。」不僅如此，她在監督活動的大人眼中同樣是個麻煩人物。「我會在半夜起床，一直走到河邊，或是走進森林裡。他們沒辦法應付這種情況，所以只能送我回家。」賈姬笑著跟我分享這些過往，但我想這種事對當時還是個孩子的她一定造成很嚴重的衝擊，或許會讓她變得有點孤立，出現社會隔離的傾向。

對身為父母的人來說，賈姬有些夜間行為聽起來想必很耳熟。夢遊及相關問題在兒童身上非常常見。其中對父母而言（不是孩子喔），最折磨、最痛苦的就是夜驚（sleep terrors）。孩子會在半夜撕心裂肺地大哭大叫，接著倒頭就睡，醒來後完全不記得發生了什麼事。這些病症全都發生在不會做夢的深度睡眠階段，因而被稱為非快速動眼期異睡症（non-REM parasomnias）。試圖喚醒處於深度睡眠狀態的孩子極有可能會引發夢囈，甚至是夢遊的現象。

夢遊的行為通常在進入成年期後就會消失，只有大約百分之一到百分之二的人仍會出現症狀。賈姬就是其中之一。她的夢遊現象一直持續到成年初期搬回英國後，而且才剛回來不久，她的情況就出現驚人的轉折。當時賈姬借住在一位年長女性家裡，有天早上，她下樓吃早餐，房東太太卻用一個奇怪的問題向她打招呼，讓她一頭霧水。「她問我，『你昨晚跑去哪裡啦？』」賈姬告訴我。她對房東太太說，她沒有去哪裡啊。「嗯？可是你騎機車出去耶。」房東太太又說。賈姬記得她當下第一個反應是困惑，而且非常震驚。不難想像她無法理解自己剛才聽到的一切。從她的角度來看，那天晚上她就像平常一樣上床睡覺，隔天早上就像平常一樣醒來。她立刻問房東太太她有沒有戴安全帽。「喔，有啊，你拖著沉重的腳步下樓，拿了安全帽就出門了。」房東太太隨後又補充一句，說她大概出去了二十分鐘。就這樣，沒有其他線索，因為她還分毫不差地把機車停回原來的地方。

之後同樣的情況又發生了幾次，於是賈姬便將機車鑰匙交由房東太太保管，後來就把車賣掉了。她還是很想念她的 BSA 250。「那臺很讚耶！大老遠就能聽到引擎聲了！」我跟她說，真想不到她居然沒被引擎聲吵醒。

「很意外對吧？」她回答。

❦ ❦ ❦

那麼，醫學科學會如何解釋賈姬的情況和這些深度睡眠中的夢遊、吼叫，甚至是騎機車等複雜行為呢？多年來，我們已經知道某些特定的動物（如海豚、海豹和鳥類）能一次只讓半邊大腦入睡，也就是所謂的「單腦半球睡眠」（uni-hemispheric sleep），這樣牠們就能邊睡邊游或邊睡邊飛。水生哺乳動物顯然要能夠游泳和浮上水面呼吸，但牠們也跟我們一樣必須睡覺休息，這個逐步演化而來的奇妙技巧不僅能防止牠們在執行這些必要功能時溺水身亡，從演化的角度來看，它也強調了深度睡眠的重要性：若深度睡眠用途不大，單半球睡眠為什麼會成為必要機制？

然而在人類的世界中，單半球睡眠並不存在。從前我們總認為睡眠是一種大腦「非開即關」的狀態，不是醒著，就是睡覺，沒有中間地帶。近幾年我們才知道，原來事情並不是這樣。深度睡眠與完全清醒分屬光譜上的兩個極端，聽起來或許很難相信，但我們確實有可能同時處於這兩種狀態。

將電極貼在頭皮上偵測腦波（我們在對患者進行睡眠研究時也會這麼做）可以發現，深層非快速動眼期睡眠的特徵為大腦全區同步放電，並出現名為δ（delta）波的高振幅慢波。不過夢遊時的情況則截然不同；除了這些慢波外，有時還會出現看起來很像清醒的大腦會有的腦波活動，表示清醒與睡眠狀態同時存在。然而頭皮電極貼片透露的資訊有限，就像從鑰匙孔窺視房間一樣，我們只能瞥見部分腦部活動，不可能清楚探知全貌。這項技術僅止於測量大腦表層附近的情況、提供相關資訊，無法深入大腦核心。

不過，還有其他方式能讓我們好好觀察大腦。二〇〇〇年，瑞士研究人員成功運用一種名為單光子發射電腦斷層掃描（single photon emission computed tomography，簡稱SPECT）的技術捕捉到夢遊時的大腦活動樣態。此方法是經由注射放射核種（radionuclide，一種放射性標誌化學物質）來觀察受檢器官，並顯示器官的活動情況，而非器官結構本身。注入體內的放射核種「染劑」會集中在血流量最大的區域，亦即代謝活性最強的地方，換句話說，就是需氧量最高的組織。該研究受試者為一位十六歲少年，他每週都會夢遊數次，研究人員在他開始夢遊後二十四秒內成功注射放射核種，時間點堪稱完美；更厲害的是，他們全程都讓那名少年躺在單光子發射電腦斷層掃描儀裡，以檢測大腦中放射性物質最集中的位置。接著他們將掃描結果與深度睡眠的掃描結果進行比較，有了驚人的發現。夢遊的時候，大腦深處的後扣帶皮質區（posterior cingulate cortex）會變得非常活躍，額頂葉皮質區（frontoparietal cortex）的活動則明顯比清醒的時候少。基本上，他們發現在少部分腦區處於清醒狀態的同時，其他腦區仍維持睡眠狀態。活躍度上升的區域（特別是扣帶皮質）負責控制與強烈情緒有關的行為，活躍度下降的額頂葉皮質區（特別是前額葉皮質）則主掌個性、計畫與理性思考。這種夢遊模式非常合理，對這位十六歲的受試者來說更是如此，因為他的夢遊行為大多涉及到「恐懼」這個因素。在夢遊的狀態下，與強烈情緒有關的腦區會加速運作，幾近清醒；與邏輯、個性和行動計畫有關的大腦則維持深度睡眠。這種大腦同時處於清醒與睡眠的雙重狀態似乎能解釋夢遊患者於發作時進行複雜活動的現象：有與周遭世界互動的能力，卻缺乏清醒時的理性思考能力。

巧合的是，有個義大利團隊同樣在一位二十歲男性身上捕捉到夢遊的情況。這一次，他們是在監測可能的癲癇手術過程中，將電極植入大腦進行觀察。於那些對藥物無反應的癲癇病患而言，有時可以選擇透過手術來切除大腦中觸發癲癇發作的區塊，但這個方式仰賴「精確度」，必須準確識別出癲癇發作的來源。由於從頭皮記錄電位活動有其局限，因此這種測量法會將細小的導線插入頭顱，位置通常落在大腦表層，有時則會連同電極一起深置於腦部。在此案例中，這位可憐的年輕人自七歲起就飽受癲癇所苦，嬰兒時期亦曾患有腦膜炎。對他來說不幸的是（雖然從我們的角度來看很幸運啦），他甚至早在被診斷出腦膜炎之前就有夢遊的症狀，而且研究過程中他不但癲癇發作，也出現了夢遊的行為。有一次，處於深度睡眠的他在床上翻身，伸出手臂，做出擁抱和親吻的動作，接著喃喃說了幾句話，然後再度陷入沉睡。研究人員利用電極直接記錄該名患者大腦內部的活動，發現在這段「邊睡邊親」的期間，運動區和扣帶迴區的電位活動再次展現出清醒時的樣態，其他區域則依舊維持深度睡眠。這項研究似乎證實了幾年前瑞士團隊的SPECT研究結論，證明先前的影像觀察結果不僅顯示出腦部的血流變化情況，更確實反映出受試者的睡眠狀態。

這樣看來，睡眠似乎是區域現象，而非影響整個大腦的全域現象。大腦並不是以整體的模式運作；在這些不尋常的案例中，不同的腦區可能會同時處於不同的清醒或睡眠狀態。因此，人類的大腦好像有可能出現類似海豚的單半球睡眠現象，只是局部性更高。

⁂

我的另一位病患名叫艾力克斯，現年二十多歲，從小就經常出現夢遊的行為。艾力克斯留著一頭長髮，戴單邊耳環，不僅人長得高，口才也非常好。他在南倫敦一個急速仕紳化[1]的地

1 譯註：gentrify/gentrification，或譯稱紳士化、中產階層化、貴族化。指一個原本聚集低收入者的舊社區在經過重建後地價及租金上升，吸引較高收入者遷入，進而取代原有的低收入者。

區和室友一起合租房子，目前在一間慈善機構工作，之後打算去環遊世界。第一次見到他是他和他母親一起來診所找我。轉介信上寫道：「患者已採取一般常識步驟來應對異睡症相關問題，但若情況有變，症狀出現的次數更加頻繁，其陷入危機的風險也會增加。如能在他慘遭不幸事故重創前見見他、安排看診，我將不勝感激。」

艾力克斯的媽媽非常擔心，這點完全可以理解，不過艾力克斯本人就跟賈姬一樣輕鬆看待一切。從他有記憶以來，夢遊就是他生活的一部分，直到就讀寄宿學校後才敲響第一記警鐘。「剛開學的時候，我們宿舍房間住了十六個人，」艾力克斯說。「有一次我把耳機掛在脖子上就睡著了，醒來後我以為有隻大老鼠坐在胸前，所以就大聲尖叫『有老鼠！』結果室友全都被我吵醒。顯然房間裡根本就沒有老鼠，但大家都嚇壞了。這是他們第一次知道我會夢遊。」

不過歡樂很快就取代了恐懼。艾力克斯聊到其中一位室友：「有一次他醒來發現我站在書桌上大喊，說有一隻瞪羚到處亂跑，想吃我的腳。起先他很害怕，後來事情一而再，再而三地發生，他就開始覺得好玩啦。」

多年來，艾力克斯的非快速動眼期異睡症光譜不斷擴展，範圍愈來愈大。其中有些事件真的搞笑到極點。有一次他晚上出門，大約凌晨兩點到朋友家，然後就睡著了。接下來他只知道自己凌晨五點在隔壁鄰居的前院裡醒來，全身上下只穿一條內褲，還有一名男子在敞開的窗戶旁對他大吼；顯然他大半夜試圖闖進鄰居家，結果把對方的太太和寶寶給驚醒了。還有一次，另一個朋友在凌晨三點被艾力克斯吵醒，發現他正蹲在床腳，拿著鞋子當電話訂披薩。他現在的室友也講了很多關於他的豐功偉業和軼聞趣事。艾力克斯一邊聽室友描述，一邊無奈地笑。我猜這些年來他已經習慣了。「有天晚上，我們一大群人去酒吧玩，」艾力克斯其中一個室友葛瑞斯說。他們從酒吧回來後就各自回房間睡覺。

「大概一個小時後，艾力克斯走進我房間，一副若無其事的樣子，接著就擠上床跟我一起睡。當時我還醒著，可是有點累，所以就用手肘輕輕推他，問他怎麼了？他完全沒反應。早上他醒來的時候居然問我，『為什麼我會在你床上？』好像我應該要知道答案一樣。後來同樣的事再度發生。我醒來時發現他又在我床上。他一臉尷尬，我就問他，『你沒穿衣服對吧？』他就說，『呃，對。』隔天早上有人問我，『欸，其實我昨天有去你房間想聊聊天，結果看到有人在你床上。那個幸運的女孩子是誰呀？』我只能承認說，『喔，是艾力克斯啦。』」

另一位室友也分享了其他故事。

「我以前住在艾力克斯隔壁的房間。有天晚上，我聽見超大的撞擊聲，還夾雜了一連串髒話，於是衝進他的房間查看，想確認是否一切都好，沒想到他居然躺在地板上。我真搞不懂為什麼他做了這些事後還能全身光溜溜地躺在那裡睡得跟豬一樣。他說他以為有火車朝他開過來，所以連忙跳起身，才會整個人撞上牆壁又彈開。他之所以狂罵髒話，是因為他以為火車繼續衝向他，所以又跳到書桌上，結果把書桌給壓垮。我跑進他房間想確認他沒事，卻發現他一臉問號，完全搞不清楚狀況。現在我的房間在他房間下方，之前我半夜被吵醒三次，因為他相信有馬戲團來市區表演，但馬戲團經理要借用我們的浴室，所以他一直走來走去，不停開門對著空氣胡言亂語，我不得不押著他回房間睡覺。」

相比之下，有時艾力克斯的異睡症會展現出較為黑暗的一面。他多半不記得那些比較滑稽的情節，通常只有朋友在酒吧裡拿這些有趣又奇怪的夜間行為開玩笑、逗他開心時，他才知道原來自己做過這些事。不過，如果是和強烈情緒（通常是恐懼或憤怒）有關的事件，他的感受就會比較明顯。「我對讓人情緒低落的事比較有印象，」艾力克斯說。「但夢遊時我完全不記得那些有的沒的，所以當下並不會感到驚慌害怕。」比較恐怖又擾亂他睡眠的情節大多是需要戰鬥或逃跑的場景，也就是所謂的「驚嚇、戰鬥、逃跑」（fright-fight-flight）反應。個體在面對危險時會做出這些反應，並由腎上腺素及聯繫相關身體功能的自主神經系統負責調節。艾力克斯回想起自己非快速動眼期異睡症的發作狀況，很多情節片段都跟「床上有蛇」、「隔壁有顆快要爆炸的核彈」或「迫在眉睫的危險」有關。「有一次我試圖救一個溺水的女孩，結果弄到手指骨折。我跳了起來，急著想抓住她；但實際上我只是猛撲向櫥櫃狂抓，手指才會不小心撞成那樣。喔對了，我還曾經試著爬出窗戶好幾次，但每次都在最後一秒緊急剎車。」

艾力克斯的前女友凱蒂證實了這一點。她說，很多事件都跟自然災害有關，她經常被艾力克斯吵醒，因為他三不五時就想把她拖下床。凱蒂說：

「我醒了過來，發現艾力克斯已經起床，整個人陷入恐慌……他在房間裡跑來跑去，想衝出房門，而且他顯然知道我在房間裡。他試著把我抱起來，有點半拖半拉地把我弄下床。這時我已經醒得差不多了，於是放聲大喊，『艾力克斯！艾力克斯！』我花了好長的時間才讓他明白我在叫他。最後他終於從睡夢中清醒。就這樣。」

艾力克斯的室友葛瑞斯說了另一個他因為發病而傷到自己的故事。「當時艾力克斯的兩個朋友正睡在地板的床墊上，他以為有架直升機朝他飛過去，螺旋槳葉片還在高速旋轉的過程中斷成好幾截，所以他蹲來蹲去，不停閃躲，想避開螺旋槳。」葛瑞斯告訴我。「最後一截碎片飛向他的那瞬間，他立刻張開雙臂，擺出燕式跳水的姿勢，直直往他以為是草地但其實是那兩個朋友睡覺的床墊跳。他們就這樣在凌晨四點被高大的艾力克斯重重壓醒，而且他壓下去的時候還一邊說，『天哪！你們有看到那架直升機嗎？』」

❦ ❦ ❦

艾力克斯有很多情況都和賈姬相似。他的夢遊症狀就像賈姬在睡夢中騎機車一樣，和複雜的活動及與周遭環境互動的行為有關——拿起鞋子打電話叫外送披薩；爬上室友的床；有一次他還在半夜找了幾個玻璃杯，裝滿水，擺在每個熟睡的室友床邊，做出無意識的貼心舉動。正如賈姬的案例，這些事件都是在完全無覺察、無記憶的狀態下發生，且就情緒性內容而言相當中性，這點非常重要。這類非快速動眼期異睡症體現出一般對此症的傳統觀點，即有這種疾患的人通常都對發病的過程毫無記憶。不過很明顯，艾力克斯確實對某些事件有印象；此外，儘管先前說過這些現象皆發生在非快速動眼期，而非做夢期或快速動眼期，艾力克斯依然出現勉強算是做夢的行為。事實上，近年來我們開始明白前述「只有在快速動眼期才會做夢」的觀念並不正確。雖然夢境內容有所不同，但在非快速動眼期階段做夢似乎是很常見的現象。

從快速動眼期睡眠中醒來的人通常能用一套敘事結構來描述夢境，形成一個逐步發展、宛如小說或電影情節的故事。相較之下，非快速動眼期睡眠的夢境多為簡單的視覺心像，例如動物、人或無生命物體；一旦雜揉了強烈的情緒刺激，這些影像往往會變成可怕，甚至令人恐懼至極的場景——尖刺從天花板轟然落下；牆上爬滿昆蟲；床上有蛇等。自主神經系統所負責調節的腎上腺素激增似乎會讓處於這類情況的個體更有可能從睡夢中清醒（有時是部分清醒，有時是完全清醒）、記得這些經歷，就像艾力克斯那些較容易引發恐懼的事件一樣。

那「驚嚇、戰鬥、逃跑」反應的源頭呢？以夢遊患者為對象的神經科學研究已辨識出多個區域，其中屬於邊緣系統網絡的扣帶皮質似乎特別活躍，被認為是影響夢遊現象的神經所在位置。無論是直接以電流刺激該區，或該區自發性癲癇發作，都會造成腎上腺素激增，進而導致艾力克斯產生那些較為恐怖、令人不適的夜驚現象。

⁂

由此看來，夢遊和非快速動眼期異睡症光譜上的疾病反映出不同大腦部位中的「清醒與睡眠之戰」。光譜一端是單純的夢囈、夢遊或睡眠性交症（sleep-sex，詳見第十章），發病時，患者既沒有意識也不帶情緒，但有能力移動或說出完整的句子；此時大腦中負責控制記憶和理性思考的區域似乎陷入沉睡，可能只有主掌視覺、運動或言語表達等少部分區域保持清醒。光譜另一端則是夜驚（如艾力克斯的案例），其中的情緒刺激非常強烈，以致患者幾乎完全清醒；此時絕大多數的腦部區域皆全力運作，可能只有極少部分的理性思考功能例外。一般來說，有夜驚問題的兒童都不記得發病的過程，背後的原因或許跟幼童的睡眠深度及將孩子從深層非快速動眼期睡眠中完全喚醒所需的刺激強度有關。

那賈姬在睡夢中騎機車的行為又落在光譜上哪一個位置呢？顯然她在這些活動中必須具備視力，甚至是聽力。她可以換好衣服，戴上安全帽，拿鑰匙，換檔，避免撞車，然後成功騎回家，換下衣服，回床上睡覺。事實上，她的大腦中唯一明顯沒有正常運作的是那些與記憶和理性思考有關的區塊，所以她才會缺乏覺知。畢竟從理智上來說，誰會在大半夜起床騎機車漫無目的地亂晃，然後再回去睡覺？那麼，賈姬這種行為究竟是睡眠中帶有些微清醒，還是本質上清醒，只有一小部分的大腦在睡覺？

⁂

在將機車鑰匙交給房東太太，最終乾脆賣掉機車後，賈姬以為自己已經成功解決了這個睡眠問題。之後她就一直獨自生活，維持單身（直到最近才有對象），沒有再出現其他夢遊相關的困擾。

過去幾年，賈姬住在夕福（Seaford）濱海街區的一棟公寓裡。夕福座落在英格蘭東南方的索塞克斯（Sussex）海岸，是個非常寧靜的小鎮。賈姬不僅愛上當地的生活步調，也很喜歡志工服務，經常協助修剪海濱步道旁的灌木叢、維持環境整潔，而且個人健康狀況良好。「夕福是個宜居的好地方，」她告訴我。「海崖就在上面，那邊則是丘陵。」我們站在她公寓前方的圓石海灘上，她一邊說，一邊指給我看。海浪輕輕拍打著細小的礫石，海鷗在天空中高聲鳴叫，這座恬靜的小鎮感覺起來不太像是半夜會發生那種怪事的地方。賈姬和鄰居的關係很好，所在的街區也非常友善。少數鄰居知道她過去的夢遊史，但有個朋友並不知情。有一次，賈姬和那位朋友一起搭郵輪出海旅遊，結果半夜在船上到處閒逛，最後她只好請工作人員晚上收走她的房卡，隔天早上六點再從房門下的縫隙塞進來。

❦ ❦ ❦

幾年前的一個早上，賈姬走出公寓，碰巧遇見一對住在同一個街區的情侶。出乎她意料的是，他們問她凌晨一點半或兩點左右時在做什麼。「我說我在睡覺，他們說，『不，不，我們回家時正好看到你把車（從停車場）開出來。我們去一個滿遠的地方看表演，比較晚回家，回來時就看到你開車出去。』」起先賈姬一頭霧水，否認自己有出門，但她很快就明白發生了什麼事。

「好，那我往哪裡走？」她問道。

「喔，你左轉離開馬路，然後直直開往海濱大道。」

「嗯，好。那你們有看到我開回來嗎？」賈姬急著追問。

「沒有，我們就直接回家睡覺了。只是很好奇你要去哪裡。」

「我也不知道。」賈姬回答。

驚懼與擔憂頓時湧上賈姬心頭，她意識到自己過去一直在睡夢中騎機車，如今居然變成在睡夢中開車。她把一連串行動拼湊起來，發現自己一定要先起床，換衣服，打開前門，開車開一段距離，在路邊倒車停進原來的停車格，然後才能回床上睡覺。「我不知道自己去了哪裡，開車開了多遠，只知道我順利開回家，還把車停回原來的位置，」賈姬說。「而且隔天早上起床一切都很正常，完全看不出有什麼問題。」賈姬非常焦慮，擔心自己邊睡覺邊開車穿越夕福小鎮的行為可能會危害到他人或自身安全，便約了醫生看診。她的家庭醫師聽她敘述完情況後唯一能給的建議就是把她關起來。「他們說，『噢，親愛的，我們得幫你找個戒護病房才行。』」賈姬回憶道。「我回答，『噢，不用了，我又不是罪犯。』然後我就起身走了出去。」賈姬真的很想找出解決的辦法。她開始橫向思考，採取不按牌理出牌的創造性思維模式。最近她和一位同樣七十多歲、名叫艾德的男性展開一段新的戀愛關係。有天早上，艾德醒來發現前門微開，便重新把門鎖上，接著倒頭睡回籠覺。顯然艾德晚上並沒有被賈姬的夜間漫遊吵醒。事實上，在我告知他賈姬有睡眠問題時，他只是有點困惑地咯咯笑了幾聲。除了一、兩次早晨明顯看見賈姬夢遊的證據外，艾德晚上多半對周遭的一切渾然不覺，說來諷刺，因為他睡得很熟很熟。

後來賈姬想到一個點子，決定在公寓前門上簡單安裝一個鈴鐺。「我朋友幫我買了一個鈴鐺。我把它掛在鏈條鎖上，希望艾德能在我晚上夢遊跑出門時聽見鈴聲，阻止我去不該去的地方。」這個方法原則上應該有效，可惜艾德是那種一睡就睡得很沉的人，所以根本沒醒，賈姬也不打算用更響亮的警鈴或蜂鳴器。「我需要的噪音要大聲到所有鄰居都聽得見，而且……你知道，又不能惹毛他們。」她坦承。經過反覆試驗，賈姬和艾德終於找出了解決問題的方法。她買了一個保險箱，把公寓鑰匙和前門鑰匙鎖在裡面。因為她很怕自己會在半夜打開保險箱，所以又多加了一道重要的關卡，好應付這種情況：一個有定時鎖的保險箱。晚上一上鎖，就要到隔天早上六點才能打開，堪稱終極防護措施。「走廊那邊的鄰居有車子和我們家的備用鑰匙，這樣要是半夜發生了什麼必須逃出家門的事……」

很難知道賈姬現在是否還會在半夜醒來、只是沒辦法出門，或是根本沒醒來。也許她出於某種原因，下意識知道自己沒有鑰匙可用。可惜艾德睡得太熟，無法親眼目擊賈姬的狀況，提供可靠的消息來證明這一點。

有趣的是，賈姬聊起幾年前那趟郵輪之旅，認為自己之所以停止在船上遊蕩，是因為她不知怎的知道自己要是走出艙房，就沒辦法再進去（我還以為是因為她被鎖在艙房裡）。此外賈姬還告訴我，有一次她在半夜離開夕福的公寓，早上卻發現通往街區的大門微微敞開，用門擋卡著。她認為門擋是自己在睡夢中放的，好讓她回來時能順利進門。這種情況聽起來確實像是某種程度的意識，甚或證實了「她的大腦多半處於清醒狀態」的觀點。如果是這樣，她醒來時應該會和許多夢遊患者一樣感到疲倦，可是她精力充沛，而且完全不知道發生了這些事。

這些由深度睡眠所引發的古怪行為背後隱含著一個與神經生物學有關的根本原因。人類的大腦具有同時清醒與入眠的能力，不同的腦區能在同一時間處於不同的狀態（至少有些人可以）。事實上，這種情況發生的頻率可能比我們想的高很多，近年來更發現這種混合狀態會一直持續到中午時段。這種現象稱為「區域性睡眠」（local sleep），即看似存在於完全清醒狀態，僅影響少部分腦區，而非整個大腦的睡眠活動。

若讓小鼠長時間保持清醒，其大腦皮質中的神經元就會陷入短暫沉默，呈現和深度睡眠相同的樣態。這些「休眠期」與特定任務執行過程中增加的錯誤有關。同樣地，只要睡眠被剝奪，人類的腦部活動就會產生變化，大腦皮質中的重要區塊會接二連三地入睡，表示當我們感到疲倦時，實際上是處於「半睡」或「百分之十在睡」的狀態。這些改變就跟小鼠的案例一樣，與進行特定任務時所產生的錯誤有關，更解釋了為什麼我們在睡眠不足時會感覺自身能力下降，沒辦法把事情做好。

可是為什麼有些成人會夢遊，有些不會？簡短的答案是：不知道。目前我們只知道會夢遊的成人多半有夢遊家族史。一項探討雙胞胎夢遊現象的研究指出，若雙胞胎之一有夢遊的症狀，那另外一位也很可能會夢遊，且同卵雙胞胎出現這種情況的機率比異卵雙胞胎高得多。這表示人類基因中顯然有某些素因容易導致夢遊及其他非快速動眼期異睡症。在一個有二十二位夢遊患者的四代家庭中，研究人員發現二十二號染色體上有一大塊區域和這種疾病相關。該區含有二十八個基因，但迄今尚未有能力辨識出確切的遺傳因素。其他研究則顯示夢遊及其他非快速動眼期異睡症與負責編碼HLA系統（human leukocyte antigen system，人類白血球抗原系統，為免疫功能相關基因群）的基因區有關。但這為什麼會跟夢遊有關？至今仍然是個謎。

不過遺傳傾向並非唯一的解釋。

「特定的生活風格或環境因素導致病情惡化」是非快速動眼期異睡症患者的共同特徵。我有很多病患都說睡眠剝奪、酒精、日間壓力或焦慮會增加發病的可能性。我們知道，這類患者之所以會有這些症狀、做出這些行為，是因為他們沒有完全從深度睡眠中清醒。因此，理論上來說，發病的原因有兩種可能。

第一，具有遺傳傾向、容易出現夢遊症狀的人可能會被那些對非夢遊患者來說幾乎不會影響到睡眠的事件吵醒。這類患者的深度睡眠狀態可能天生就比較不穩定，或是深度沒那麼深。我曾看過有患者因為一點點噪音就發病，例如床鋪的嘎吱聲、飛機飛過頭頂的嗡嗡聲、遠方卡車駛過的轟隆聲……甚至擺在床頭櫃上的手機半夜收到簡訊而發出的震動聲都有可能觸發夢遊的行為。

另外，日間壓力可能也會導致夜間睡眠深度不足。一般認為酒精屬於鎮靜劑的一種，但實際上效果可能完全相反。酒精會讓睡眠更加支離破碎；快撐爆的膀胱確實能把人叫醒，啤酒喝到醉後的如雷鼾聲當然也有同樣的功效。除此之外，我們每個人都知道白天所承受的壓力會影響到晚上的休息狀態，讓睡眠變得更不完整。因此，對某些人來說，任何引發醒覺作用（個體略微脫離深度睡眠的現象）的事物都可能增加夢遊發作的機率。

第二種可能性幾乎是完全相反的解釋——夢遊患者睡得比非夢遊患者更熟、更沉，而且對夢遊患者來說，那些通常能把人從深度睡眠中完全喚醒的事物只能成功叫醒部分大腦，進而導致這些不尋常的睡眠行為。睡眠剝奪是一種能讓深度睡眠變得更深的強效方法，某些常用於助眠的藥物則可能觸發夢遊的症狀，有時甚至會讓從未夢遊過的人出現夢遊的現象。我曾看過一個非常戲劇性的病例，一名七十多歲的女性在服用處方安眠藥後開始在半夜出現睡夢中泡澡的行為，她被發現時泡泡浴的水都浸到下巴了。

事實是，兩種解釋可能都對。夢遊及其他非快速動眼期異睡症是兒童常見的睡眠問題，且兒童的深度睡眠穩定到不可思議，任何曾在大半夜抱小孩的父母都能作證，這很可能就是許多孩子之所以出現這些異常睡眠行為的原因。成人方面，在潛在的遺傳易感性背景下，更重要的可能是各種擾亂深度睡眠的因素。事實上，只要針對這些因素對症下藥，大多都能成功治療成人的非快速動眼期異睡症。少喝酒、減輕日間壓力、避開高分貝噪音、擺脫不舒服的床等都有幫助，而規律的睡眠模式和避免睡眠不足也很有效，因為這些方法能減少過度的深度睡眠，讓人比較容易完全清醒。此外，治療打鼾也是常見的方式。不過對某些人來說（特別是那些行為會讓自己或他人面臨危險的患者），藥物治療可能是唯一的選擇。

那賈姬和艾力克斯做了什麼來治療他們的異睡症呢？令我訝異的是，賈姬從來沒想過要治療睡夢中開車的問題。她要的是一個解釋，她想知道自身行為背後的原因，最後她找出解決的辦法，用她的方式來遠離危險，保護自己和夕福小鎮中所有用路人的安全。她的夢遊行為有不少極具說服力的地方，但從許多層面來說，就屬這點最讓我信服。

賈姬從來沒有真正尋求過醫療協助來解決這些睡眠問題（直到最近才有所行動），但她始終將這個疾患視為自我的一部分。她完全沒有從中得到任何好處。看到我對她的病情這麼有興趣，她有點驚訝。她很少向別人談起自己的夜行生活，也沒有讓這些問題影響到白天的日常作息。她最關心的是自己和他人的安全。由於賈姬也被診斷出輕微的睡眠呼吸中止症，因此先前做的治療都著重在這個部分，因為這種偶爾呼吸停止的現象可能會加劇她的夢遊症狀。

賈姬已經試過一種名為連續正壓呼吸器（continuous positive airway pressure）的輔助設備，即透過繫在臉部的面罩輸送加壓空氣防止呼吸道塌陷。這種方法屬於侵入性治療，有時可能會讓人難以忍受，像賈姬就有這種感覺。她完全受不了，無法繼續下去。另一個替代方案是口腔裝置，有點像拳擊手用的護齒套，能將下顎往前推，為喉嚨後方創造出更多空間。目前賈姬暫時不考慮這個選擇，也不太想用藥物來治療夢遊的症狀。從她的角度來看，有定時鎖的保險箱已經解決她最擔心的問題了。

至於艾力克斯，大多數情況下，他都覺得自己的夢遊行為很好笑，對夜驚的態度也是一派輕鬆。最近幾個月，他的夜晚出於某種未知的原因變得比較平靜。或許他是那種會隨著年齡增長而慢慢「拋棄」非快速動眼期異睡症的患者，只是發生在相對晚期的人生階段，時間上比大多數人慢一點。他用一種非常沉著冷靜的眼光來看待自己的睡眠問題。「這種病跟了我一輩子，我只能坦然接受。」艾力克斯說。「我不曉得少了這個病的生活會是什麼樣子。每次只要有派對，要講自己有什麼奇怪的地方，我都有故事可以分享。」

療程方面，艾力克斯希望先從非藥物治療開始。有一個不是很熟的朋友建議他嘗試催眠療法，他也決定要試試看。我們已經達成共識，若催眠療法沒有幫助，下一步就是藥物治療。剛開始我會建議他服用錠狀的褪黑激素（由大腦分泌出來做為睡眠訊號的荷爾蒙），也就是所謂的「睡眠推手」。世界上許多國家都將這種藥視為保健食品，可以直接到超市和藥局購買；不過在英國，褪黑激素一定要有醫師處方箋才買得到。

若艾力克斯依舊危害到自身安全，那我們就得轉向其他選擇，包含抗憂鬱劑或苯二氮平類藥物（benzodiazepines）。這兩種藥都有潛在的問題，必須先謹慎評估、仔細權衡相關因素後再決定用藥。目前我們尚未完全了解這些藥物的作用機轉；由於缺乏研究，以藥物治療非快速動眼期異睡症的證據大多都很有限。除此之外，任何治療都需要輔以其他工具，像是避開潛在的觸發因子（如噪音和睡眠剝奪）、採取實際措施（如大門警報器和窗鎖）等。

被問到他覺得自己為什麼會有夜驚時，艾力克斯說：「很多人都跟我講過他們的看法。他們認為我一直在壓抑、掩飾內心的壓力和焦慮，等到睡著後再一次爆發。但我自己是存疑啦。」

在我看來，艾力克斯是我在診所中見過最放鬆、最自在、最無拘無束的人之一，而且大多時候都很鎮定，一副泰然自若的樣子。他的前女友凱蒂證實了我的看法：「我好像沒見過他因為什麼事而感到焦慮。我認識他六年了，從來沒看過他壓抑或克制什麼。他一直都很坦率面對自己的問題，毫不隱瞞。」

「我想這種病能幫助我應對現實生活中充滿壓力又緊張的局面，」艾力克斯若有所思地說。「我知道，要是有一天我醒來發現房間裡有個拿刀的男人，我會用比較輕鬆的態度來面對，當然也希望能有比較清楚的頭腦來處理這個情況啦。所以，我猜這個病算是讓我提前做好準備，好應付那種場面吧……」

⁂

先前我們以二元觀點來探索大腦的狀態，但無論清醒或睡眠，都無法呈現出事實的真相。大腦狀態不是非黑即白，還有無限的灰階色調存在其間——賈姬、艾力克斯和許多像他們一樣的人在夜半時分隱現，占據了這個灰色地帶。

第三章　迪士尼的先見之明

我小時候看過迪士尼的動畫電影《仙履奇緣》，少說也看了好幾次。印象中有個場景是灰姑娘仙度瑞拉在跳舞，身邊還有很多動物朋友幫她縫製洋裝。鳥兒緊抓著緞帶飛快穿梭，小老鼠們則忙著把緞帶縫起來。大約三十年後，我陪兩個女兒一起看這部電影；望著螢幕上的畫面，我腦海中突然閃過一些想法。

如果你記憶力過人，或是家中也有年幼的孩子，那你可能記得電影裡有這兩個場景。一個是廚房石地板上鋪著一張小地毯，狗狗布魯諾正趴在地毯上睡覺。牠一邊睡一邊低吼，小腿還不停亂動，好像在奔跑或追趕什麼東西。原來牠夢到自己在追頭號敵人——仙度瑞拉繼母的愛貓（也是壞貓）魯斯佛。這時，布魯諾突然跳起來狂咬身下的小地毯，接著就嚇醒了，直到仙度瑞拉輕摸、安撫牠後，牠才冷靜下來。另一個場景的主角是急著想幫兒子（也就是白馬王子）找結婚對象的國王。畫面中的他躺在床中央睡覺；那張床超大，寢具顏色是氣派的皇家紅，雕飾華麗的金色床頭板則散發出濃濃的巴洛克風。國王枕著枕頭，身體側躺，一下子哈哈大笑，一下子咯咯輕笑，因為他夢到自己想像出來的小孫子正騎在他背上玩得好開心。接著那個假想的孫子好像抓著一根金色權杖還是波浪鼓，開始不停敲他的頭。國王立刻從睡夢中驚醒，連滾帶翻地摔下床，整個人被床單團團纏住，動彈不得。

❦ ❦ ❦

幾年前，我收到精神科醫師同事寄來的電子郵件，信中描述了一位病患的情況。「患者今年八十歲，主訴他所謂的『暴力型夜驚』，過去六個月以來大約都在凌晨兩點到四點之間發病。他和太太同床，但他說對方有骨質疏鬆症，所以他很擔心，一直在考慮要分房睡。另外他還有輕微的入睡困難，症狀持續超過半年。」

第一次見到約翰*和莉茲*時，完全看得出來最近經歷的一切讓他們身心俱疲、痛苦萬分。約翰已經八十多歲了，但看起來比實際年齡還要年輕（我好羨慕他有一頭茂密的灰髮），而且在職場上仍相當活躍，事業也非常成功。身材高瘦的他戴著一副時尚的深褐色粗框圓眼鏡，儘管在描述自己的情況時明顯流露出一絲焦慮，仍舊不減他的溫文和從容。莉茲坐在他旁邊，一派優雅溫柔，謹慎地傳達內心的驚愕與擔憂，深怕傷害到約翰的感受。她談到壓垮他們、讓他們決定尋求醫療協助的最後一根稻草。

「那一次，約翰整個人貼近我睡的這一側，緊抓住我的手臂，用力到指甲都陷進肉裡。我真的很害怕，腦袋都還沒意會過來，身體就已經跳下床拼命尖叫。我這個平常根本不尖叫的人叫到頭都快爆炸了。我不停發抖，邊哭邊說，『我們不能再這樣下去了。』這就是最後一根稻草。我再也受不了了。」

後來約翰去做了抽血檢查，他們就是在這個時候開始分床睡。

但那並不是約翰第一次發作。這些所謂的「夜驚」已經持續了好幾年，遠超過轉介信上提到的六個月。「我覺得是慢慢發展了好幾年才變成現在這樣，」莉茲進一步解釋。「在出現真正的肢體暴力之前，約翰會發出一種非常奇怪、幾乎就像是來自體內深處的聲音。」短短幾個月，約翰的症狀急速加劇，情況愈演愈烈。

「他有時候會踢我，」莉茲說。「那股狠勁就像你走在馬或驢子後面，結果牠們突然發飆踢你那樣，完全不像約翰會有的行為。我覺得最詭異的就是這一點，白天的他和晚上的他幾乎判若兩人，讓原本已經很奇怪的事變得更奇怪了。」

聽到太太因為自己而承受了這麼多，約翰不安地挪動身子，做了一個鬼臉。莉茲繼續描述約翰發出的怪聲：「聲音會逐漸變大，類似漸強的效果，而且每次都很恐怖。你知道，音量慢慢爬升，一旦聲音來到最高點後呢？他會幹嘛？他會猛揮拳嗎？還是會發生什麼事？」

這些事情每週或每兩週就會發生一次。即便分床睡，莉茲還是能聽見約翰在床上激烈翻騰、亂揮亂踢的聲音。

「我知道自己在做夢，」約翰說。「但不知道夢境本身會以這麼外顯的方式表現出來，像是劇烈扭動、突然從床上跳起來、用奇怪的聲音大叫諸如此類的事，直到莉茲跟我說我才知道。」

我詢問他關於夢境的內容。

「算是很傳統的噩夢，比方發現自己在一座廣大的樹林裡，旁邊還有一隻老虎。重點是，夢裡的情況完全是我平常會做的事，而且都是再正常不過的事——你知道，我本來就很常去樹林閒晃，所以出現在樹林裡完全合情合理——可是接下來你突然發現身邊多了一個完全意想不到的存在，情勢愈來愈險惡，你開始害怕了。當然不一定是老虎，也可能是其他動物或蛇之類那種嚇人的東西，會咬人和吃人的東西。通常在我以為牠們要張開血盆大口撲向我的時候，我就醒了。」

根據莉茲的說法，有時約翰會一邊發出離魂般的哀號，一邊狂揍或亂踢。「我是在踢某些物體，想把他們踢開。大多是動物啦。」約翰說。

起初莉茲還很擔心約翰是不是癲癇發作；對此，約翰真不知該做何感想。「現在我會覺得很難為情。自從我太太跟我說我有這些行為，過程還很暴力後，我就寧願用畏懼的眼光來看待這一切。」

然而在我聽來，他們的敘述其實很清楚，約翰顯然會將生動的夢境或夢魘化為實際的動作，在現實生活中表現出來。他的夢都有一套完整的敘事架構，並像小說或電影情節一樣，逐步發展成一個故事，接著劇情突然急轉直下，變得一發不可收拾。恐懼或強烈情緒觸發他猛踢或猛打，這些都是約翰對腦海中的畫面做出的自然反應。

他們第一個想法是尋求心理協助。「有段時間我去莉茲朋友推薦的諮商師那裡進行諮商。」約翰說。顯然那位諮商師以佛洛伊德學派的觀點來解釋夢境，認為夢是通往潛意識的窗，可能代表壓抑的想法或心理創傷。「我和那位諮商師晤談了幾次，每次都在講老虎和老虎代表的意義等等，總之就是一大堆細節。我只能說不好意思，完全沒幫到我。」

若心理學觀點不足以解釋約翰的夜間相關問題，那從神經學角度切入呢？正如上一章所談到的，大多數夢境（尤其是含有敘事內容的夢境）都發生在快速動眼期睡眠階段，而發現這個階段的過程如往常一樣，純屬偶然。

尤金・阿瑟林斯基（Eugene Aserinsky）是快速動眼期睡眠的發現者之一。他回想起自己在一九五〇年代早期，於芝加哥大學的小辦公室與當時世上最著名的睡眠研究權威之一納瑟尼爾・克萊特曼見面的過程。阿瑟林斯基非常低調、自謙地說：

「在確認我的心智是張乾淨的白紙，沒有任何自我生成的想法後，克萊特曼告訴我，他在《自然》期刊（*Nature*，至今仍備受尊崇的科學期刊之一）上讀到一篇文章，作者是一位名叫羅森的物理學家，聲稱自己在搭火車時能藉由觀察眨眼的頻率來判斷乘客是否快要睡著。羅森質疑，認為眨眼的動作是在睡眠開始時驟然停止，而非逐漸停止，讓克萊特曼感到心煩意亂。」

不過更讓阿瑟林斯基煩躁的是，《自然》居然還費版面刊登這麼不重要又不值得注意的觀察報告。

儘管如此，他還是接下這項任務，讀遍所有以眨眼為主題的文章（因而成為「該狹小領域中的首要專家」），測試羅森的假說。阿瑟林斯基花了好幾週的時間試圖打造一臺能記錄眼皮運動的機器，然而最後依舊徒勞無功，只能以失敗收場。克萊特曼則建議年輕的研究人員花點時間觀察熟睡的嬰兒（當時他已經參與了一項相關研究，利用連接至嬰兒床的裝置來記錄嬰兒睡眠時的身體運動情況）。過沒多久，阿瑟林斯基不得不夾著尾巴、垂頭喪氣地回到導師身邊，再度承認自己的失敗。他注意到，睡著的嬰兒即便閉上眼睛，眼皮還是會微微顫抖。這算是真的眨眼嗎？

阿瑟林斯基用很優美的措辭來描寫當時的情況：「我拖著沉重的腳步，埋頭苦幹了數月，想自這棵研究之樹上摘採碩果，怎料一切不過是緣木求魚……但堅持不懈地費心探究往往會帶來許多美妙豐沃的肥料，從而獲得有意義、有價值的結果。」經過好幾個月的觀察，他發現嬰兒的眼睛大約每小時會停止運動二十分鐘左右。之後他在旁人的協助下打造出一部眼球運動記錄裝置，開始成功測量到成人在睡眠中的眼動情形。

阿瑟林斯基親眼目睹看似熟睡的受試者出現劇烈的眼球運動，且發生的時間不定，斷斷續續地貫串整個夜晚。有一次，他記錄到一位受試者似乎在以這些眼球運動為特徵的睡眠階段中產生夢魘的現象，不時呻吟或含糊不清地說話。在喚醒受試者並聽完他對夢魘的敘述後，阿瑟林斯基認為夢話與夢魘之間顯然相互關聯。他開始思考，想知道眼球運動是否和做夢時出現的視覺心像有關。

接下來幾年，阿瑟林斯基進行了無數次實驗，其中有些是和睡眠研究先驅之一威廉．德門特（William Dement）一起合作，包含一度以自己的兒子為實驗對象，用電視播放、觀察睡眠過程，發現從快速動眼期中醒來的受試者通常都有做夢的情況。

後來阿瑟林斯基長達十年左右未再涉足睡眠研究領域。有一天，他看見自己養的聖伯納犬布魯諾（正巧和仙度瑞拉的狗同名）進入所謂的快速動眼期睡眠，展現出規律的肌肉抽搐和顫動現象，再度燃起他對睡眠的興趣。他假定布魯諾反覆做同樣的夢，表現出來的肌肉活動也和夢境內容有所關聯。因此，阿瑟林斯基可說是受到愛犬的影響才會進一步研究快速動眼期睡眠，而約翰的行為實際上就跟布魯諾差不多。

聽約翰描述夢境時，我知道那些就是典型的、發生在快速動眼期階段的夢。可是他做的那種夢對大家來說都不陌生，為什麼只有部分的人會將夢境化為實際動作表現出來呢？快速動眼期睡眠後來成為非常熱門的研究主題，然而大約六十五年過去，快速動眼期睡眠的功能依舊是個謎（詳見第十三章），只知道這個階段每晚會出現大約四、五次，在這段期間，腦波看起來近乎清醒，血壓、心率和呼吸的調節方式也會有所改變。不過，儘管大腦在快速動眼期顯得相當活躍，身體大多仍處於麻痺、癱瘓的狀態。除了眼部肌肉、橫膈膜（負責大部分呼吸運動的大面積肌肉）和腸胃道頂部與底部的括約肌外，所有肌肉都會變得完全無力，基本上就是徹底休眠，此為快速動眼期睡眠的一大特徵。在實際的睡眠實驗室中，我們會藉由觀察四肢或顎部電訊號消失的情況來判斷受試者是否進入快速動眼期。

那麼，約翰的睡眠究竟出了什麼問題？就他的案例來看，夜半嗥叫和猛烈攻擊的行為顯然是夢境的具體呈現，且那些夢都跟快速動眼期睡眠有關；可是為什麼他沒有出現肌肉麻痺的現象，反而在夢見老虎、毒蛇或爭吵衝突時亂踢亂揍，置莉茲於險境呢？

約翰和莉茲所描述的情況是非常典型的快速動眼期睡眠行為障礙（REM sleep behaviour disorder），這類患者體內的麻痺機制出了錯，無法正常運作。一般認為，世界上只有不到百分之一的人有快速動眼期睡眠行為障礙，且患者通常在五十幾歲、步入中老年後才會發病。這種病有點稀奇，屬於醫學上少數「動物病況記載先於人類」的疾病之一。

一九五〇年代，當時在法國里昂大學研究貓咪睡眠情況的神經科學家米榭・朱維（Michel Jouvet）開始進行實驗，以進一步了解大腦是如何控制快速動眼期睡眠。實驗過程中，他發現腦幹（連接所有大腦訊號及身體各部位的長管）損傷會導致貓咪在快速動眼期睡眠中出現哈氣、行走、打鬥或像是在追獵物之類的動作。牠們的大腦活動一直都和快速動眼期睡眠一致，但身體並未出現肌肉麻痺的現象。事實上，這些貓的情況就和《仙履奇緣》的狗狗布魯諾在睡夢中追壞貓魯斯佛一模一樣。

神奇的是，《仙履奇緣》於一九五〇年上映，朱維則是在電影推出大約十五年後才發表這項研究結果。看樣子，迪士尼或旗下部分編劇寫手似乎是很有遠見與科學眼光的人，至少喜歡、熱衷於觀察自然。

研究人員推測，這類徵狀如果會出現在貓（和卡通裡的狗）身上，那很有可能也會出現在人類身上。的確，一九六〇年代的醫學文獻中開始有零星的個案報告記述了這種行為，直到一九八六年，此狀況才正式被接受、定義成一種病症，名為快速動眼期睡眠行為障礙。

快速動眼期睡眠行為障礙在某些方面聽起來有點像夢遊或夜驚，然而親眼目睹後（像我們有時會在睡眠實驗室裡看見患者發病）才發現這種疾患其實很不一樣。快速動眼期睡眠行為障礙發作時，患者的眼睛緊閉，動作大多是漫無目的地揮舞、亂踢或猛打，很少與外在環境互動，患者本身也不會離開床鋪，且說話通常缺乏完整的詞句，令人難以理解，可能會以吼叫或咒罵的形式表現出來。相較之下，夜驚或夢遊患者發病時往往會離開床鋪，撿拾物品和進行複雜任務（例如第二章在睡夢中開車的案例），過程中也會睜開眼睛。言語的部分亦不盡相同，這類患者發病時所說的話通常都是完整、可理解的語句，有時可能還會出現有限的對話，雖然內容大多很荒謬就是了。

除此之外，做夢的本質也不一樣。快速動眼期睡眠行為障礙的夢屬於隨著時間逐漸發展的故事，夢遊或夜驚的夢則多為不連貫的視覺心像，例如牆壁倒塌、自然災害、昆蟲、蜘蛛等。另一方面，事件發生的時間點也不同。深度睡眠通常發生在上半夜，快速動眼期睡眠在下半夜，因此，夢遊和夜驚的症狀多半會在入睡後頭幾個小時出現，快速動眼期睡眠障礙則可能在清醒前幾個小時發作。

❦ ❦ ❦

根據約翰的經驗，許多夢境或夢魇最後都以快速動眼期睡眠行為障礙發作告終。「大約一個月前，我夢見自己對一個經常惹毛我的人大發雷霆，現實生活中也確實有這個人。」約翰告訴我。「我很確定自己跳下床的那瞬間正準備賞對方鼻子一拳。對一個沒有暴力傾向的人來說，這個動作很不尋常。那是一種全然沮喪與挫敗的表現，感覺自己不被理解，也沒有能力理解，更無法與他人交流交心。我敢說，要是繼續夢下去，一定會有人被我揍。」

其他的夢則類似先前提到的老虎噩夢，屬於被動物攻擊的情境。「我很怕水。一想到在邦迪海灘游泳被鯊魚之類的東西追，我就覺得很恐怖。我真的相信會有這種意外。顯然我對大型動物感到膽怯，也不止一次夢見大型動物。」

約翰表現出來的行為包含打鬥、逃跑等動作，和朱維的貓很像，但他並不像那些貓一樣有腦損傷的症狀。他精神充沛、身心活躍，完全沒有出現腦部病變的跡象。

過去我們常說快速動眼期睡眠行為障礙是一種「自發性」疾病，意為此症無明顯病因。有些案例的觸發因子指向某些特定藥物（主要是抗憂鬱劑）；有些是家族中有多人罹患快速動眼期睡眠行為障礙，表示這種病至少在某些情況下受潛在的遺傳因素影響；近來更發現，此類疾患若見於年輕人，則可能是猝睡症（narcolepsy，一種導致個體無法控制睡眠與做夢的神經系統疾病）的病徵。儘管我最近才看到一名出生即感染愛滋病毒（HIV）、中腦和腦幹都有腫瘤的年輕男子折騰了一整晚，隨著夢境做出激烈動作，一般還是很少將「腦幹明顯損傷」視為引發快速動眼期睡眠行為障礙的導火線。最常見的病因可能是伴隨已知的腦部退化性疾病，擾亂患者睡眠，例如帕金森氏症或路易氏體失智症（Lewy body dementia）。路易氏體失智症為帕金森氏症相關疾病，兩者的病徵非常相似，包含動作遲緩、震顫，合併幻覺與認知功能退化等。

然而過去幾年，我們對快速動眼期睡眠行為障礙的觀念產生了革命性的巨變，開始了解到這種問題大多是神經退化性疾病的前驅症狀，為帕金森氏症和路易氏體失智症等腦部疾病的早期警訊，而非「自發性」的睡眠疾患。至於背後的原因，目前學界正逐步探究、慢慢發掘真相，答案也愈來愈明朗。

透過顯微鏡觀察，可以發現這類患者的腦部有α-突觸核蛋白（alpha-synuclein）沉積的現象。一旦這種蛋白積聚在大腦深處、主掌運動控制的基底核（basal ganglia，又稱基底神經節），就會引致震顫、動作遲緩行走困難等為人熟知的帕金森氏症外顯症狀。不過，多項帕金森氏症患者腦部研究指出，這類蛋白也會沉澱在神經系統中其他地方，包含嗅覺神經、嗅球（olfactory bulb）及分布在血管和腸道中的神經。與快速動眼期睡眠行為障礙最相關的是，這類患者的腦幹中同樣出現了這些沉積現象，而腦幹正是負責在快速動眼期睡眠階段啟動肌肉麻痺功能的開關。事實上，這些變化在帕金森氏症或其他腦部退化性疾病明顯發作前幾年、甚至前幾十年就會出現；因此，有些人在這類腦部疾患罹病初期即發展出快速動眼期睡眠行為障礙，這點完全說得通，也非常合理。

另外，嗅覺喪失、嚴重便祕、膀胱和血壓問題也是患者經常主訴、於帕金森氏症發作前幾年出現的症候，與α-突觸核蛋白在神經系統中沉積的位置相符。當然，並非所有快速動眼期睡眠行為障礙患者日後都會罹患帕金森氏症或其他腦部疾病，便祕和嗅覺喪失更是極為常見的症狀；不過，若我們能利用這些條件和病徵來預測帕金森氏症的高風險群，就能打開機會之窗，及早診斷治療。雖然目前還沒有藥物能預防或延緩這類腦部疾病發展，但相關試驗仍持續進行中。如果研發出可用的藥品，那些可能罹患這類腦部疾病、且大腦損傷程度尚未嚴重到足以引發外顯病徵的高風險群就是最佳的藥物治療人選。因此，將來要是在自家神經科診所看到特定年齡的病患，主訴便祕、嗅覺喪失、快速動眼期睡眠行為障礙及其他問題，我就會直接將對方的病歷詳情輸入電腦，計算其在接下來五年或十年內罹患帕金森氏症的機率，再決定是否使用藥物來預防這種情況。目前研究人員正在努力開發這類演算法，以釐清任何特定個體罹患帕金森氏症的風險。未來幾年，快速動眼期睡眠行為障礙及其他問題或許就是我們治療這些疾病的根本關鍵。

那約翰呢？他完全沒有帕金森氏症或其他腦部退化性疾病的症狀。他失去嗅覺多年，膀胱也有點問題，不過這可能和先前的膀胱手術有關。

約翰很擔心太太的安全，他的焦慮完全可以理解。莉茲患有骨質疏鬆症，骨骼脆弱，有骨折的危險。他很怕自己會讓莉茲受重傷。「我曾被自己可能傷害到別人的想法驚醒，但我還沒有讓自己受過傷，」約翰說。「我很重視這個問題，在找到解決辦法之前，我們必須繼續分床睡。最近這九個月我都睡沙發床。除非我有把握再也不會發生這種事，否則我不打算和她共枕，害她晚上睡不著。」

除此之外，莉茲對半夜可能發生的事懷有恐懼，因此和約翰同床時總是難以入眠。「真的很恐怖。我覺得睡著一點也不安全。」莉茲說。「現在我們分床睡，我發現這樣我睡得比較好。顯然我比自己以為的還要擔心害怕。」在他們分床睡前，莉茲有好幾次早上醒來都發現自己身上有瘀青和抓痕。

雖然分床睡能確保莉茲的安全、減輕約翰的焦慮，但這個方法並不是很得人心。無法同床共枕對所有伴侶來說無非是心理上的重大打擊，我想他們夫妻倆應該都有點難過吧。即便如此，莉茲還是在不盡人意的現況中尋得一絲幽默。「我唯一笑出來的那一次是他平躺在床上，我還因為他沒有側躺面向我而鬆了一口氣，沒想到他突然亂踢一通，整個人摔下床。除了那次之外，其他時候一點也不好笑。」

⁂

關於約翰和其他快速動眼期睡眠行為障礙患者，有兩件事讓我特別有想法，感觸也特別深。第一是做夢的本質。約翰和其他患者清楚描述出夢境內容會隨著症狀發作而出現戲劇性的轉變。這些夢到自己被攻擊、打鬥或逃跑的夢魘／夢境都很一致。有時我們會看到患者表現出其他像是抽菸、摸狗、大笑或唱歌等動作，但這些情況較為罕見。一般典型的行為特徵就跟莉茲描述的一樣，包含激烈扭動、胡亂揮舞和拳打腳踢，通常還會伴隨咒罵、大吼或尖叫。為什麼夢境內容會出現這麼驚人的變化呢？看來白晝的攻擊行為與情緒並非事件的導火線。「約翰從來沒有真正表達自己的憤怒，我也很少看到他生氣，」莉茲說。「所以真的很奇怪，因為他晚上都會變得暴跳如雷、驚恐萬分。」

我覺得約翰是個非常溫和、紳士又斯文的人。事實上有多項研究指出，快速動眼期睡眠行為障礙患者在現實生活中的攻擊性非常低。既然如此，患者的腦部變化會不會就是直接影響夢境敘事轉變的主因？目前已經有證據暗示情況可能就是這樣。

一項研究顯示，與患有帕金森氏症、沒有快速動眼期睡眠行為障礙的人相比，同時患有這兩種疾病的人在白天的攻擊性較低，但這個結果只能說明腦幹中的變化對個體的攻擊傾向有一定程度的影響，無法給我們一個完整的解釋。另一個相對新興的假說則認為是腦幹中的變化導致個體出現這些激烈的言行舉止。就像我們可以將感官刺激融入到夢境中一樣——外面的雷聲變成夢中的爆炸聲；腿上的觸摸變成有動物在抓我們——或許這些動作、暴力行為會影響我們在快速動眼期睡眠中的夢境情節也說不定。

此外，一般認為快速動眼期睡眠行為障礙較常見於男性，女性患者的比例較低，數據上也確實如此——轉診至睡眠中心的患者有百分之八十是男性。這跟睪固酮對大腦的影響有關嗎？還是男性的快速動眼期睡眠行為障礙本來就比女性嚴重？事實上，就那些令人不快的夢境內容來看，男性的夢確實較容易牽涉到言語或肢體上的自我防衛，女性的夢則較可能與逃跑、威脅感或恐懼感有關。這表示女性隨著夢境做出激烈動作、傷害到自己或伴侶的機率較低嗎？抑或女性只是比較不好意思尋求醫療協助，或是較有可能催促伴侶就醫？我們無從得知。

另一個顯著的特徵是日間與夜間動作的對比。正如莉茲對約翰的行為所下的評語：「真的很難相信他居然有這麼大的力氣。要是叫他在日常生活中做出那些動作，他大概只能使出不到四分之一的力吧。」在約翰的案例中，我認為這只是刺激程度的作用，怕被老虎咬或被別人攻擊的恐懼釋放出我們在日常生活中鮮少需要用到的活動量。這讓我想到人類在極度緊繃的高壓下展現出強大力量的故事，比方說抬起汽車救出受傷的行人之類。不過真正令人驚嘆的是，帕金森氏症或其他相關疾病患者白天可能會因為症狀而無法正常行動，但快速動眼期睡眠行為障礙發作期間又能動作自如，舉止流暢迅速。日間的震顫、行動遲緩和說話小聲等病徵到了晚上全被激烈飛快的動作與大聲嘶吼所取代，幾乎就像他們的帕金森氏症在快速動眼期睡眠中短暫消失、完全治癒了一樣。

在首批探索這種現象的其中一項研究中，據研究人員描述，他們看見一位患者蹲坐在床上一邊揮舞雙臂、做出飛行的動作，一邊發出刺耳的鴨叫聲——原來該名患者夢到自己是一隻鴨子警察，正在追捕一隻鴿子小偷，可是他平常白天完全無法蹲下，動作非常遲緩，說話的音量也很小。此外，研究人員更目睹了其他白天症狀嚴重的帕金森氏症患者拿著隱形的鈍劍進行擊劍比賽，瘋狂划著假想的獨木舟以逃離鱷魚的魔掌，或是大聲發表自己對政治的看法。這怎麼可能呢？

有些患者表現出來的可能是一種名為「運動倒錯」（paradoxical kinesis，或作 kinesia paradoxa）的現象，即在生命受到威脅的情況下，動作會突然正常化，例如臥床不起的病患在發生火災時突然有辦法起身逃出家門等。因此，或許在某些伴隨快速動眼期睡眠行為障礙的案例中，患者的夢帶有強烈的情緒性內容，進而凌駕、控制了帕金森氏症。不過這個說法顯然無法解釋飛行的鴨子警察追捕小偷，或其他像是夢到自己在沖澡，因而半夜高唱流行歌曲的案例。目前一切尚在推測階段，然而已有部分研究人員指出，快速動眼期睡眠期間，運動皮質（大腦中負責生成動作的區域）的訊號會繞過基底核，基底核負責調節個體在清醒時的動作，與帕金森氏症息息相關。至於背後的原因，則是神經科學領域中另一個未解又引人入勝的謎團。

⁂

根據約翰的睡眠研究報告顯示，他除了快速動眼期睡眠行為障礙外，還有輕微的睡眠呼吸中止症（睡覺時呼吸道會因為打鼾而斷斷續續、部分阻塞），再加上前列腺手術所導致的夜尿等種種因素，嚴重影響到他的睡眠品質。目前他已經開始用藥物來治療快速動眼期睡眠行為障礙。過去主要的治療方式是使用一種名為可那氮平（clonazepam）的鎮靜劑，這種藥類似煩寧（Valium）[1]，屬於苯二氮平類藥物，對某些人來說效果非常好。不過這種藥有潛在的副作用，可能會讓人一大早就覺得腦袋昏沉乏力、無精打采。患有帕金森氏症或路易氏體失智症的人可能會因為服用此藥而神智混亂，或是容易跌倒。

近年來，褪黑激素逐漸成為初期治療的首選藥物。這種藥藥性溫和，副作用更少，不僅能治療夢遊，對許多快速動眼期睡眠行為障礙患者來說似乎也很有效。關於褪黑激素的作用方式，迄今已提出了許多可能的觀點，然而其真正的作用機轉仍未有定論。目前約翰已經服用褪黑激素數月，情況也有所改善。

「自從我開始吃褪黑激素後，發作的頻率就愈來愈低，」約翰告訴我。「事實上，我現在已經不太常發病了。」莉茲附和道：「自他服藥以來，我終於敢放膽相信，或許藥物治療真的有用，或許他睡得比之前熟一點，但沒有熟到不曉得自己在做什麼。前幾週我有聽到他在睡夢中大叫，叫聲非常奇怪，同一週我還聽到他一邊睡一邊大笑，笑得很厲害。所以……你知道，雖然不算什麼暴力行為，但還是有症狀。」

目前約翰和莉茲仍沒有足夠的信心同睡一張床，但已經有進步了。我們正慢慢增加褪黑激素的劑量，同時努力治療睡眠呼吸中止和泌尿問題。他們懷抱著希望，期待有朝一日能再度同床共枕。另一方面，清楚的診斷也為約翰帶來了其他好處。發病之初啃噬心頭的那些困窘與羞愧正逐漸衰減，影響力也愈來愈弱。對此，莉茲的總結簡單扼要：

> 「這個病承載著許多羞愧感。無論拳打腳踢的人是誰，是你的伴侶、妻子，還是丈夫，都會覺得很歉疚。我先生會說，『不行，不要告訴別人，千萬不要告訴別人！』我只能說，『我不打算保密，因為沒有人需要為了這種事感到慚愧。發病時你毫無意識，根本不曉得會這樣。壞事難免，再說你也不是故意的呀。』」

1 譯註：學名二氮平，為一種抗焦慮症藥物。

看樣子迪士尼是對的。早在神經科學家指出貓隻有快速動眼期睡眠行為障礙前幾年，卡通裡的國王與狗狗布魯諾就已經出現了這些病徵；電影推出數十年後，醫界才正式承認這項疾患。原可視為藝術授權的影視作品到頭來竟成了開創性的醫學紀錄。過了這些年再看《仙履奇緣》，我很好奇有多少人曾陪著孩子或孫子欣賞這部電影，察覺到畫面中呈現的正是自己或伴侶晚上會有的行為。

後記：過去幾個月，約翰和莉茲又開始同床，並用大型的長條靠枕將兩人隔開。莉茲說約翰只發作了幾次；有一次他像獅子一樣大聲咆哮，但沒有亂踢就是了。

翻閱患者病歷的時候，可以發現上頭滿是縮寫或字首縮略詞。有些像CADASIL（cerebral autosomal dominant arteriopathy with subcortical infarcts and leukoencephalopathy，體顯性腦動脈血管病變合併皮質下腦梗塞及腦白質病變）或SOREMPs（sleep onset rapid eye movement sleep periods，入睡出現之快速動眼期睡眠）之類的字絕對有必要用縮寫，這樣才能節省墨水和時間，順帶拯救診所中負責輸入資料的可憐祕書。至於其他廣受醫學生喜愛、粗魯到難以言喻，甚至帶有侮辱性的簡稱如今大多是都市傳說，大概好幾十年前就淘汰不用了。另外還有一些用來記錄病人主訴的縮寫，在所有常見的字首縮略詞中，就屬ＴＡＴＴ最能讓醫生在打開病歷的那瞬間心涼半截。

ＴＡＴＴ意為「時常疲倦」（tired all the time）。一旦病患主訴ＴＡＴＴ，就表示接下來要花很多時間會診。ＴＡＴＴ的潛在成因清單幾乎可以用「沒完沒了」來形容。甲狀腺機能低下、糖尿病、憂鬱症、慢性疲勞、癌症、輪班工作、貧血、自體免疫疾病、一氧化碳中毒……三天三夜都講不完，其中有些會導致生命危險，有些則是輕症。但由於ＴＡＴＴ非常常見，為了找出那些隱含嚴重問題的病因，一般家庭醫師都會花上大把時間過濾各種可能，簡單來說就是大海撈針。

我想瑪麗亞*初次就診時，她的醫生一定在病歷上草草寫下TATT四個字母，聽她的陳述聽到精神渙散。見到瑪麗亞的時候，我發覺她能言善道、雄辯滔滔，整個人非常活潑，朝氣蓬勃，很難想像短短幾個月前的情況居然會是那樣。

「過去幾年我老是覺得累，」瑪麗亞說。「既沒活力又沒精神，身體也很不舒服，所以就去看了醫生。我以為可能是甲狀腺或貧血之類的問題，一而再，再而三地抽血，做一大堆檢查。而且我體重過重，不管用什麼方法就是瘦不下來，也沒有力氣去運動。」

現年四十多歲的瑪麗亞從事醫療保健相關工作，除了應付職場上的挑戰外，她還必須扮演母親的角色。倦意無所不在，筋疲力盡的感覺逐漸影響到她生活中每一個層面。「我發現其中一個非常棘手的情況是我會一下子陷入狂躁，一下子又突然暴怒，在兩種極端間跳來跳去。我沒有客觀的判斷能力，也沒有彈性或韌性。我什麼都應付不了。」

工作與家庭差不多就是瑪麗亞的極限，其他任何微小的歧異與額外的壓力都不在她的忍受範圍。「路上一點小顛簸在我眼中就跟全世界最糟糕的爛事沒兩樣。我是個生性樂觀的人，但我的幽默感不曉得跑到哪去了。」

瑪麗亞這種缺乏活力、精神不濟的現象嚴重影響到她和先生之間的關係。她回憶道：

「我先生的個性非常隨和，但他已經跟我說過好幾次，『不能再這樣下去，情況非改變不可。』不過他也很清楚，能做的我都做了。我試著冥想，練習保持正念，上瑜伽，改變飲食，甚至還換了工作。我做了好多好多，努力想找回自己應有的模樣。」

瑪麗亞這番話深深打動我的心。她為了改善問題不惜一切，做到這種程度。畢竟換工作是很大的改變，不是什麼小事。

除此之外，健康狀況不佳也為她的身心帶來許多負面影響。「我的皮膚變得很差，」她回想起那些不適和困擾。「之前我的皮膚一直都很光滑，結果突然間，我的手開始長濕疹，逐漸蔓延到臉和眼睛。我好生氣、好難過，覺得整個人四分五裂、徹底崩解。我心想，好啦，沒救了，我就這樣繼續崩潰，一路下滑到更年期算了。總之有種很不公平的感覺。」

瑪麗亞的先生同樣備受煎熬。

「我先生很擔心也很沮喪，因為我會做出不理性的決定、沒有精神做事，或是累到無法按照原定的計畫走，而他必須負責收拾殘局。這點大大扼殺了我們的社交生活，因為我真的太累了，完全沒有力氣出門。我會抱著樂觀的態度安排一堆計畫，但時間一到，我就是沒辦法去。這種情況一多，別人就會認為你是個健忘的怪咖，不會再約你了。」

瑪麗亞想起自己平日休假的情況。她會先送孩子去上學再回家補眠，並設好鬧鐘，在出門接小孩前二十分鐘起床。「我沒有精力看完整本書，因為我一定會在讀完翻開的那頁之前就睡著。」

可以想見，這些問題衝擊到的不只是她的家庭與社交生活。上班時，她得偷偷在桌子底下捏自己，以免在會議中打瞌睡。「我非常、非常難保持清醒，所以我會喝很多咖啡，吃很多葡萄糖能量點心，好讓自己撐下去。」

瑪麗亞堅持不懈，努力想改善問題，然而多次回診並沒有換來清楚的診斷結果或治療機會。尋求醫療協助大約一年半後，有一天，她突然靈光一閃。那一刻至今仍深深烙印在她腦海裡，留下鮮明的畫面：「我因為其他的事去找家庭醫生，當時候診室的螢幕上正在播一段關於某種症候的影片，我邊看邊想，天哪，聽起來跟我好像喔！一進診間看到醫生，我就迫不及待地說，『我想我得了睡眠呼吸中止症！』」

⁂ ⁂ ⁂

打鼾可以很搞笑，也可以很折磨，對於和打鼾者同床的人來說更是一大酷刑。打鼾是極為常見的現象，成因多為呼吸道狹窄或鼻道部分堵塞，阻礙了嘴巴後方的氣流，導致軟顎、扁桃腺和懸壅垂（懸掛在喉嚨後方的小肉垂）三處口咽部軟組織震盪。呼吸時，紊亂的氣流會引起上述呼吸道組織震動，造成輕柔的呼嚕聲，或是音量大到像卡車經過一樣的鼾聲。

不過，阻塞型睡眠呼吸中止症（obstructive sleep apnoea）的規模等級就不一樣了（我指的是影響，不是音量）。隨著身體逐漸入睡，無數支撐呼吸道、使其保持硬挺的微小肌肉組織也會略為鬆弛。若個體的呼吸道夠窄，或於入睡期間出現一定程度的鬆垂，就可能造成部分或完全阻塞。這種呼吸道塌陷的現象會導致氧濃度下降，心跳速率加快，從睡眠的角度來看則是干擾睡眠。由於睡眠深度變得支離破碎，協調呼吸道的肌肉會短暫歸位，讓個體得以再次呼吸，如此反覆循環，過程可持續一整夜。這些阻塞現象可能每小時會出現十次、二十次，部分罕見案例甚至高達一百次。若睡眠被干擾到這種程度，起床後會有疲倦感很正常，完全可以理解。

「我知道自己有打呼的問題，」瑪麗亞承認。「我先生曾說我的打呼聲超大，但我沒理他，因為根據我個人的經驗，很多人都會打呼啊，沒什麼大不了，再加上打呼又有點好笑，所以我就沒用應有的態度認真看待這件事。我完全沒放在心上。」

儘管如此，瑪麗亞確實有睡眠中斷的問題，證據顯而易見。她的鼾聲大到讓她先生經常跑去孩子房間避難，而且他也曾說過她偶爾會在睡夢中停止呼吸。

瑪麗亞明顯有睡眠困擾；然而對此，她有另一套解釋：

「我是累壞了沒錯，但我也有睡覺呀。醫生曾問我睡得好不好？我覺得很好。我是一沾到枕頭就會呼呼大睡的人，不管幾點上床，我都能瞬間睡著。過去我經常在半夜醒來，但我以為那是從前哺乳期所養成的壞習慣，因為當時我家兩個小孩都不太能一覺到天亮，所以我以為自己可能已經習慣這種模式，才會常常睡到一半醒來。我以為這就是原因。可是我一直沒有那種精神奕奕、煥然一新的感覺。從來沒有。」

睡眠呼吸中止可能會導致極端嚴重的嗜睡問題。我們的睡眠中心裡有許多病患都是在開車睡著、出了車禍後才發現自己有睡眠呼吸中止症。我還記得很清楚，有位患者曾多次於站立時突然昏倒，所以來癲癇門診進行相關檢測，看看是否罹病。有一次，他站在辦公桌旁邊，覺得有點想睡；等到恢復意識後，他發現自己躺在地上，鮮血沿著臉和脖子滴滴答答地流下來，原來他的臉用力撞上桌角，把鼻子都撞斷了。該名患者的癲癇檢查結果並無異狀，但我們發現他患有嚴重的睡眠呼吸中止症。經過治療後，他再也沒出現暈倒的現象。

現今可說是「睡眠呼吸中止症大流行」的時代。最近瑞士有一項社區研究指出，高達二分之一的男性與四分之一的女性有嚴重的睡眠呼吸問題。罹病機率會隨著腰圍和脖圍增長，體重愈重、身材愈胖，就會愈常出現睡眠呼吸中止的症狀。二〇一四年有百分之六十二的英國成人被認為有過重或肥胖的問題，較數十年前的百分之五十三為高。近年來，世界上大部分已開發國家都出現了國民體重增加的現象。在美國，特別自一九八〇年代早期以來，肥胖人口比例就逐年增長，呈現上升的趨勢。

人類很早就了解到阻塞型睡眠呼吸中止症與肥胖之間的關聯。英國文豪查爾斯．狄更斯（Charles Dickens）非常喜歡觀察維多利亞時代的倫敦醫療環境，他在《匹克威克外傳》（*The Pickwick Papers*）中描寫了一個名叫喬的小胖子：「『睡！』老紳士說。『他老是在睡。叫他跑腿結果睡得東倒西歪，叫他上菜還給我打呼咧。』」正因為狄更斯筆下這個人物，肥胖換氣不足症候群（obesity-hypoventilation syndrome，睡眠呼吸中止症的一種變體）後來也被稱做「匹克威克症候群」（Pickwickian syndrome）。肥胖相關的睡眠呼吸中止症或類似情況記載其實可以追溯到更早之前，如西元前四世紀獨占鰲頭的赫拉克里亞潘提卡（Heraclea Pontica）暴君迪奧尼西斯（Dionysius）就是一例。據說他體型龐大又愛打瞌睡，身旁的僕從每次都要用長針刺他才能把他叫醒。另一位相關的歷史人物則是卒於西元前二五〇年的昔蘭尼國王馬加斯（Magas of Cyrene），根據修辭學家阿特納奧斯（Athenaeus）的說法，馬加斯「於生命中最後那段日子裡被駭人的龐然軀體重重壓住；事實上，他是被自己壓到窒息而死。」

體重增加可能會以多種方式加速、促使睡眠呼吸中止症驟發，抑或讓病情惡化。頸部局部脂肪堆積會導致呼吸道變窄，增加塌陷的機率；胸部脂肪則會讓呼吸變得更吃力，胸部重量也會使肺容積降低，增加身體的代謝需求。相反地，減重往往能改善睡眠呼吸中止的症狀。

不過，肥胖並不是唯一的因素。睡眠專科醫師有時會遇見體重正常，但呼吸中止問題嚴重到不可思議的患者，有些人甚至會反覆暫停呼吸一整夜。瑪麗亞雖然體重過重，卻還不到肥胖的程度。這種疾病的成因有很多，可能是家族性遺傳，且往往和呼吸道的形狀有關。舌根過大、下顎凹陷或扁桃腺肥大都可能導致呼吸道變窄。睡眠呼吸中止症似乎較常見於具東南亞血統的人，或許和頭型及隨其生成的呼吸道形狀有關。

每小時出現數次睡眠中斷會導致個體過度嗜睡，白天精神不濟，進而危害身體健康。而睡眠呼吸中止症患者發生交通事故的風險也比一般人高出兩、三倍。不過除了嗜睡外，還有其他需要擔心的問題。

我們知道，睡眠不足會為身心帶來許多負面影響，而「整晚不時醒來」正是另一種形式的睡眠剝奪。這些反覆出現的窒息現象所造成的破壞遠比干擾睡眠嚴重的多。每一次阻塞都會使去甲腎上腺素（noradrenaline）激增、心跳速率加快、血壓與胸腔內壓升高、動脈硬化及氧濃度下降。我們開始慢慢了解到，這些每晚出現多次的生理變化背後其實蘊藏著更深、更廣的含義。隨著每一次呼吸暫停，流回心臟的血液就會有所改變，以致心房分泌的ANP（atrial natriuretic peptide，心房排鈉肽）激素出現細微異動，進而影響到腎臟，使其連夜製造出比平常更多的尿液，導致個體出現夜間頻尿的現象。「我晚上會起來（上廁所）大概三到五次。」瑪麗亞回憶道。

目前已確認睡眠呼吸中止症與高血壓及其可能的嚴重併發症（如心臟病、中風等）關係密切。反覆出現的突發性睡眠中斷會導致血壓驟升。雖然這與氧濃度下降無關，但反覆缺氧似乎具有一定的加成作用。種種因素結合起來，睡眠中斷及對氧濃度的影響會導致交感神經系統（利用腎上腺素和去甲腎上腺素來控制「驚嚇、戰鬥、逃跑」反應的神經機制）和同樣能調節血壓的腎臟激素出現變化，讓身體預先做好於白天引發高血壓的準備。

因此，雖然高血壓本身就是心血管疾病與中風最大的危險因子之一，但罹患睡眠呼吸中止症也會帶來額外的影響。薄薄的血管內皮有個很重要的功能，即偵測血流變化並釋放出調節血管口徑的物質做為回應。血壓升高會損害這項常態功能，造成內皮細胞功能失調（endothelial dysfunction），被認為是心血管疾病的初期症狀。間歇性低氧（氧濃度反覆下降的現象）的實驗模型顯示出氧濃度波動本身同樣會導致內皮功能異常，從而增加動脈病變的風險。

不過，危險的不只血管而已。人體每一個細胞裡都有數種抗氧化機制，以保護我們免受氧氣代謝所產生的有毒分解物質——「活性含氧物」（reactive oxygen species）傷害。間歇性低氧會削弱、降低這些抗氧化機制的能力，等到氧濃度再次上升，組織細胞就會面臨活性含氧物的威脅。

還沒完呢。睡眠呼吸中止症似乎還會產生其他效應，導致風險加劇。我們知道，睡眠呼吸中止症與肥胖之間有非常緊密的關聯，然而事實上，這種疾病可能就是造成體重增加及其他相關問題的原因之一。間歇性低氧為睡眠呼吸中止症的特徵，會為胰島素作用帶來根本性的影響。胰島素是一種負責控制葡萄糖儲存與分解的激素，對預防糖尿病來說至關重要。睡眠呼吸中止症會降低人體對胰島素的反應力，進而出現所謂的胰島素抗性（insulin resistance），亦即糖尿病的初步致病機轉，並導致血糖濃度增加。

此外，睡眠呼吸中止症同樣會影響到瘦素（leptin）和飢餓素（ghrelin）的濃度。這兩種激素在調節食慾與新陳代謝上扮演著重要角色，因此，睡眠呼吸中止可能會造成卡路里攝取量增升，影響熱量處理過程，進而提高患者發胖的機率。另一方面，間歇性低氧也會對脂肪本身造成深遠的影響，導致脂肪組織發炎，增加肥胖相關疾病的風險。

這樣看來，睡眠呼吸中止症加上血管損傷似乎等同一場潛在的完美病理風暴。睡眠剝奪合併間歇性低氧會引發糖尿病、高血壓及血管發炎受損，至於其所導致的體重增加完全是雪上加霜，讓一切更加惡化。

呼吸系統專科醫師已經和睡眠呼吸中止症及其所帶來的影響交手了數十年，相較之下，我們這些神經科專科醫師則後知後覺，慢了好幾步。老實說，過去我們只將這個疾病視為檢查猝睡症時的一種排除性診斷。還記得當時身為初級醫師的我百無聊賴地坐在那裡，對睡眠呼吸中止症的簡報興趣缺缺——這種病不過就是直接診斷直接治療嘛，跟我的病人沒什麼關係啊。當時我們還不太了解睡眠呼吸中止症背後的含義。現在我們知道，此疾患在神經學領域中同樣具有深遠的影響。

除了高血壓和血管疾病引起的中風風險外，睡眠呼吸中止症也是心律不整的危險因子。心律不整容易導致心臟形成血塊，而這些血塊可能會流至腦部血管，造成腦血管阻塞。此外，睡眠呼吸中止症亦和偏頭痛、早晨頭痛等頭痛問題有關，可能會造成顱內壓升高，以致帕金森氏症症狀惡化。

根據我個人的臨床實務經驗，睡眠呼吸中止症可能會引發夢遊、睡眠麻痺與夢魘，使得猝睡症和失眠問題更加嚴重。不過最重要的應該是我在癲癇門診中看到的情況：睡眠呼吸中止症讓許多病患的癲癇控制變得非常棘手。在某些案例中，睡眠剝奪屬於強力觸發因子，極易導致癲癇發作，而睡眠呼吸中止所引起的睡眠中斷和反覆性低氧所致的腦部刺激可能會讓癲癇變得更難控制。識別與治療重度睡眠呼吸中止症或許能大大影響、改善部分癲癇患者的情況。

從一般民眾的角度來看，最令人擔憂，但可能也最令人興奮的是睡眠呼吸中止症與阿茲海默症（Alzheimer's disease）之間的關聯。看來睡眠呼吸中止不僅會導致注意力、警覺力、長期言語及視覺記憶、邏輯理性與問題解決能力等多種認知功能嚴重惡化，還可能直接引發失智的症狀。睡眠呼吸中止症似乎會加速認知功能退化，造成認知障礙與阿茲海默症。相反地，治療阿茲海默症患者的睡眠呼吸中止問題則可改善其認知功能。老年人體內的β類澱粉蛋白（beta-amyloid protein）積累與睡眠呼吸中止症有關。這類蛋白會沉積在腦部形成斑塊，導致神經元之間出現訊號問題，造成腦內發炎，為阿茲海默症的微觀特徵之一。目前相關領域已逐漸發展出一套論點，或許不久的將來就能解釋睡眠呼吸中止症與失智症之間的關聯。

我在就讀醫學院期間學到了許多關於淋巴系統的知識。淋巴系統是人體內一系列脈管和通道所組成的運輸網絡，負責引導組織液回流，進入循環。每天大約有三公升的體液流過淋巴系統，不僅有助於清除毒素和廢物，流經淋巴腺時還能促進免疫系統活化。舉例來說，乳癌術後的淋巴系統損傷可能會造成淋巴液引流不足，以致手臂腫脹，形成淋巴水腫（lymphoedema）。另外，足部感染可能會導致鼠蹊部的淋巴腺腫大。因為免疫系統開始發揮作用、對抗感染，淋巴結才會以增大的方式來回應。當時除了探究這部分的人體奧祕外，我們還學到大腦中並沒有淋巴系統。然而近幾年（而且居然這麼最近，真是不可思議）這項公認的事實卻被推翻，顛覆了過去的主流觀點。

研究發現，大腦中有許多細小的通道縱橫交錯，形成帶有空隙的網絡，看起來很像荷蘭低地的排水運河渠道，稱為神經膠細胞類淋巴系統（glymphatic system）。這套系統就像大腦專用的廢棄物處理槽，且目前已有清楚的證據指出，β類澱粉蛋白為該網絡清除的物質之一。可是這跟睡眠有什麼關係呢？

觀察證據顯示，無論是睡眠中的小鼠或麻醉中的小鼠，神經膠細胞類淋巴系統的通道在睡眠期間都會出現擴張的現象，流經此網絡的體液流量也比清醒的小鼠要多。以人類來說，膠淋巴管中的膠淋巴液最終會注入腦脊髓液。早上腦脊髓液中的β類澱粉蛋白濃度最高，表示大腦在夜間進行了類似清洗的動作，把β類澱粉蛋白沖走。事實上，最近一項人體研究發現，就算只有一個晚上睡眠不足，大腦特定部位（包含海馬迴在內，阿茲海默症患者往往有海馬迴受損的情況）中的β類澱粉蛋白濃度還是會上升。考慮到睡眠呼吸中止症每晚干擾睡眠多次，就不難理解為什麼這種病會削弱神經膠細胞類淋巴系統的功能，為什麼大腦中的β類澱粉蛋白濃度會上升，為什麼這種情況容易導致阿茲海默症。

不過，事情可能不只是膠淋巴系統出問題這麼簡單。或許就跟損害血管一樣，睡眠呼吸中止症特有的反覆性低氧也會影響到大腦。或許就跟危及其他身體部位一樣，睡眠呼吸中止症也會造成腦部發炎、產生氧化壓力，進而改變維護神經元健康的過程及調節迴路的方式。

那為什麼我前面會說睡眠呼吸中止症與阿茲海默症之間的關聯「令人興奮」呢？因為這兩種疾病非常常見，甚至愈來愈普遍，於是有些研究人員就提出了一套觀點，認為睡眠呼吸中止症不但是阿茲海默症的主要風險因子，更是可修改的風險因子。雖然我們無法改變自己的基因（確切來說是目前還無法啦），但睡眠呼吸中止症若能及早發現、及早治療，是不是就能預防阿茲海默症呢？

與家庭醫師一起聯手做出診斷後，瑪麗亞就被轉診到我們的睡眠中心。她晚上在家會穿戴一套簡易的設備來監測自己的呼吸、心跳和氧濃度，結果監測數據顯示，她體內的氧濃度居然每小時下降了八十六次，就這樣持續一整夜，頻率之高令人大為震驚。我問她獲知診斷後有什麼感覺。「我第一個反應是——唉，說來丟臉，是醫生叫我不要再開車的時候，我突然哭出來，因為我一定要開車上班，但我先生又不開車，所以當下算是有點鑽牛角尖吧。等我有時間思考、消化一切後，就覺得幸好不是什麼多嚴重的事，心裡大大鬆了一口氣。」

瑪麗亞從事醫療保健相關工作，我問她之前有沒有接觸過睡眠呼吸中止症？「我對這種病很熟啊，」她給了一個肯定的答案，接著說：

「但我覺得醫生看到像我這樣的人不一定會直接診斷說我得了睡眠呼吸中止症。因為我是個女人，年紀也不老，脖子也沒特別粗。我猜這就是我的家庭醫生之所以沒有想到的原因吧。我完全不像典型的睡眠呼吸中止症患者。再說，醫生雖然有問我睡得好不好，可是並沒有深入探究我半夜常常醒來等諸如此類的事。」

治療睡眠呼吸中止症的方法有很多，像是減重就很有幫助。少數患者的治療選擇包含避免壓迫背部；利用口腔裝置維持下顎前推，打開呼吸道；或是手術。至於重度病患得採用最近一種可植入頸部的電子裝置來刺激神經，讓舌頭在睡覺期間回縮。不過瑪麗亞的病情已經到了極為嚴重的程度，必須立刻進行治療，而連續正壓呼吸器是她唯一的選擇。

這個設備的目的是要讓患者於睡眠期間保持呼吸道暢通，以防止呼吸道塌陷。作用方式為透過一臺製造加壓空氣的小機器及與機器相連、繫於臉部的密封型面罩來輸送加壓空氣，加壓空氣則會像上夾板那樣撐開呼吸道。連續正壓呼吸器發明之前，有些病況極為嚴重的睡眠呼吸中止症患者會選擇氣管造口術（tracheostomy），亦即用手術方式在頸部開一個洞來避免阻塞的情況。相較之下，連續正壓呼吸器算是小事一樁，不過戴著面罩睡覺也不容易，有些人會覺得不舒服，甚至出現如幽閉恐懼症般的感受。瑪麗亞告訴我：

「第一天早上醒來的時候，我感覺自己的臉好像被揍了一拳，因為面罩裡的壓力之類的。所以我心想，唉，這好像不太妙。不過隔天起床我發現自己昨晚只醒來一次，這是我八年來第一次半夜只醒來一次。我當下立刻覺得好多了，忍不住掉下眼淚，因為我實在太開心，這個方法真的有用！」

瑪麗亞就這樣一直使用連續正壓呼吸器來改善她的症狀。我問她目前的治療效果如何？她說她現在完全沒有嗜睡的問題，又開始開車了。「我的專注力大幅改善，已經有辦法看書了。閱讀的感覺真的很棒。以前我一回家就開電視，然後大概半小時內就會睡著，所以根本沒看到什麼。但現在我有能力看書，能專心讀真正的小說了。」

此外，先前瑪麗亞還發覺自己缺乏應對能力，不太能容忍一些雞毛蒜皮的鳥事。對此，她哈哈大笑。「有些人就是讓人惱火到忍不住做出反應啊！但老實說我覺得自己現在變得比較有彈性，也比較有能力應付事情，好像那部分的我回來了，感覺放鬆了不少，也比較能用客觀的眼光來看待這個世界。」

我問她，就她個人的經驗與感受，連續正壓呼吸器是否完全解決了睡眠呼吸中止症所帶來的問題？

「我不覺得自己有回到從前本來的模樣。不過事情已經過了八年，現在的我很胖，有兩個年幼的孩子，是個四十幾歲的中年婦女，所以我的感覺和（發病）之前完全不一樣，但情況確實有改善。我抱著樂觀的態度，覺得未來一定會愈來愈好。運動、在幾年內減掉足夠的體重好擺脫呼吸器不再只是夢想，而是可實現的目標。這是幾個月前的我根本做不到的。」

聊天的過程中，瑪麗亞提到一件事讓我非常驚訝。「我覺得很愧疚，因為我沒有聽我先生的話認真看待這件事，也沒有盡早接受檢查。」她聳聳肩。原來確診後那種如釋重負的感覺與連續正壓呼吸器的絕佳成效其實蒙上了一層懊悔。瑪麗亞告訴我，她在獲知診斷後研究了一下睡眠呼吸中止症。「我就像大家一樣用Google查了一下，結果讓我非常震驚，沒想到這種病居然這麼嚴重，沒想到我可能已經造成了這麼多傷害，沒想到我得了這個病，卻沒有好好治療……」老實說我很少聽到患者有這種感受，或許這些想法源自她的醫療保健專業背景吧。

瑪麗亞之所以感到懊悔，應該和連續正壓呼吸器有關，因為這個方法確實能扭轉情勢，徹底解決睡眠呼吸中止症所造成的健康問題。如果睡眠呼吸中止症是引發其他病變的罪魁禍首，那針對此症進行治療應該能降低罹患心臟病、中風、阿茲海默症及其他疾病的風險吧？這個問題看似簡單，答案卻非常複雜。研究證實，連續正壓呼吸器不僅能改善睡眠呼吸中止症患者的認知功能、心情與嗜睡問題，還能穩定血壓、治療內皮細胞功能失調（內皮細胞功能正常是血管健康的標誌），其效果在使用多種高血壓藥物的患者身上似乎更為顯著。不過這些好處能直接轉譯成「連續正壓呼吸器療法可降低心血管疾病與中風風險」嗎？

儘管進行了大量研究，結論仍眾說紛紜。有些觀察研究認為連續正壓呼吸器能降低心血管疾病的死亡風險，然而最近以隨機分配的方式將受試者分成使用或不使用連續正壓呼吸器的對照試驗並沒有證實這項發現。失智症領域研究則顯示，使用連續正壓呼吸器治療僅需短短幾週，就能導致腦容量改變，其中海馬迴這個與記憶和阿茲海默症息息相關的腦區變動格外明顯，但大規模的失智症隨機對照試驗成果目前尚未發表。

為什麼心血管疾病相關研究結果這麼混亂、令人費解呢？事實上，這些試驗突顯出一些關於這類研究的方法論問題。首先，連續正壓呼吸器的順從性（使用者每晚且整晚堅持使用的時間長度）變數很大，且往往有其限度。部分研究指出，這類呼吸器使用者的平均順從性不高，每晚只有三小時。我們不知道最理想的使用時間是多久，但目前的推論是使用時間愈長，預期效益就愈高，因此很難從那些使用率低的研究中得出結論。第二個問題為參與研究的患者選擇。若在有人非常睏倦的情況下將受試患者隨機分配到「不治療」組，從倫理角度來看，這種行為大有問題。因此，有些試驗會以無睡意的患者為研究主體，但有人提出反駁，認為這類患者最不可能從療程中獲益。第三，部分睡眠呼吸中止症所造成的影響為不可逆的現象，所以連續正壓呼吸器在修改未來風險上效果有限。最後，目前仍不確定這些試驗應該持續多久。睡眠呼吸中止症所帶來的可逆後果會立刻出現嗎？還是要等上三個月，甚至是三年呢？

重要的是要認識到，睡眠呼吸中止症並非單一實體，而是有嚴重程度上的差異。有些人會感到睏倦，有些人不會；有些人的呼吸問題主要發生在快速動眼期睡眠階段，有些人是平躺仰睡時才有症狀；有些人幾乎終其一生飽受此症所苦，有些人直到最近才開始發胖，出現相關病徵。因此，睡眠呼吸中止症對健康的影響和連續正壓呼吸器的療效皆因人而異，無法一概而論。或許就是這種潛藏的可變性讓我們至今仍摸不透這種病所造成的問題與治療的益處。

不過，當我看著坐在對面的瑪麗亞，眼前的她顯然和幾個月前的她判若兩人。她口中那個暴躁易怒、筋疲力竭的自己如今變得笑容滿面、活力充沛，有能力應付忙碌的工作與家庭生活。「我真的很不喜歡那個面罩，」她說。「我好希望可以不用戴著呼吸器睡覺。但呼吸器確實為我的生活帶來非常正面的影響，對此，我萬分感激。」對她來說，連續正壓呼吸器為她的睡眠、情緒及自身能力帶來的好處顯而易見。

至於長期效果，瑪麗亞和其他睡眠呼吸中止症患者只能將希望寄託於未來，期待日後的研究能找出答案。

說夢話的公車司機

事情並不總像表面上看起來那樣。早在醫學教育初始階段，醫學生就會學到要以審慎的眼光來看待事物所呈現出的樣貌。就讀醫學院學習一般醫學時，教授會訓練我們找出「隱藏在背後的動機」，探究患者來看醫生的真正原因。對方來醫院真的是因為腹痛，還是因為心情沮喪，家裡又出了問題？對方的困擾主要是頭痛，還是遭遇職場霸凌？隨著醫學職涯逐步發展，我們也愈來愈熟悉、愈來愈了解這些披著假象的情況：急診室裡那個孩子身上的瘀傷不符合摔下鞦韆的傷，比較像長期遭虐的傷；患有失智症的老人因稱病情急速惡化緊急送醫，卻發現他過去幾個月狀況都很穩定，他的家人只是沒有能力再應付他了。此外，我個人還多次見過無法以藥物控制病情的重度頑固型癲癇（intractable epilepsy）患者反覆進出加護病房，好用一般麻醉來治療長時間癲癇發作，結果電極貼片一貼上頭皮才發現患者腦波完全正常，原來這些頑固型癲癇發作源自心理因素，而非神經系統因素。

少數患者會有意識地努力模仿病態、症候和病徵來獲取特定的利益。例如軍人假裝受傷以逃避艱鉅的職責和任務；囚犯試圖裝病好從主監獄移監至醫院；另外還有所謂的孟喬森症候群

（Munchausen syndrome），患有這種精神障礙的人會虛構出一些小病或症狀以取得醫療協助，譬如亟欲說服醫生自己肚子痛是因為闌尾快爆炸了等等。不過就大多數人而言，這種行為絕非「佯病逃避」或「裝模作樣」。這些症狀對他們來說非常真實，完全超出意識控制，不是什麼惡意矇騙他人的手段。

關於這些非器質性疾病（non-organic conditions，非以生物功能異常為病根的疾病）的本質一直多有爭議，激烈的論戰持續了數個世紀。事後看來，非器質性神經系統疾病的病例描述可追溯至四千年前的古埃及文本。在希波克拉底（Hippocrates）[1]的時代，這類疾病被稱為歇斯底里症（hysteria），源自希臘語的「子宮」（hystéra）一詞。當時由男性主導的醫學界認為，歇斯底里症為子宮位移、在體內四處遊走所引發的多種症候，屬於婦科疾病。直到十七世紀末，人們才逐漸認為這種病比較偏向情緒問題，而非單純的身體疾患。

十九世紀後，法國醫師布希凱（Paul Briquet 或 Pierre Briquet）、賈內（Pierre Janet）及夏科（Jean-Martin Charcot）等人才真正開展新頁，好好研究這些病症。當時歇斯底里症仍被視為一種能用催眠治癒的「神經退化性」疾病。夏科公開展示動作怪異、癱瘓、痲痺或癲癇發作的歇斯底里症病患，並在付費參觀的大眾面前成功治癒那些患者。法國畫家皮耶・布魯葉（Pierre

1 譯註：古希臘名醫，被譽為西方醫學之父。

Brouillet）有一幅非常有名的畫作，描繪了夏科在當時與現時皆舉足輕重的神經醫學研究中心——巴黎硝石庫慈善醫院（Pitié-Salpêtrière Hospital）向研究生展示一名女性歇斯底里症患者的情況。這幅畫名為《硝石庫醫院的一堂臨床課》（*A Clinical Lesson at the Salpêtrière*），畫中的觀眾個個屏氣凝神、目不轉睛地看著夏科和病患，其中包含了知名神經學家巴賓斯基（Joseph Babinski）、妥瑞（Georges Gilles de la Tourette）、巴利諾（Henri Parinaud）與馬利（Pierre Marie），當今多種臨床體徵或疾病慣用名稱都和這些名字有關，許多我待過的神經科學研究單位牆上也都掛有這幅畫的複製品。

然而，佛洛伊德（Sigmund Freud）的理論或許才是最強、最深遠的關鍵，它大大影響了我們對這些疾病的看法。師事夏科，後來到奧地利工作的佛洛伊德認為歇斯底里症有心理上的根源，即糟糕的經歷被壓抑在內心深處，轉變成身體症狀。基本上，佛洛伊德描述的是一種Catch-22[2]雙環困境：個體不是回想起自身的重大創傷，就是將創傷埋藏至潛意識層，而這兩者都會導致歇斯底里症。這種「心理壓力轉化為生理問題」的想法讓歇斯底里症有了「轉化症」（conversion disorder）一稱，某種程度上，佛洛伊德的觀點仍留存如昔，延續至今。不過，雖然精神科醫師竭盡全力發掘心理創傷的證據，卻還是遇上了瓶頸，因為部分歇斯底里症患者並沒有經歷過這類衝擊人生的創傷性事件。事實上，似乎還有其他原因可能引致個體罹患非器質性疾病。

這些疾病的最新名稱為「功能性神經症狀障礙症」（functional neurological disorder），不僅反映出我們對許多病患的病因缺乏理解，同時也傳達出一種觀點，即神經系統在結構正常的情況下出現功能異常，以常見的用語來比喻就是「硬體完好無缺，軟體卻出了問題」。

歷史上有種觀點稱為心物二元論（mind-body dualism），認為身體和心靈是各自獨立、相互分離的實體，並以人類的靈魂經驗為根源，靈魂則完全不受軀體的「有機」或身體功能障礙影響。不過，這個二元論概念目前正逐漸瓦解，仔細想想倒也不意外。我們知道，個體的心理狀態與神經系統功能具有本質上的連結，例如許多癲癇或偏頭痛患者都說壓力是很強大的觸發因子，極易導致症狀發作。另一個比較貼近日常生活、大家應該都有經驗的例子是我們在害怕或興奮時會出現雞皮疙瘩、後頸寒毛直豎和瞳孔擴張的現象。這些由神經系統負責調控的身體變化顯然同樣受到個體的心理狀態影響。

根據我個人的經驗，步上講臺準備發表大型演說時，我會極度不安，有種身體頓時被焦慮四分五裂的感覺，走路不再是自主運動，而是需要專心致志才能完成的行為。我一邊走上講臺，一邊緊張兮兮地注意步伐，小心不要絆倒。我的腿變得既沉重又笨拙，把腳踏出去放在另

2譯註：即「第二十二條軍規」，典故出自美國作家約瑟夫・海勒（Joseph Heller）於一九六一年出版的同名小說，指兩個不同又互相矛盾的規則所引起的邏輯悖論，現已收入英語辭典，用以描述進退兩難的困境或無解的死循環。

一隻腳前本該是無意識的動作，當下卻需要有意識的努力才做得到。看樣子，一旦將注意力置於神經系統，神經系統就很容易受到影響，而這種意識到動作或身體部位的行為本身即可能引致症狀。你不妨試看看：安靜坐在椅子上，屏除一切令人分心的事物，接著努力專注在腳上幾分鐘，思考一下自己的腳感覺如何，感受襪子抵住腳趾與鞋子貼著腳跟或腳踝的觸感。幾分鐘後，你可能會出現一些先前沒有的感受，例如刺痛、麻木或不太舒服等。由此看來，純粹的專注行為可能會引發症候。或許對部分非器質性疾病患者（特別是沒有明顯心理觸發因子的患者）來說，這套機制就是引爆問題的導火線。

不僅如此，非器質性神經系統疾病其實非常普遍，常見程度之高令人大為驚訝。部分研究指出，患者至神經診所求診的第二大原因即為功能問題，僅次於頭痛。

當然，睡眠醫學領域中同樣有這類病症，這點完全不意外。我經常看到極度嗜睡的患者出現重度憂鬱的問題，或是有些患者會突然睡著，而這個驟然入睡的現象本身就是一種用來逃離壓力情境的無意識機制。此外，我還想到幾位轉診過來、患有神經系統疾病相關睡眠障礙的病人，他們的病根其實源自童年時期的情緒虐待、身體虐待或性虐待，而這些遭遇都發生在晚上，地點則是在臥室裡。我也曾見過多名出現明顯猝倒症狀的患者被診斷為猝睡症，後來才發現其中一位罹患的其實是功能性神經症狀障礙症。幾乎所有來一般神經內科門診找我的病人都沒有真正有意識地察覺、了解自身症狀的內在本質。

我還記得剛升上主治醫師那段期間看的第一批病患中有一名年輕男子，他在兒子出生後沒多久就出現了非常嚴重且無法治癒的嗜睡症狀。過去五年，他幾乎無時無刻躺在床上，每天睡二十個小時，完全錯過了兒子的童年生活。基本上，他的伴侶以偽單親的角色獨自一人把孩子帶大，除了辛苦照顧小孩、處理日常瑣事外，還要應付忙碌的工作。其他醫院的神經科醫師花了好幾年的時間，試過各式各樣的療法想讓他保持清醒，卻始終不見成效。

不過，經過長期住院觀察，我們發現雖然他一天之中大多數時間都躺在床上「睡覺」，腦電圖的腦波分析卻清楚顯示他處於清醒狀態。在努力說服他和他的伴侶這些症狀可能是心理問題，不是神經系統問題後，我安排他住進神經精神病房進行為期四週的評估與治療。入院前三天，他的伴侶寄了一封電子郵件給我。「太神奇了，」信上寫道。「他突然醒過來，狀況也好多了！這幾天他都很清醒，也很積極參與家庭生活，完全變回以前的他了！」我只能說，他躺在床上逃避家庭責任這麼多年，想必一定很擔心專科病房的詳細觀察會戳破他的假面具。

醫生，或者應該說幾乎所有醫生都很希望能幫助病患，和病患站在一起。懷疑患者的說法與醫職的本性相悖，有時真的很難維持必要程度的質疑心態以做出正確的診斷。過分懷疑比輕信更糟，維持適當的平衡無疑是一大挑戰。我自己在執業生涯中就曾多次陷入類似的困境。

羅伯這個人同樣不像外表看起來那樣。我在他六十七歲那年第一次見到他，現在他已經七十二歲了。又高又瘦的他留著平頭，髮色銀灰，看起來博學多聞、自信滿滿，講話還有一種清脆嘹亮的上流社會口音。他聊起自己的年少往事，說到他出生於倫敦市中心一個綠樹成蔭的地區，說到他和他的大家庭一起在愛爾蘭度過美好的夏日時光，說到他進入頂尖的學術機構就讀。儘管如此，他還是在十六歲那年就離開學校，急著投入職場，卻缺乏清楚的指導和目標。他待過音樂圈、行銷界和出版業，做過各式各樣的工作。每換一次，他都很快就覺得無聊，渴望嘗試另一種生活。

「我很容易厭倦，不知道自己想做什麼，也完全沒方向。」羅伯說。有一次他告訴我，他年輕時曾打算從政。我問他想代表哪個政黨？「保守黨，」他邊笑邊回答。「因為保守黨的女人比較吸引我！」他在後來的對話中承認，當今社會一定會說他「非常政治不正確」。事實上，他過去還真的在倫敦一個非常富裕的黃金地帶設立了青年保守黨分部，只是後來又開始覺得無聊，再次轉向新的跑道。

我真的很訝異他居然曾經待過統治階層，屬於權力核心成員，而且——考量到他的背景經驗，我完全不懂他最後怎麼會跑去當公車司機。「哈，這就有趣啦。」羅伯說。「要是有人在我二十幾歲時說我應該去開公車，我一定會揍他一頓。」

在倫敦漫無目的地漂泊數年後，羅伯決定前往美國。「我是在六〇年代初期到中期這段時間去的。哇，真的是大開眼界。」他邊說邊眨單眼示意。我問他在美國做了什麼？「吸毒啊。把能弄到手的毒品全都吸光！」他故作正經地回答。

最後羅伯回到英國，他對毒品的興趣正好派上用場，開啟了他的藥頭生涯。我跟他說，他的故事讓我想起英國毒販作家霍華．馬克斯（Howard Marks）——這位「好好先生」（Mr. Nice，馬克斯其中一個假名）是個惡名昭彰的毒品走私犯，於六〇年代就讀牛津大學時開始賣毒品給朋友和認識的人，從而建立起屬於自己的大麻帝國。「喔，對耶，我跟他很熟啊！」羅伯插嘴道。「我一定有出現在書裡。」他指的是馬克斯前幾年出版的另一部自傳。[3]

就跟馬克斯一樣，羅伯的毒販職涯最後以入獄服刑告終。「這個嘛，政府決定他們覺得這種自然生長的東西是非法的。而且因為我夾帶大量毒品入境，他們認為最好的方法就是阻止我運更多進來。最後我因為進口古柯鹼被判重刑。」他說。

羅伯被判處九年有期徒刑，並在最後一年移至開放式監獄服完刑期。出獄時他已經五十幾歲了，雖然可以工作，但選擇不多（完全不意外），這也是他現在之所以為公車司機的原因。隨著他的故事逐漸明朗，我不得不迅速轉換思維，重新評估我對他的看法。

當羅伯提到他來睡眠診所找我的原因，我立刻陷入兩難，內心不斷拉鋸，很難決定究竟是

3 譯註：馬克斯寫了兩部自傳，一本是一九九六年出版的《好好先生》（*Mr. Nice*，暫譯），另一本是二〇一五年出版的《微笑先生》（*Mr. Smiley*，暫譯）。

他的人生經歷比較精采，還是他的睡眠問題比較厲害。羅伯過去幾個月一直在說夢話，但他表示有問題的不是說夢話這件事，而是他說的內容及其確切的本質。

一切都從他和交往一年半的女友琳達*同居後幾週開始。「她說我睡覺時一直在講話。」羅伯告訴我。他過去並沒有夢囈或夢遊的病史，所以這件事讓他有點驚訝。不過，琳達真正不爽的是他說的內容。「顯然我講到我對前女友喬安娜的愛。這真的很奇怪，因為我已經好幾年沒跟她聯絡了。」

羅伯一頭霧水，畢竟在所有前女友裡面，喬安娜絕對不是那個他想來場浪漫宣告、表達永恆愛意的人。根據琳達的說法，有一次羅伯還在睡夢中背出喬安娜的電話號碼。羅伯這輩子清醒的時候都不記得自己的電話號碼了。「在我看來她真的是瘋了，因為——要不是受過水刑[4]，根本不可能記得那些號碼。」羅伯回憶道。令他訝異的是，琳達拿出他從前的老電話簿出來比對，發現號碼完全正確，一字不漏。不用說也知道，這件事造成羅伯和琳達兩人之間的摩擦，影響到他們的感情。不過，真正嚴重的還在後頭。

隨著時間過去，羅伯幾乎每天都被琳達吼醒，說他一直在講些可怕又不堪入耳的事。「顯然我開始提到虐待喬安娜的家人、她的小孩，甚至是她爸媽——總之男男女女都有。我還講到戀屍癖和人獸交咧！」

羅伯說夢話的情況導致他和琳達兩人爭執不斷，他在旅館、姐姐或朋友家過夜的次數也愈來愈多。羅伯非常震驚，完全沒料到事情居然會演變成這樣。他很擔心自己出了什麼大問題，於是決定求助精神科醫師，結果一切正常，所以他又想，或許是神經系統方面的病，像腦瘤或失智之類的，才導致他的夜間行為出現劇烈的改變。

羅伯的描述讓我大吃一驚。我見過很多夜間行為異常的病患，但從來沒遇過像他這樣的案例。他的情況從許多方面來看都很不尋常。夢囈屬於非快速動眼期異睡症，好發於兒童，在成人身上較為罕見，幾乎可說是另一種形式的夢遊，少有例外。就跟賈姬在睡夢中騎機車和艾力克斯的夜驚症狀一樣，這種類型的夢囈發生在最深層的睡眠階段，此時部分大腦會保持清醒，其他大腦則處於深度睡眠狀態。患者可能會睜開眼睛進行有內容的對話，看起來幾乎完全清醒，但那些喋喋不休的言詞大多和患者想像出來的情境有關，與周遭的真實環境格格不入。可是羅伯的情況聽起來並不符合上述特徵。

首先，我們初次見面時他六十七歲，以這個年紀的人和非快速動眼期異睡症來看，在過去沒有任何徵狀的情況下突然發病是很嚴重的警訊。不過退一步說，他的夢話本身就很不尋常了。大多數人的夢囈內容包含日常生活中的俗事，偶爾會出現吵架或爭執，有些夜驚患者則會

4 譯註：waterboarding，一種讓嫌犯以為自己快要溺斃的審訊方式。嫌犯會被倒吊起來，臉部覆蓋毛巾，審訊者則會持續對嫌犯頭部淋水。這種酷刑會使嫌犯產生快要窒息和淹死的感覺，施行時間過長會導致嫌犯出現全身痙攣和嘔吐的現象。

在睡夢中面對即將來臨的災難。羅伯這種主題狹隘、持續性強又帶有陰鬱色彩的夢話我還是第一次聽到。

另一種可能是他和第三章的約翰一樣患有快速動眼期睡眠行為障礙，以致做夢期間沒有出現肌肉麻痺的現象。這種睡眠疾患好發於老年人，但患者的夢話以咒罵、吼叫或喃喃自語為多，且內容通常難以理解。如果真的是快速動眼期睡眠行為障礙，羅伯在被琳達吼醒後應該會記得部分夢境情節才對。

我有點摸不著頭緒，於是建議羅伯加入診所的睡眠研究計畫，這樣我們就能觀察他晚上到底發生了什麼事，與此同時，我也會約琳達見面，了解更多細節。羅伯很樂意入院參與夜間研究，但他對於我想和琳達會面這件事持消極態度，因為她不太喜歡討論這些問題。

幾週後，我和羅伯見面討論他的睡眠研究結果。他的身體確實出了問題——他患有病況相對和緩的重度睡眠呼吸中止症，不僅會發出巨大的鼾聲，每小時更暫停呼吸三十次左右，可是並沒有出現夢囈的現象，除了如雷的鼾聲外什麼都沒有，連一絲低語或咕噥都沒聽見。以非快速動眼期異睡症患者來說，睡眠研究期間未出現病徵是很常見的情況，但根據琳達的說法，羅伯是每天晚上都在說夢話。不過至少我現在能排除快速動眼期睡眠行為障礙。研究結果顯示，羅伯的身體肌肉在快速動眼期睡眠中處於麻痺狀態。所以說，我在「嘗試做出診斷」這條路上只前進了一小小小步。

我有一位資深同事常用反串的語氣把這句至理名言掛在嘴邊：「如果不太確定，鼻子加壓下去。」這種說法讓人想起過去那段日子，當時睡眠醫學是呼吸系統專科醫師獨有的專利，他們透過睡眠呼吸中止症的有色眼鏡看待一切，好像什麼都跟睡眠中呼吸道塌陷有關。那句玩笑話提到的「加壓」指的是連續正壓呼吸器，在瑪麗亞的案例中，她覺得這種能將加壓空氣輸送至呼吸道的面罩非常有效。以羅伯的病況背景來看，這種療法是很合理的選擇。我知道他有嚴重的睡眠呼吸中止症，理論上來說，每小時暫停呼吸三十次不僅會中斷他的睡眠，還可能觸發非快速動眼期異睡症。因此，在走投無路的情況下，我只能幫他準備機器和面罩讓他帶回家，暗暗祈禱回診時，他說夢囈的症狀已經治好了，希望他能開開心心地感謝我不畏艱難，拯救了他與琳達之間的關係。

幾個月後，我和羅伯再次見面。我問他連續正壓呼吸器的療程進行得怎麼樣？一切都還好嗎？他說他有睡得好一點，起床後也變得比較有精神。那說夢話的部分呢？我繼續追問。「喔，解決啦！」他回答。正當我準備在心裡好好稱讚自己終於成功治癒他時，羅伯再度開口，粉碎了我的美夢。

「做完睡眠研究後，我開始起了疑心，覺得事情並不單純，」他說。「所以我就去賣場買了一臺聲控錄音機。」他告訴我，有天下午，他戴著連續正壓呼吸器在沙發上小睡，呼吸器面罩緊緊巴住他的臉。過沒多久，琳達對著他放聲大喊，讓他猛然驚醒，她說他又在講那些對喬安娜家人施予性虐待之類的夢話。羅伯一直開著錄音機，後來他回放錄音，卻只聽見連續正壓呼吸器徐緩的嗡嗡聲，接著突然冒出琳達尖銳的叫聲。

「我在另一個房間睡，錄音機開著，然後我又被她吼醒。『不要再講喬安娜的事了！一直講一直講一直講——』她大概咆哮了整整五到十分鐘吧。錄音機就擺在我旁邊而已。」結果，錄音中完全沒有提到喬安娜、虐待、戀屍癖或人獸交。事實上，根本就沒有人在講話。我聽得目瞪口呆，下巴都掉到地上了。

❦ ❦ ❦

由於疾病本質的關係，睡眠障礙患者能提供的資訊有限。這類患者在發病期間處於無意識狀態，與外部世界隔絕，對於發生的事不是只有片段記憶，就是完全沒印象。人們可以在清醒時談論自身經歷及一整天下來的感受，可是一旦入睡，就等於切換到離線模式。睡眠和嚴重癲癇發作類似，屬於一種意識減弱或毫無意識的大腦狀態，因此我在診斷時非常依賴患者枕邊人的陳述，從來沒有懷疑過他們的說詞。結果證明，我的想法大錯特錯——至少在羅伯的案例中是這樣。

為什麼琳達會憑空捏造，虛構出羅伯夢囈的故事？雖然她的行為令人費解，但還是有幾種可能的解釋。第一種可能是琳達其實患有精神病，出現幻覺或妄想，且這些症狀（聽見羅伯說夢話）對她而言非常真實。依其情況來看，可能是一種名為病態嫉妒（morbid jealousy）的心理疾患，又稱奧賽羅症候群（Othello syndrome）。這類患者嚴重執迷於腦中的想法，深信伴侶對自己不忠，常見的徵狀包含不斷指控伴侶出軌，檢查對方的日記、衣物及電子郵件等個人物品，阻止對方參與社交活動，有時甚至會嚴重到出現暴力行為。這種病可能是某種形式的強迫症，也可能是一種妄想，一種毫無阻力的信念，即便所有證據都與之相悖，患者依然堅信為真，且通常與其他潛藏的精神疾患或人格障礙有關。

另一個可能是代理孟喬森症候群（Munchausen syndrome by proxy）。如前所述，孟喬森症候群患者有種令人不安的行為模式，即通常會使用多個假名前往多家醫院，一而再，再而三地以精心編造又戲劇化的描述向專業醫護人員抱怨身體病痛。這類患者通常會接受多項手術或醫療處置，拿到許多藥物處方箋，但一被問到相關背景資訊，他們就會從中作梗，百般刁難，或乾脆直接換醫生，跑去下一家醫院。孟喬森症候群患者有時會利用藥物來假造症狀。我曾見過有患者滴眼藥水讓瞳孔擴張，假裝自己有神經系統問題；此外還有病例報告指出患者將蛋清蛋白注入膀胱來模擬腎臟疾病，或是注射胰島素以致自己昏迷。一般認為，孟喬森症候群是一種源自人格障礙，以尋求關注為目的的激進行為。此症名稱出自一位虛構的文學人物孟喬森男爵（Baron Munchausen），他很喜歡講述一些荒誕不經的故事，而且言詞誇張，總是說得天花亂墜。孟喬森症候群極為罕見，代理孟喬森症候群則有過之而無不及。

代理孟喬森症候群患者不是自己裝病，而是惡意在他人身上製造病徵以博取關注，是一種非常邪惡又危險的虐待行為。由於中毒或不必要的醫療介入所引起的併發症，受害者的死亡率高達十分之一。代理孟喬森症候群的受害者具有脆弱、容易受傷的特質，且非常依賴施虐者（即代理孟喬森症候群患者），不僅無法描述自己的病症，也沒有能力防止施虐者下毒或蓄意破壞調查，因此幾乎清一色是兒童。然而，睡夢中的成人就和兒童一樣大幅仰賴他人對其症狀的說詞，使得少數患有睡眠障礙的成年人淪為這類恐怖虐待的受害者。可是我從來沒見過琳達，再加上她似乎不願意與專業醫療人員互動，所以應該不太可能是代理孟喬森症候群。

幾個月後，羅伯告訴我他成功說服琳達去看精神科醫生。令人難以置信的是，她的精神狀況非常健康，一點問題也沒有。我心想，她的所作所為會不會是煤氣燈操縱（gaslighting）的手段呢？

煤氣燈操縱是另一種罕見的心理虐待形式，施虐者會透過讓受害者質疑自己的理智、記憶與感知等方式來操控受害者，最終目的可能純粹是控制他人、摧毀他人自尊，抑或謀取金錢利益、設計分手橋段等。煤氣燈操縱一詞源自一九三八年的戲劇作品，該劇至一九四〇年代被改編成兩部同名電影《煤氣燈下》（*Gaslight*），其中一部由瑞典國寶級影后英格麗·褒曼（Ingrid Bergman）主演。電影描述一位丈夫企圖說服妻子相信她自己正逐漸喪失理智、精神失常，目的是要將妻子送進療養機構，以免她妨礙他搜尋藏在家中的珠寶。他刻意讓妻子與外界隔絕、陷入孤立，假造證據誣指她偷東西，還和女傭調情，讓妻子心生妒嫉，再對妻子說那些都是她自己想像出來的。尋找失蹤珠寶的過程中，他的動作會影響到家裡的煤氣燈，讓燈光忽明忽暗，但他說服妻子燈光變化都是她的幻想，根本沒這回事。我反覆思量了好一陣子，思考琳達會不會出於某種原因企圖操弄羅伯，或是利用這種方法分手。羅伯的診斷結果出爐後不久，我們就把他的病例寫入醫學文獻，做為可能的煤氣燈操縱案例參考。

❦ ❦ ❦

由於羅伯的案例牽涉到太多面向，導致我後來不得不重新評估他的情況。我和羅伯有一段時間沒聯絡了，再見面就已經過了五年。隨著時光推移，琳達的行為也愈來愈明顯，不光是單純的煤氣燈操縱而已。不意外，我和羅伯最後一次見面後沒多久，他們倆就突然分手，結束了這段感情，然而羅伯依舊飽受琳達折磨。他必須多次上法院申請對她的禁制令。琳達數度致電警察局及羅伯的公司，提出各式各樣包含性犯罪與刑事犯罪的指控。警方和法院全都被她玩弄於股掌之間。有一次，羅伯於開公車時突然被警方攔下，顯然琳達打電話報案，說他在擔任公車司機之餘還兼差販毒。羅伯當然很快就洗清嫌疑，得以自由離開。琳達的舉止明顯不是心智正常的人會有的行為，也不是煤氣燈操縱者會有的模式。我很懷疑她最初那份精神評估報告到底正不正確。

經過一番自我省視，羅伯終於承認他在初次找我看診前就已經有點懷疑了。

「如果她說我提起前女友，那還有點可信。如果她說我和隔壁鄰居有一腿，也許吧。可是當她開始講到戀屍癖、人獸交，還有不分性別虐待別人全家，我就真的覺得她是不是魂被牽走了還怎樣。我可能嘗試過各式各樣的事，但同性戀對我來說一點吸引力也沒有，完全不是我的菜。」

話雖如此，羅伯仍輕信琳達的說法，企圖用自己的方法來改善問題。「我試著灌一大堆酒，讓自己喝到醉醺醺，也試了各式各樣方便取得的藥物。無論最新的安眠藥是什麼，先吃再說。」

然而羅伯的疑慮並未完全消弭，於是他決定尋求更確切的證據，而一般睡眠研究證實了他的懷疑。「那場睡眠測試讓我第一次真正相信自己的看法。」羅伯說。我問他，琳達在交往之初有沒有出現任何精神失衡的跡象？「她是我朋友的前女友。很有魅力，個性友善，廚藝一級棒，神智看起來也很正常。」羅伯回答。根據他的說法，很難想到事情居然會變成這樣。羅伯覺得琳達就是「瘋了」。雖然他說琳達後來變得詭計多端，經常耍些陰險的招數，但他現在想想，琳達似乎對她所舉報的事深信不疑，而且真心相信他說過那些夢話，完全不認為自己在控制或操弄他。

我想像自己是羅伯，以他的立場觀看一切。以最最寬容的解釋來說，他不僅深受伴侶的精神疾病所苦，還可能成為邪惡計謀下的受害者，想來就令人揪心。我說，這件事對他而言想必是很嚴重的創傷經驗，不過他自己倒是很鎮定。「是挺煩的，真的，煩得要命。我的人生有很多事要應付，反正遇到了就面對嘛。她不過是個瘋女人罷啦。」

⁂

在醫學的世界中，教訓往往會以意想不到的形式出現。做出正確診斷向來意義非凡（對神經科醫師來說，愈罕見的診斷愈好），然而身為醫師，行醫時所犯的錯才是最重要、最有價值的一課。羅伯的案例不僅讓我學到處事應小心謹慎，接收資訊時不要只看表面，更讓我明白人際關係的錯綜複雜。雖然我把這個觀念刻在心上，時時提醒自己，來診所求助的患者其病因可能源於自身心理狀態，但我很少想到，或許患者伴侶的心理健康才是真正需要考量的因素。我想佛洛伊德和夏科的診斷性思考應該也沒有將這個思維面向納入重點吧。

此外，羅伯的案例也反映出睡夢中的我們有多麼脆弱，除了對周遭環境毫無意識，以致身體暴露於危險中外，我們對親愛枕邊人的易感性同樣是箇中原因。畢竟與他人同床共枕不只是一種行為，更是深深的信任。

第六章 笑到腿軟

「這名三十九歲的患者來找我，主訴的症狀非常奇怪，」轉介信上寫道。「過去兩年多來，他每次大笑或有時劇烈運動後，背部都會先出現一種詭異的感受，接著是癱軟的感覺，導致他整個人突然失去平衡，跌倒在地。」我一邊用眼睛掃過文字，一邊在腦海中搜尋該名患者（他叫亞卓安）猝倒的可能原因。會不會是癲癇、昏倒或心律驟變？還是脊髓受傷？然而真正吸引我目光的細節是信中提到的兩個字——大笑。

亞卓安走進神經內科診所時，我看到的是一名和我年紀相仿的男子，身高比我矮一點，頭髮逐漸斑白，穿得西裝筆挺，應該是下班後直接過來的。亞卓安親切和善，個性直率，講話也很幽默，但顯然完全搞不清楚到底是怎麼回事。他坐在我對面，開始講述他的故事。

他想起第一次猝倒發作的時候。當時他正開車去探望父母。「我偷偷摸摸地沿著車道走，可以看到我媽正在後花園忙東忙西，」亞卓安回憶道。「她就站在花園籬笆旁邊，我想說突然大叫猛敲籬笆應該很好玩，她一定會嚇到跳起來，然後大家就會笑成一團。每次都這樣。」事情還沒完呢。「但我完全沒料到的是，我突然跌坐在地上，只能沿著車庫門慢慢爬，最後在車道上躺了我猜大概有十五到二十秒吧，身體還微微顫抖。」

亞卓安繼續描述其他事件。

「還有幾個例子。有一次是我去參加友人的四十歲生日派對。我承認當時我喝了幾罐啤酒，但時間還很早，大概傍晚左右，我也完全可以站，所以我就站在一張矮沙發旁邊，有幾個朋友坐在那張沙發上，接著我就整個人突然跌到他們身上，真的是有夠搞笑的。我就躺在他們大腿上耶。」

另一次，亞卓安和家人一起度假。他們坐在野餐長椅上，亞卓安的女兒則在吃餅乾。「我們就坐在那裡，然後我又搞笑了，所以，」他邊笑邊說。「我就隨便掰個藉口糊弄過去，撥掉臉上的夾心蛋糕，因為我整個人突然往前倒，結果弄得滿臉都是蛋糕。」

我和亞卓安以比較籠統的方式來討論他的猝倒現象。顯然發作當下他並沒有失去意識。他自始至終都處於百分之百意識清晰的狀態，周遭的一切他都看得一清二楚，也聽得一清二楚，幾乎就像有人突然拔掉他的插頭一樣。霎時，他全身無力、肌肉癱軟，有如破爛的布娃娃跌落在地。

「一開始會有種微微騷動的感覺。一切發生得太快，真的太快，但我現在已經學到要多注意，有時能順利捕捉到這些徵兆。接著是一種從小腿直竄到背部——具體來說是下背部的癱軟感，彷彿肌肉的力量蒸發了。而且這並不像昏倒之類那樣瞬間發生，比較像是慢慢癱倒，也阻止不了。總之我就這樣癱倒在地。我之所以用『癱倒』而不是『驟跌』或『倒下』這兩個詞，是因為這是一個緩慢的過程。」

我詢問亞卓安發作結束時的情況。「會稍微舒緩一點。但不是能馬上一躍起身、恢復正常那樣，比較像是逐漸甦醒吧。」

正如他的醫生在轉介信中提到的，這些症狀的觸發因子非常明確。「觸發點通常是我——這樣講好像有點自大——但通常是我身為笑點王的時候，」亞卓安說。「我可能是在講笑話或是做些好笑的事。我可以坐著看喜劇演員表演，笑到整個人快崩潰都沒事，但要是我跟你講些我覺得你會覺得好笑的事，就很有可能以癱倒在地收場。所以看起來應該是自傷性疾病沒錯，我覺得啦。」

後來我跟亞卓安的妻女見面，他們的說法就和亞卓安跟我說的差不多。亞卓安的女兒蘇菲（十三歲）和艾琳（十歲）討論到爸爸的幽默感。我問她們覺得爸爸好不好笑？「不好笑！」艾琳給了一個非常明確的答案。我很確定我女兒一定也會這樣說我。蘇菲的回答稍微仁慈一點。「有時候還算好笑啦，」她說。「要看笑話的內容而定。因為我年紀比較大，幽默感比艾琳成熟，所以我覺得爸爸的笑話有時還滿好笑的，除此之外就……嗯，完全不好笑。」

接著談論到可憐的爸爸各種猝倒案例時，蘇菲一路從頭笑到尾。她和艾琳聊到有一次全家人一起去動物園玩。「我們走到猴子區，經過一個圍欄，爸爸看到告示牌上寫著『藍山雀』（blue tit，tit又有乳房的意思），顯然他覺得自己很搞笑，所以就講了一個很瞎的笑話，」兩個女孩邊說邊咯咯笑，坐在兩個女兒後方的亞卓安太太也拼命憋笑。「沒想到他突然癱倒，整個人掛在圍欄上，嚇死人了！不曉得其他路人看到會怎麼想。他一半身體在外面，一半在圍欄裡耶！」

還在當醫學生的時候，我都會用《圖解神經醫學及神經外科學》（*Neurology and Neurosurgery Illustrated*）這本教科書來複習、準備期末考。如今再拿出來翻翻，心裡突然湧起一股難堪的感覺，原來這本書和「神經學傻瓜入門」沒兩樣。然而細看時我才發現，書脊在一〇三頁的地方有點破損。我霎時憶起自己從前深受那一頁的內容吸引，為之著迷。

該頁詳述了一種名為猝睡症的神經系統疾病。當時我們對這種病還不甚了解。根據書中描述，猝睡症的症狀包含在不適當的地點和環境出現令人無法抗拒的睡意、睡眠麻痺、將睡之際的幻覺及猝倒，亦即突然喪失姿勢張力（postural tone）。患者會癱倒在地，不會失去意識，大笑或大哭等情緒可能會導致症狀發作。

我想起自己當下覺得很不可思議，神經系統疾病居然有無數種奇異又驚為天人的樣態。我不停翻閱，一而再，再而三地著迷於這一頁。幸好現在我對猝睡症的理解不再局限於這本書了。亞卓安於看診時所描述的很明顯就是猝倒。

「我的手臂會下垂，頭也會下垂，而且通常會出現些微顫抖。可是我聽得見，看得到，當然也可以呼吸啦。基本上身體完全癱瘓，沒辦法動，但意識非常清楚。發作時間大概五到三十秒不等，要看情況，不過幾乎每次都會完全癱倒。」

奇怪的是，儘管亞卓安在金融業工作，工時超長，每天還要花四個小時通勤，導致他嚴重睡眠不足，他卻完全沒有出現其他猝睡症病徵——沒有嗜睡，沒有幻覺，也沒有睡眠麻痺。雖然猝倒基本上屬於（具體診斷出來的）猝睡症的特殊病徵，但沒有任何跡象顯示他罹患了猝睡症。我告訴亞卓安，他的情況聽起來很像典型的猝倒，不過我們還是需要進一步檢查。於是我安排了血檢、大腦與脊椎磁振造影（magnetic resonance imaging，簡稱 MRI）和睡眠研究，以尋找猝睡症特有的徵狀。

⁂

什麼是猝睡症？為什麼會導致這些奇怪的現象？直到我進行醫學院畢業考之際，這種病依然是個謎。然而過去二十年來，我們對猝睡症的理解徹底改觀。在我看來，猝睡症與大腦中心深處的少數神經元受損有關，屬於純粹的神經系統疾病，而找到解開猝睡症謎團的鑰匙、得出此結論的過程也非常有趣。

最早關於猝睡症伴隨猝倒的描述可追溯至十九世紀後半葉。一八八〇年，法國醫師季利諾（Gelineau）首次提出「猝睡症」（原文出自希臘語，意為「突遭睡意侵襲」）一詞；直到第一次世界大戰後，嗜睡性腦炎（encephalitis lethargica）大流行（據傳當時肆虐全球的流感狂潮就是引起這種症候群的元凶），才重新燃起了社會對猝睡症的興趣與關注。

目前對於嗜睡性腦炎的看法仍多有爭議。然而有些研究人員認為，流感病毒引發了易感個體的自體免疫反應，導致身體免疫系統發動自我攻擊，損害了大腦中控制清醒和運動的區塊，讓患者產生嚴重嗜睡與類似帕金森氏症的徵狀。英國知名神經科學家奧立佛・薩克斯在《睡人》（*Awakenings*）一書中便詳細描述了嗜睡性腦炎對人體所造成的傷害、抗帕金森藥物對此病的療效及其短暫得令人心碎的好轉現象。

希臘裔羅馬尼亞籍精神科醫師與神經學家康斯坦丁・馮・艾克諾摩（Constantin Von Economo）指出，嗜睡性腦炎患者的嗜睡狀態似乎與後下視丘（posterior hypothalamus）受損有關。他發現，嗜睡性腦炎與猝睡症在某些方面具有驚人的相似性，但後者並沒有這類下視丘受損的問題。敏銳度與判斷力極佳的他因而提出了一個觀點，認為猝睡症患者的大腦同樣在下視丘區塊產生了變化，但這些變化是肉眼看不見的。他在一九三〇年寫道：「雖然尚未證實，但季利諾、威斯特法（Westphal）和雷德利希（Redlich）所提出的猝睡症主要病因，很有可能源自於未知的下視丘疾患。」

猝睡症就和大多數疾病一樣，主要是透過動物研究的方式找出病因。一九七〇年代早期發現了犬隻罹患猝睡症伴隨猝倒的案例。只要在Youtube網站上輸入「狗」和「猝睡症」兩個關鍵字，就能看到成千上百部德國狼犬、大麥町、拉布拉多和㹴犬等狗狗在主人拿著一碗食物走過來時突然倒地，尾巴因為猝倒而喪失肌力、無法搖晃的影片。美國史丹佛大學研究人員展開了相關計畫，開始飼養一群患有猝睡症的狗。七〇年代中期，他們成功證實了猝睡症在杜賓犬和拉布拉多犬身上屬於遺傳疾病，不過直到一九八〇、九〇年代，遺傳學領域有所進展後，才確切找出導致猝睡症的特定基因區域（至少對犬隻來說是這樣）。一九九九年，研究團隊針對該區基因進行縝密的後續分析，發現杜賓犬和拉布拉多犬的猝睡症似乎是因為一種功能不明的基因（此基因後來命名為HCRTR2，hypocretin receptor 2）產生突變所致。

這種研究的工作強度之高就算強調一萬次也不夠。我讀博士時也做過類似的研究，那種折磨真的會讓人精神受創，我到現在都還忘不了。不過話說回來，我是在英國劍橋的桑格研究院（Sanger Institute，全球最大的人類基因體定序中心之一）工作，那裡大部分都是自動化系統，還有機器人幫忙用吸量管把上千個樣本注入小玻璃瓶裡，環境條件好太多了。當時的研究團隊想必更辛苦、更難熬。

巧合的是，一組下視丘基因研究團隊幾乎在同一時間發現了影響這些受體的物質，也就是下視丘分泌素（hypocretin，亦即 orexin，食慾激素），而那位有先見之明的艾克諾摩醫師當初便確切指出大腦中的下視丘與猝睡症息息相關。現在我們知道，製造下視丘分泌素的神經元位於小小的外側下視丘區（lateral hypothalamus），同時廣泛投射至整個大腦。具體而言，這些神經元直接連結了腦幹中控制睡眠、清醒與做夢的區塊。

然而，羅患猝睡症的狗並沒有讓我們解開所有疑問。我的猝睡症患者中僅少數幾位有嚴重的家族病史。猝睡症患者的一級親屬（父母、手足和子女）患有此病的風險比一般人高一百倍，但也意味著只有百分之二到百分之十的親屬會有猝睡症的問題。就單一基因所引發的疾病來看，這個數據與預期的情況相距甚遠。這表示，基因可能是猝睡症的致病要素，但人類基因並不是唯一的答案，也不能用來解釋全貌。事實上，目前只在一名人類病患（該個案於六個月大時發病）身上發現和前述杜賓犬相同的 HCRTR2 基因突變現象。

根據後續相關實驗及研究結果，下視丘分泌素確實與人類猝睡症有關，但其對人類猝睡症和犬類猝睡症的影響仍有本質上的差異。史丹佛研究中的狗是接收下視丘分泌素的受體在組合上有基因缺陷，人類患者則是缺乏下視丘分泌素或分泌不足（即受體正常，但完全沒有或只有微量的下視丘分泌素可與之結合、產生作用）。這兩種缺陷都會造成下視丘分泌素媒介系統運轉失靈，進而導致猝睡症。不過在人類病例，特別是那些伴隨猝倒症狀的案例中，製造下視丘分泌素的神經元有受損的情況。有猝倒症狀的患者平均喪失了百分之九十的下視丘分泌素製造神經元。這些神經元出於某種原因就這樣徹底消失，不復存在。此外，腦脊髓液（包圍著腦部與脊髓的體液，可藉由腰椎穿刺術取出）中的下視丘分泌素測量報告也顯示，罹患猝睡症伴隨猝倒的患者幾乎都有此種化學物質缺乏或含量極低的問題。

⁂

初診後不久，亞卓安便入院參與睡眠研究。其中一項猝睡症診斷試驗是要將多種感測器貼在他身上，以監測他的呼吸、心率、腦波與肌肉活動。考量到這種不尋常的環境設定，他整個晚上睡得還算正常。第二天進行的是入睡潛伏期間測試（mean sleep latency test）。燈光每隔兩個小時就會轉暗，亞卓安試著入眠，我們則監測他的情況，好了解他有多快入睡，以及他在這二十分鐘內會進入哪一個睡眠階段。

十九世紀五〇年代，阿瑟林斯基和克萊特曼發現了快速動眼期睡眠（詳見第三章），讓我們對猝睡症的可能病因有了更深刻的理解與洞察。正常的快速動眼期睡眠期間（即做夢階段，會夢到如故事般的夢境），幾乎所有肌肉都會陷入癱瘓。雖然大腦和清醒狀態時幾乎一樣活躍，身體卻完全斷線。通常入睡後六十五至七十五分鐘才會進入快速動眼期睡眠；無論是短暫小睡做夢，或是入睡之際做夢都非常罕見。

然而猝睡症並非如此。在猝睡症的案例中，阻止個體於入睡後迅速進入快速動眼期的神經機制出了錯，因此患者能火速進入快速動眼期，有時甚至從清醒狀態直接進入此階段。入睡潛伏期間測試只有短短二十分鐘，若受試者多次進入快速動眼期睡眠，就表示出現猝睡症的特徵。由這點出發，不難理解患者為什麼會出現某些猝睡症症狀。若從清醒直接進入做夢階段，那清醒狀態下經歷夢境的表現可能就是躺在床上看見、聽見房裡的聲音和事物。倘若身體於清醒時啟動了快速動眼期睡眠的肌肉無力機制，那患者就會感到全身麻痺。如果真的倒楣透頂，上述兩種情況可能會一併出現，從而引發一種令人極度不適的感受，患者會躺在床上出現幻覺，彷彿看見房間裡有人或有什麼東西，但又被牢牢釘在床上動彈不得。

想像一下，兒童遊樂場中有兩座翹翹板。翹翹板兩端沒有坐人，只靠自己自由擺動、保持平衡，這時，一陣強烈的風吹過，可能會使翹翹板橫木往左或往右傾斜。現在，想像其中一座翹翹板負責切換睡眠與清醒狀態，另一座則負責切換快速動眼期睡眠與非快速動眼期睡眠。下視丘分泌素系統相當於一百公斤左右的前傾支柱，巧妙地矗立在兩座翹翹板遠方，將推動清醒狀態那一端深深插入地底，並在你睡著時壓住促進非快速動眼期睡眠那一端。少了支柱，兩座翹翹板都會回到自由狀態，隨著微風搖擺；少了下視丘分泌素，猝睡症患者就會不受控地快速進入／跳出睡眠狀態，不斷切換至快速動眼期。因此，缺乏下視丘分泌素製造神經元會導致白天嗜睡、突然出現難以抗拒的睡意、睡眠麻痺與將睡之際的幻覺，又稱入睡前幻覺

（hypnagogic hallucinations）。

此外，整夜不停飛快進入／跳出快速動眼期睡眠直至清醒，會導致患者產生極為生動的夢境。大多數人只有在從快速動眼期睡眠中醒來時才會記得方才的夢，但猝睡症患者整個晚上都是這樣。雖然我們認為猝睡症患者總是非常困倦，但他們在二十四小時週期中睡得其實不比其他人少。他們白天睡得比較多，晚上卻睡得很不好，不僅睡眠時間支離破碎，睡眠品質也很差。

然而，當我查看亞卓安的研究結果，卻沒看到夜間早發快速動眼期發作，日間小睡測試也沒有出現短時間入睡及快速動眼期睡眠的特徵。完全沒有猝睡症的跡象。除了有點打鼾和腿部抽動外，他的睡眠研究結果完全正常。猝倒通常會伴隨嗜睡，甚至在嗜睡症狀出現長達數年後才會顯現出徵候。很少看到有人在沒有猝睡症其他症狀的情況下出現猝倒現象。

再次見到亞卓安時，我們討論了一下這些測試結果。我告訴他，沒有猝睡症的人可能會因為睡眠不足導致睡眠研究結果呈現陽性，這是很常見的情況；相反地，若睡眠研究結果為陰性，實際診斷為猝睡症的機率小之又小。我有時會看到心理疾病患者出現明顯的猝倒症狀，此為心理痛苦的表現，但亞卓安感覺起來心神狀態穩定，沒有任何明顯的心理觸發因子。我們決定做一次腰椎穿刺，以分析他腦脊髓液中的下視丘分泌素。

兩週後，亞卓安來診所回診，看看腰椎穿刺的結果。一切正常。我有點傻眼。幾乎每個猝倒患者都有缺乏下視丘分泌素或含量較低的問題。我們再次討論他的症狀，我仍確信他所描述的就是猝倒，儘管陰性結果讓我心頭的疑慮揮之不去，我還是開了專門治療猝倒的藥物給他。

⸙ ⸙ ⸙

雖說缺乏下視丘分泌素引發嗜睡、入睡前幻覺和睡眠麻痺的機轉淺顯易懂，但要用來解釋猝倒就比較困難了。這種日間出現的怪異症狀和睡眠障礙有關的原因乍看之下令人費解，實則有跡可循。監測結果顯示，猝倒發作期間，肌肉會陣發性暫停活動，與快速動眼期睡眠的肌肉麻痺極為相似。有時人們口中的「劇烈顫抖並癱倒在地」指的就是這類反覆出現的突發性肌肉無力。這種無力症狀大多是漸進的過程，患者可以慢慢蹲下避免受傷。若發作時剛好坐著，頸部肌肉可能會短暫失去肌力，患者會因對抗肌肉無力而出現點頭的動作；若擴及到臉部，臉部肌肉則會出現看似抽搐的肌肉鬆弛現象。

此外，猝倒患者有時（特別是在長時間發作的時候）會做夢或出現幻覺，這個徵狀不僅能解釋潛在的病因，更顯示出猝倒與快速動眼期睡眠息息相關。猝倒患者同樣會在夜間提早進入快速動眼期睡眠（或至少出現其特性），而白天缺乏下視丘分泌素似乎容易導致患者在清醒狀態下突然顯現快速動眼期睡眠的特徵，例如站著或坐著時出現快速動眼期睡眠會有的肌肉麻痺現象。從許多方面來看，約翰那種將夢境以實際動作表現出來的快速動眼期睡眠行為障礙可說是上述徵候的翻版。約翰的病因在於夜間快速動眼期睡眠的肌肉麻痺機制失靈，亞卓安的問題則是日間肌肉麻痺機制失控。有些猝倒患者只有臉部、頸部、手臂或腿部等單一身體部位會出現症狀，但亞卓安是全身都受到影響。

這樣看來，猝倒的病因與快速動眼期睡眠有關，患者會在清醒狀態下於不適當的時間出現隨此睡眠階段而來的肌肉麻痺現象。可是這些都無法解釋大笑為什麼會引發猝倒。事實上，猝倒的觸發因子不僅限於大笑，驚訝、憤怒、哀傷或焦慮等情緒都有可能導致症狀出現，有時甚至是自發性猝倒，完全沒有任何提示。我曾有患者因為在街上被按喇叭就癱倒在地，或是在和家人吵架時發病，但大笑（或用亞卓安的話來說是「內心感到歡樂時」）確實是最常見的觸發點。

其實大笑伴隨輕微肌肉無力是很正常的現象，所以才會有「笑到軟腳」這種說法。一般人的肌電活動監測結果顯示，大笑會抑制所謂的H反射（H-reflex，基本上就是神經科醫師用叩診槌輕敲病患膝蓋時所產生的反應，只是H反射是實驗室版本）。相較之下，這種抑制作用在猝倒發作時顯然大幅增強。事實上，猝倒發病期間，患者完全不會出現膝跳反射及其他反射。雖然我很少在診所裡看到病患猝倒發作，但若真的遇上這種情況，且肌腱槌也在伸手可及的地方，我就會檢查患者有沒有這些反射現象，以確認是否為真的猝倒。

實驗證明，個體感受到強烈的情緒時，下視丘中的下視丘分泌素製造神經元會變得非常活躍，由此看來，下視丘分泌素似乎出於某種原因，以某種方式控制、抑制了由上述強烈情緒所觸發的正常肌肉無力現象，而缺乏這些神經元不知怎的會擾亂腦幹的肌肉張力調節系統，使其失去穩定。

還沒完呢，猝倒也和大腦中的杏仁核（amygdala）有關。這個杏仁狀結構位於顳葉（temporal lobe）深處，座落在大腦兩側，負責處理情緒刺激。杏仁核癲癇發作通常會引發強烈的情緒（如極度恐懼等）。猝睡症患者研究顯示，病患觀看搞笑圖片時，杏仁核活動會有所改變，而罹患猝睡症的狗在猝倒發作時，杏仁核中的電波活動也會出現變化。該理論認為，杏仁核迴路會投射至負責維持肌肉活動的腦幹區域，個體處於清醒狀態時，下視丘分泌素會抑制這些連結，但猝睡症患者缺乏下視丘分泌素來控制這個迴路，所以才會在杏仁核活躍時出現肌力喪失的徵狀。

話雖如此，這一切還是很怪。為什麼肌肉無力會和強烈情緒扯上關係？為什麼我們的大腦會設計成這樣，讓杏仁核這個神經系統情緒中樞與導致肌肉無力的腦幹神經核相互連結？從演化的角度來看，情緒沸騰時喪失肌力似乎不太合理，畢竟在被掠食者嚇得半死的當下最不希望的就是腿軟逃不了——這樣說來，笑到無力究竟有什麼好處？

最近一個尚未證實卻耐人尋味的假說認為，猝倒與「緊張性麻痺」（tonic immobility）現象有關。許多動物會在遭受攻擊時採取這種「裝死」的防禦狀態，例如鯊魚、雞、豬、蛇等，有些動物會維持特定姿勢、肌肉變得非常鬆弛，有些則直接陷入癱軟。雖然緊張性麻痺一詞目前只用來描述非人類的動物行為，但我們有「嚇到無法動彈」的說法，表示人類也可能出現類似的情況。

根據該假說的觀點，猝倒與緊張性麻痺相似，杏仁核與腦幹之間的關聯則為演化的遺存。儘管這項論述闡明了杏仁核迴路系統的存在以及情緒與肌肉麻痺之間的關係，卻依舊無法解釋大笑或愉悅等正面情緒為什麼會觸發猝倒症狀，也無法解釋患者為什麼在身旁有親友陪伴的放鬆狀態下較容易發作（我們之所以很少在診所中目擊病患猝倒，是因為來看醫生的人通常都很緊張）。

❦ ❦ ❦

療程開始後幾週，我聯絡亞卓安追蹤後續情況，沒想到他的回答非常正面，讓我大吃一驚。經過低劑量的藥物治療，他的癱倒症狀幾乎全然消弭。「（藥物治療）就跟電燈開關差不多，」亞卓安說。

「自從開始吃藥後，我好像就沒有真的發作過了。我還是有出現差點癱倒的情況，就是過去完全倒地前會有的那種無力感。有好幾次我都覺得自己瀕臨失控邊緣。

只要我想稍微搞笑、耍耍幽默，就會有種……很難形容的感覺，好像我的下背部在旋轉一樣。不過這種感受在出現的那瞬間就消失了。」

接下來幾年，亞卓安還是會定期回診。他的猝倒症狀控制得很好，只是變得有點嗜睡。起先他認為是自己工作壓力太大、睡眠不足，再加上長時間通勤才會這樣，不過後來我們終於發現背後還有其他原因。我再度請他參與睡眠研究，看看這次能不能找出更確切的證據證明他患有猝睡症。令我訝異的是，他的睡眠研究報告就跟上次一樣普通，完全沒有任何異狀。

這個結果燃起了我和亞卓安的好奇心，我們倆都很想一探究竟，找出事實的真相，於是決定再次進行腰椎穿刺以評估他的下視丘分泌素濃度。回診看報告時，他的下視丘分泌素數值居然和兩年前一樣，一模一樣！我仔細檢查，發現實驗室傳來的還真的是兩年前的報告。我立刻打電話詢問情況，新的檢測結果顯示，亞卓安體內的下視丘分泌素濃度在他猝倒發作後三年左右大幅下降，趨近於零……。

❦ ❦ ❦

猝睡症伴隨猝倒的病徵可用「缺乏下視丘分泌素」來解釋，但下視丘分泌素製造神經元消失的原因究竟為何？這些位於亞卓安大腦外側下視丘區的神經元為什麼就這樣灰飛煙滅，不復存在？史丹佛研究中的狗是因為單一基因突變以致下視丘分泌素系統失調，可是人類猝睡症的致病機轉並沒有這麼簡單，正如先前所提到的，目前只在一名病患身上發現這種單一基因異常現象。

一九八〇年代，科學家在研究各種病因不明的疾病過程中發現大多數猝睡症患者都帶有一個特別的遺傳標誌，亦即特定類型的人類淋巴球抗原（human lymphocyte antigen，簡稱HLA）遺傳變異。人類淋巴球抗原是一種蛋白質複合體，與免疫系統調節相關，最初是為了研究器官移植後的組織排斥原因而發現這類抗原。大部分猝睡症伴隨猝倒患者都帶有名為HLA DR2的基因，而HLA DR2是一種蛋白質複合體，負責將感染媒介（即抗原）片段呈現給對抗感染的白血球。

這項發現首度反映出免疫系統可能在猝睡症發展中扮演一定的角色。許多牽涉到特定人類淋巴球抗原類型的疾病（例如狼瘡、類風濕性關節炎）都有非常確切的自體免疫基礎。後續研究更證實了一種名為DQB1*0602的人類淋巴球抗原與猝睡症關係緊密，且高達百分之九十八的猝倒患者帶有此抗原。即便如此，依舊無法解釋全貌。全世界有四分之一的人口帶有DQB1*0602，但猝睡症屬於罕見疾病，每兩千人中只有一人罹患此症。此外，近年相關遺傳研究也指出還有別的基因會增加猝睡症的風險，例如編碼T細胞（T-cell，主導免疫系統的白血球）受體的基因等。

這樣看來，猝睡症可能是一種自體免疫疾病。或許亞卓安的免疫系統出於某種原因發動攻擊，消滅大量下視丘分泌素製造神經元。若真是如此，這種破壞又與影響免疫系統功能的基因息息相關，那究竟是什麼原因引發了這類免疫異常反應？為什麼只發生在少數帶有特定人類淋巴球抗原的人身上？也許再過不久我們就會找出解答。根據長期以來的觀察結果，猝睡症發作具有季節性，會隨著四季更迭而波動，間接表明其與流行性感冒或鏈球菌咽喉炎等冬季傳染病有關。事實上，許多猝睡症患者都曾於發病前一年染上流感。

直到二〇〇九年至二〇一〇年，全球H1N1新型流感／豬流感（swine flu）大流行，傳染病與猝睡症之間的關聯才真正浮上檯面。我還清楚記得那年冬天。媒體上充斥著各式各樣的資訊，瘋狂談論這個席捲世界的新型流感病毒株有多猛、傳染力多強。英國國民健保署（National Health Service，簡稱NHS）儲備了大量克流感（Tamiflu，一種能緩解流行性感冒症狀的藥物），我們也將加護病房挪作新型流感病患專用病房。空氣中夾雜著一絲恐慌，沒有人知道接下來會發生什麼事，但種種跡象看來，形勢並不樂觀。短短幾個月內，全世界就有三十個國家出現H1N1確診案例。接種H1N1新型流感疫苗變成一場大規模的全球運動，我還記得當時在醫院排隊等著打針的情景。最後，流感季節終於過去，雖然沒有釀成大家所擔心的公共衛生災難，但還是有些人病重，甚至失去生命。

然而疫苗接種運動開始不到一年，研究人員就注意到一件很不尋常的事。部分猝睡症個案似乎與歐洲所使用的一種H1N1新型流感疫苗「Pandemrix」有關。採用該疫苗的國家，猝睡症病例數遽增，其中又以兒童為多，與此同時，使用不同疫苗的美國卻沒有出現類似的情況。接下來幾年，猝睡症病例新增的幅度逐漸下降，回復到疫苗接種計畫實施前的數值。不過，疫苗並非唯一的因素。在中國，部分猝睡症個案與H1N1新型流感病毒本身有關。有趣的是，免疫系統受損的小鼠若感染H1N1新型流感病毒，病毒會轉移到腦幹和下視丘，直接導致睡眠中斷；若免疫系統完好無傷，腦幹與下視丘中高濃度的病毒成分則可能會導致這些腦區出現自體免疫問題。因此，除了Pandemrix疫苗外，流感病毒株本身也會誘發猝睡症。

後續研究（包含我們的研究）進一步證實了Pandemrix疫苗與猝睡症之間具有緊密的關聯。該疫苗會增加個體罹患猝睡症的風險，範圍從兩倍到二十倍不等，另一種常用的H1N1新型流感疫苗則沒有這個問題。雖然兩種疫苗所含的病毒片段在數量與本質上都有細微差異，但為什麼一個會誘發猝睡症，一個不會，迄今仍未完全明朗。研究顯示，H1N1病毒片段的化學結構與下視丘分泌素受體片段極為相似，表示免疫系統可能會在特定的情況下對病毒或錯將下視丘分泌素系統視為攻擊目標的疫苗產生免疫反應。下視丘分泌素製造細胞就是所謂的「附帶損害」。

早在這些研究結果問世前，神經學領域就已經發展出免疫系統附帶損害的概念。許多神經疾病都有類似的病理基礎，格林－巴利症候群（Guillain-Barré syndrome）就是一例。格林－巴利症候群是一種非常嚴重且可能致命的末梢神經／周邊神經病變，已知的致病原為彎曲桿菌屬（*Campylobacter*，這類細菌也是造成食物中毒的主因），有些患者則是在感染病毒與注射疫苗後出現大腦或末梢神經損害的現象。通常這類傳染媒介物會藉由「分子擬態」（molecular mimicry）機制呈現出與人體分子相似的結構，成功騙過免疫系統。要是以特定的方式設定免疫系統，免疫系統就可能辨識出這些「模仿者」，進而摧毀致病因子和看起來具有相同化學結構的人體細胞。

就猝睡症而言，若個體帶有HLA DQB1*0602抗原，Pandemrix疫苗誘發這類反應的機率不知怎的就是比自然感染及其他常用疫苗來得高。背後的原因或許和疫苗製造過程有關。雖然目前這種免疫機制的確切本質尚待釐清，但已有民眾集結起來，準備對製造Pandemrix的藥廠提起團體訴訟。

距離我和亞卓安第一次見面到現在已經過了快六年。在低劑量的興奮劑與猝倒藥物治療下，他的猝睡症伴隨猝倒控制得非常好，白天嗜睡的情況也大幅改善。儘管罕病纏身，亞卓安還是過著積極又充實的生活。他在銀行擔任重要的管理職，工時長到不可思議，通勤時間也很扯，還是兩個小孩的爸。猝睡症並沒有成為他人生路上的絆腳石，阻礙他做自己想做的事。事實上，他意識到猝倒幽默的一面，而且深有體會：「坦白講，這個病完全嚇不倒我。不過我猜當我回顧過去，要是症狀嚴重到癱瘓的程度，那我大概會嚇得半死。雖然我在社交場合也會發病，但一下就結束了，比較像輕鬆愉快的小插曲吧。」此外，亞卓安還覺得整個診斷經歷很有趣。「這四、五年來還滿好玩的，我很享受學習與探索的過程，覺得能了解這種病很棒。」

亞卓安的說法很容易讓人低估猝睡症（特別是猝倒）所造成的影響。不過就連他這麼樂天的人也承認這種病確實帶來了一些負面效應。他說的其實是猝倒患者常有的經歷，也就是要努力控制情緒以防止症狀發作。「我意識到自己幾乎是在閃避這種情況，希望沒做得太過頭才好。總之一切取決於當下的情境，像是待在家裡很舒服，自制力可能就會稍微弱一點。我真的覺得自己開始下意識地遠離那些會讓我抓狂的事物，其實還滿可惜的。」

不過，對某些人來說，猝倒帶來的後果卻足以顛覆日常，改變人生。

⁂

菲爾年屆五十，於大型電信公司擔任高階主管，現居英格蘭一個景致宜人的地區。他的太太金比他小幾歲，兩人育有兩個年幼的孩子，聊天時看得出來他們夫妻倆感情非常好。菲爾的生活幾近完美，直到最近才有所改變。

「我們是那種親密到大家都很討厭的情侶，」金說。「我們在一起度過了大半輩子，兩人非常合拍。」她回憶道，「我從來沒看過菲爾心情不好，或是無緣無故對別人發脾氣。他一直都很開朗，樂觀到不可思議，態度也很積極，不管走到哪裡都是靈魂人物。只要有人辦派對，一定會先邀他。他是那種每次都玩得很瘋還會做出蠢事的人，你懂吧？他就是這樣。」菲爾和金兩人從很年輕的時候就在一起了，他們顯然非常了解彼此的個性。

然而幾年前，一場家庭滑雪之旅讓菲爾染上流感，花了好一段時間才完全康復。三、四個禮拜後，菲爾和金坐在沙發上邊看電視邊吃晚餐。「吃飯時我的眼皮變得愈來愈重，最後差點睡著。真的很詭異。金也注意到了。當時我並沒有意識到自己昏昏欲睡。我們兩個都覺得很好笑，因為這件事實在太怪了。」「我們還以為是病毒感染的後遺症。」金補充說。

很快地，菲爾開始注意到一些奇怪的事。「只要大笑或稍微動怒，我的膝蓋就會突然癱軟，不過是偶爾才會這樣。起初狀況並不嚴重，只是有種很怪的感覺。我以為是血壓之類的原因，或許我的血壓有問題吧……」

我問他第一次察覺到事態嚴重是什麼時候？「我記得那天晚上我去朋友家小酌。我們笑得很開心，我記得我大笑時突然軟腳，必須扶著桌子才不會跌倒。我還記得我心想，這未免太怪了。」後來菲爾去看家庭醫師，卻匆匆進了醫院。他的靜止心率（resting heart rate）很低，懷疑可能是心臟方面的疾病。

不過，心臟科醫師率先以神經學角度切入，做出明智的判斷，說菲爾可能罹患猝睡症伴隨猝倒。我問菲爾和金，他們聽到這個診斷會不會覺得很驚訝？沒想到金早就問過Google大神了。「我們之前做了一點研究，覺得八九不離十，應該就是猝睡症沒錯。我們用Google搜尋後發現菲爾符合每一項，真的是每一項猝睡症和猝倒病徵，所以才有了這個答案。」

求助神經科醫師之際，菲爾的症狀已明顯惡化。回憶這段過往時，他臉上的神情與喉中的嗓音在在流露出深刻的痛苦和哀傷。

「我一直到出現完全猝倒的現象——就是跌落在地上那種——才確定自己真的生病了。後來還嚴重到一天跌好幾次。我沒辦法開車，沒辦法出門，更沒辦法照顧孩子。幾乎所有事情都會引發症狀。我發現自己不能待在有趣的人旁邊，就算對方只有一點點好笑也不行。甚至光和路人打招呼，或是有人走上前問我『嘿，菲爾，最近還好嗎？』都會讓我膝蓋癱軟。」

金告訴我：「有時街上的市場調查人員走過來說，『嘿，不好意思，可以耽誤你們幾分鐘嗎？』菲爾就會跌坐在地。有一次我們在市區，打算去一家書店，走著走著，我突然聽見背後傳來重重的撞擊聲，只見菲爾倒在地上，旁邊圍了一大堆人。那時我們才真正意識到他不能單獨出門，太危險了。」

我進一步詢問菲爾，想多了解他的猝倒症狀。「過去我常說，猝倒感覺起來就像有人把手伸進我腦袋裡，緊抓住我的大腦用力擠壓，所以我才會腿軟。發作時，我的意識非常清楚，看得見也聽得見，我知道自己不是昏倒。」

菲爾的描述有不少地方都和亞卓安的情況很像，不過他的觸發因子比亞卓安多很多。亞卓安只有在自己耍幽默時才會發病，但菲爾無論大笑還是負面情緒都會引發症狀。他告訴我最初嚴重發作的情況：

「當時孩子正在胡鬧，我對他們大吼，接著立刻跌落在地，真的就是整個人癱倒，但不是像摔倒那樣，比較像是慢慢癱軟。我躺在地上，聽見孩子哈哈大笑，他們還以為我在演戲咧。我記得自己意識很清楚，看得見也聽得見。那種感覺真的很嚇人。過了大約二十秒，我就恢復正常，重新站起來。」

金也補充了菲爾的發病情形，她的敘述令人相當憂心。

「他會直接驟倒，就像石頭掉在地上一樣。有一次他在樓上健身，孩子一邊跑下樓一邊大叫，『媽媽，爸爸從機器上摔下來了！』還有一次，他對孩子發脾氣，結果從高背椅上跌下來。因為他發作時正好坐在椅子上，沒辦法及時離開座位，所以肋骨被椅背撞個粉碎，痛到全身發抖。」

菲爾跟我分享了幾段家庭影片，影片中可以看到他在和孩子玩跳跳床或瘋狂高爾夫時因身體局部麻痺而猛然重跌在地。另一段影片則是他揮舞著大槌，準備拆掉花園圍牆，鐵鎚往後揮的那一刻，他突然沒力，雙腳癱軟，手裡的槌子差點掉下來。至於其他導火線也都很莫名其妙。

「真的很怪，就連一隻蒼蠅，一隻飛進家裡的蒼蠅都能讓我發病。我會看著蒼蠅心想，『哎，我受不了蒼蠅，我要把牠趕走』，然後去拿蒼蠅拍打蒼蠅，結果就是猝倒發作，整個人癱軟在地。我到現在還是想不透為什麼。喔，還有熱熱的東西也會。有一次我去朋友的燒烤派對幫忙，才一靠近爐火就差點跌到烤肉架上，有夠危險。我在做披薩的時候也差點摔進烤箱裡。另外像是拿掃把，就是那種園藝掃把掃落葉也會。掃地會讓我猝倒發作。陪孩子玩也是，你知道，什麼丟球啊，放洗澡水之類。反正有一大堆觸發因素就是了，多到不行，真的很扯。」

當一點日常小事和情緒都會讓你癱倒，心裡想必會很茫然，不曉得日子該怎麼過下去。況且菲爾要應付的不只猝倒而已。猝睡症發病後不久，就發生了一段小插曲。當時菲爾和金各自開車，菲爾載著兩個孩子跟在金後面。「我開的是敞篷車，車頂是收起來的，」他說。「結果我在等紅綠燈時睡著了。孩子叫醒我說，『爸爸，爸爸，綠燈了！』我當下心想，天哪，這真的太怪了。」回家後，菲爾將事情的經過一五一十地告訴金，金立刻把他的車鑰匙拿走。

菲爾的症狀大大改變了他的生活。他總是筋疲力盡，沒辦法開車，沒辦法照顧孩子或是陪孩子玩，也沒辦法自己一個人出門。一個熱愛運動、事業有成、積極活躍又習慣於大小派對中穿梭的男人，如今卻變得憔悴不堪，與過去大相逕庭。「我們知道這種病不會奪去他的生命。他並不是得了癌症或什麼可怕的疾患，」金說。確診為猝睡症後，他們逐漸體會到現實生活的殘酷。「但這種病會榨乾生命中的愉悅與歡笑，」金繼續說。「喜歡的事、有趣的事，或是能為生活增添美好的事就此消失，因為菲爾再也不能做這些事了。」

診斷結果出爐後，菲爾便開始服用興奮劑好讓自己保持清醒。有些像是安非他命（amphetamines）等舊型興奮劑具有改善猝倒的額外作用，不過菲爾服用的是一種名為莫達非尼（modafinil）的新型興奮劑，也就是學生所熟知的「聰明藥」，這種藥號稱可以提升腦力，很多人都會上網訂購，當成讀書學習的輔助工具。隨著時間過去，菲爾的猝倒症狀不但沒有改善，反而愈來愈嚴重。

治療猝倒的標準藥物為抗憂鬱劑。這類藥品能多方影響、調節腦部神經化學物質，提升血清素（serotonin）、去甲腎上腺素與多巴胺（dopamine）的濃度，其中有些還能抑制乙醯膽鹼（acetylcholine）分泌。目前抗憂鬱劑治療猝倒的確切作用機轉仍舊未明，但去甲腎上腺素增加確實能讓腦幹中的藍斑核（locus coeruleus）變得更活躍，而藍斑核正是維持肌肉張力的重要關鍵。

不過，菲爾的病情嚴重到他的神經科醫師想方設法、成功獲得資助，採購一種名為羥丁酸鈉（sodium oxybate）的新型藥劑。這種藥和γ－羥基丁酸（γ-hydroxybutyrate，街頭毒品的一種，有些健身愛好者會濫用此藥以增加肌肉量）同屬一類，而且非常昂貴，極難取得。羥丁酸鈉口服液喝起來超鹹，作用幾乎和麻醉差不多，每晚只要服用兩次，就能讓人陷入極為深沉的睡眠狀態，有時患者甚至會因為睡得太熟無法起床上廁所而出現尿失禁的現象。話雖如此，這種藥能有效治療與改善夜間睡眠障礙、日間嗜睡及猝睡症患者的猝倒問題。目前我們還不太清楚羥丁酸鈉的作用機轉，只知道它會和一種名叫γ－胺基丁酸（γ-aminobutyric acid）的神經傳導物質受體結合，並假定藍斑核同樣會受此化學物質影響。該理論認為，羥丁酸鈉能降低藍斑核對杏仁核訊息輸入的敏感度，進而減少其對情緒性觸發因子的反應。

羥丁酸鈉在菲爾身上可說是立即見效。「真的是馬上，」菲爾回憶道。「我前一晚吃完藥，隔天早上醒來就能感受到不同，變得更有活力了。效果好到不可思議。我看過不少服藥經驗分享，很多人都不太適應，覺得不舒服，或是過了很長一段時間才看見療效。我完全沒有這些問題，也沒有副作用。藥效很快就出現了。」

之前菲爾一天會癱倒十次左右，接受羥丁酸鈉藥物治療後，他的情況有了顯著的改善。「我一個禮拜大概會發作一、兩次，」菲爾說。「但大多時候不會真的倒地。另外我也找到了一些應對機制和方法，像是抓住自己的手臂或慢慢坐到地上之類。」不過，菲爾離「完全控制病情」還有很長一段路要走。雖然羥丁酸鈉效果驚人，但他不願意增加劑量，因此嗜睡問題還是很嚴重，猝倒症狀也沒有消失，只是大幅緩解而已。

我極力說服菲爾提高羥丁酸鈉的劑量，目前的劑量對他來說根本不夠。「我現在已經很少發病了，」他談起最近的猝倒情況。「就算發病也很輕微，絕對不會倒地。」他想了一下，接著再度開口：「老實說我家那兩個小孩真的很有本事，能把我逼到極限又不至於猝倒發作。但有時我還是會腳軟啦。」看樣子，應付孩子所帶來的煩躁與挫敗感（只要是爸媽應該都很懂）依舊是菲爾的症狀導火線。

除此之外，嗜睡的問題還沒解決，他的病情也尚未獲得全然穩定、良好的控制。我問菲爾和金，猝睡症對他們的關係和家庭生活造成什麼樣的影響？金很坦率地回答：

「我覺得眼前這個人跟我當初嫁的人不一樣，但我已經慢慢習慣了這個事實，也非習慣不可。現在菲爾的情況比之前好很多，好像從前的他悄悄回來了，這是好事，只是一切都取決於他晚上睡得好不好、白天做了什麼、心情怎麼樣。至於我們的夫妻關係確實產生了劇烈的改變。我們現在不太常出門。如今外出用餐的樂趣就是不比從前，因為他吃飽就想睡了。所以囉，出去吃飯並不是什麼愉快的體驗。」

她回想起過去那段擁有完美愛情、洋洋得意的日子。「超夢幻夫妻現在變得不一樣了。我的朋友都會開玩笑說，『哈哈，歡迎來到真實的婚姻生活！』」他們倆都同意從前那個快樂又無憂無慮的派對靈魂人物菲爾已經消失無蹤，至少目前是這樣。「要我說的話，我覺得我還是從前那個我，」菲爾表示。「只是我被自己搞得很沮喪，因為我還是想做和以前一樣的事，但我就是沒動力也沒體力去做。我會（從家裡的工作室）下樓打聲招呼，說我要去睡一下，接著再度神隱。」

此外，嗜睡問題也改變了菲爾與孩子的互動方式。他發現自己變得比較暴躁，講話也容易惡聲惡氣。以前他總是會想盡辦法讓大家出門，不要宅在家裡，現在這股動力已經如煙消逝，角色也互換了。「以前的他和現在的他完全是兩個極端，」金說。「之前都是我抱怨，『哎，我們一定要出門嗎？不能待在家裡就好嗎？』菲爾則會說，『喔，拜託！走啦！』現在他什麼都不想做，反而換成我常常提議、安排活動。」

金的語氣難掩失落。未來充滿未知，迷茫的不確定感籠罩著他們。但金又補充說：「沒有什麼能拆散我們。我們只是得更努力以朋友的身分一起面對問題，惦記彼此。但這對菲爾來說並不容易，因為他這輩子都在困倦中生活，永遠擺脫不了疲憊。」我告訴他們，我認為情況還是有好轉的空間與可能，對此我非常樂觀。

以菲爾和金的角度來看，他人的態度無疑是在傷口上灑鹽。「這種病是看不見的。菲爾在別人眼中就是一個健康的正常人。」金說。

「大家完全不了解猝睡症，我們也因此吃了不少苦頭。有一群人不管怎樣就是聽不懂，所以菲爾每見到他們一次就要解釋一次，大概已經重複了上百萬次吧。我覺得大家並沒有意識到一個人、一對夫妻、一個家庭在面對這些問題時有多傷神，壓力有多大，也不明白我們要付出多少努力和心力才能應付一切，繼續生活，維繫親情、友情和工作。」

她繼續說：

「有些人還覺得這種病很好笑。比方說，我們會去參加活動或是看孩子表演，結束後可能就會有人開玩笑說，『菲爾剛才有醒著嗎？』然後我會在心裡問自己，有什麼好笑的？這也能拿出來問？為什麼會想問這個？假如菲爾得的是癌症，你會問他剛才看表演時有覺得很不舒服嗎？不會嘛！所以不要問這些有的沒的。一點也不好笑。」

我想金之所以會生氣，是因為她想保護菲爾。菲爾本人反而稍微寬容一點。「其實我不太介意拿這件事打趣。如果對方了解情況，那我們可以一起笑沒問題；如果對方不懂、無知又沒禮貌，那我就真的笑不出來了。」

⁂

雖然我的職涯會走到今天這一步完全是無意識過程，沒有什麼積極的計畫，但回想起我對《圖解神經醫學及神經外科學》那一頁的著迷程度，最後會執掌大型醫學中心收治猝睡症患者好像也不意外。在我還是醫學院學生的時候，猝睡症被視為一種神祕的怪病，大家對此所知甚少，常常拿來當笑話講。現在，我日復一日地坐在診間看診，接觸飽受猝睡症所苦的病人，才清楚體會到這種病幾乎衝擊了生活中每一個層面，留下毀滅性的創傷。

然而，研究這類純粹的神經系統疾病不僅能讓我們洞悉正常的睡眠調節機制，了解特定化學物質與神經元迴路的重要性，更讓我重新認識到「保持清醒」的價值，為自己擁有這樣的能力而感恩。此外，這些研究同樣會為失眠患者帶來一些影響。確認下視丘分泌素在維持清醒狀態上的角色有助於研發新型助眠藥物，而藉由夜間誘發「暫時性猝睡症」的方式來阻斷下視丘分泌素或許能有效治療失眠問題。

對我來說，猝睡症是很好的醫學例證，能讓我們透過微小卻顯見的神經系統損傷來了解人類大腦的運作機制。這種睡眠疾患就像一場以遺傳傾向、免疫系統結構和環境誘因等不利因素所構成的自然實驗，描繪出喪失些許腦細胞是如何徹底顛覆、打亂我們的睡眠與清醒模式。

時下相關領域正在研發猝睡症新式療法，其中有些已可用於實際治療。治療猝睡症最直觀的方式就是補充患者所缺乏的下視丘分泌素。以小鼠為例，將下視丘分泌素直接滴注至腦部確實有其成效，然而當前的人體試驗顯示，鼻用製劑（噴入鼻腔以透過黏膜吸收的藥劑）沒什麼實質效果，因此這種方法並不適用於人類。

目前還沒有方法能根治猝睡症。研究人員試著抑制免疫系統以防止其攻擊下視丘中的下視丘分泌素製造神經元，但這些神經元似乎早在猝睡症症狀出現之際就已受損，醫學能介入的時機不再。

不過，還有其他方式能帶來一線曙光。也許可以用幹細胞移植技術重新生成下視丘分泌素製造神經元，或是採取基因置換療法，用病毒將具活性的下視丘分泌素前驅基因插入剩餘的細胞，促使細胞製造更多下視丘分泌素。

雖然這些技術才剛起步，但一路走來我們已經有很大的進展。短短幾十年，我們就揭開了猝睡症的神祕面紗，徹底了解背後的病因與根源，所以絕對有理由保持樂觀。至於未來的發展，大家就拭目以待吧。

第七章 蜜蜂嗡嗡

在真正見到大衛*很長一段時間之前，他寫了一封非常詳盡的信給我：「親愛的萊施茨納醫師你好，我從我的伴侶黛博拉口中得知，你同意就我的睡眠問題進行電話診療諮詢。不幸的是，隨著時間過去，我的症狀愈發嚴重。」

大衛在信中詳細描述了個人背景。他現年七十二歲，住在都柏林郊區，事業有成，而且每週都會長距離騎乘單車，還會定期出海航行，顯然在職場與體能活動上都極為活躍。除此之外，他和另一半的感情也很好，黛博拉非常支持他，他的生活聽起來洋溢著滿滿的幸福與快樂，只可惜還是有美中不足的地方。

「睡眠障礙對我和我的手足來說是老毛病了。我跟其他三個兄弟姐妹一直以來都有睡眠的困擾。」大衛提到，他二十多歲時開始出現嚴重的失眠問題，起先他以為是自己的生活太豐富、太充實，所以才會每天都「希望明天趕快來，這樣我才能拓展新的興趣和視野」。殊不知他的失眠症狀逐漸惡化，變得愈來愈糟。

「我一個晚上最多睡兩到三個小時，而且老是睡睡醒醒。有時最短只能睡十分鐘，最長不會超過一小時。能連續睡一個小時真的很奢侈。」

多年來，大衛因為睡眠問題看了好幾個醫生，一度被診斷出睡眠呼吸中止症，拿過的安眠藥多到數不清。「我吃過短效藥、長效藥、煩寧、利眠寧（Librium）[1]和抗憂鬱劑。這些藥雖然有點助眠的效果，但只要吃了藥，隔天我的狀況就會很差，什麼都不能做，不管哪種藥都一樣，所以後來我只好全部停藥。」

大衛的信密密麻麻地打了超過三頁。我的第一個感覺是這個人正拼命對抗失眠，努力維持忙碌的生活，卻毫無進展。信末，大衛說他去看了都柏林當地的精神科醫生，並以沮喪的筆吻作結：「我和精神科醫生討論了一下，最後問他什麼時候回診？他說不需要回診，因為他認為這個模式已經根深柢固到他無計可施。這大概是十五年前左右的事了。」

幾天後，我們依約進行電話診療諮詢。我在倫敦的診間，大衛和黛博拉則在都柏林郊外的家。大衛說著一口輕柔的愛爾蘭腔，喋喋不休地絮叨，聽起來活力充沛，似乎對自己的失眠問題看得很開，態度十分豁達。他顯然是個能言善道的人，用字遣詞不但精確，還很有詩意。他最擔心的是睡眠問題讓他無法活得精采，好好享受人生。我們快速討論了一下先前那封信的內容，但他講到了一些信中間接提及、並未明說的症狀，吸引了我的注意。

他再次說明自己長期以來都有難以入睡和淺眠的困擾，一個晚上大約會醒來二十次，接著便提起一些很不尋常的症狀。他注意到睡覺時胸口會出現一種奇怪的震動感，只要他移動身體，震動就會停止，可是一旦重新平躺，又會開始震動。此外，最近他還發現靜靜躺在床上時，右腿會有種騷動不安的感覺，他自己也會有衝動想動動腿，只要一動，問題就會立刻緩解。因此「半夜起床」就成了他應付胸口和右腿的方法。不僅如此，根據黛博拉的描述，過去五年左右，大衛晚上都會很焦慮地動來動去，有時亂揮手臂，有時用力踢腿，甚至用拳頭打床頭板。這種情況大多是在他上床睡覺後十五到二十分鐘內發生，嚴重的話可能會持續數小時。雖然大衛不時會打到自己，但事發當下他完全沒意識到自己有揮動手臂。

電話診療接近尾聲時，我告訴大衛，睡夢中揮臂踢腿可能是把夢境表現出來的徵候，但我不太確定他的案例是不是這樣。

唯一能確定的是，他所描述的是不寧腿症候群（restless legs syndrome，簡稱RLS），或許還有「不寧胸症候群」。

⁂ ⁂ ⁂

醫學史上充斥著許多尚未被正式接受或廣泛承認的診斷。有些像是纖維肌痛症（fibromyalgia）[2]或慢性疲勞症候群（chronic fatigue syndrome）等疾病爭議不斷，甚至在醫生和患者

1 譯註：學名氯二氮平。
2 譯註：主要症狀為慢性廣泛疼痛，好發於女性，俗稱公主病。

間掀起激烈的論戰；有些則被認為是製藥公司為了推銷產品與圖利所捏造出來的謊言。不寧腿症候群就是其中一例。二〇一三年，一位《英國醫學期刊》（*British Medical Journal*）定期專欄作者暨家庭醫師重申了這個觀點，認為不寧腿症候群是「典型的藥廠伎倆」，不僅具有「令人難以置信的生物基礎」，更以個案自陳症狀的主觀量表為依據，用「偽科學的方式轉換成不合理的數字等級」，而他本人「執業二十年來」從未見過有患者主訴不寧腿症候群。

事實上，我在前一年同樣於《英國醫學期刊》發表了一篇不寧腿症候群相關綜論。一位來自美國密蘇里州鷹岩城（Eagle Rock）的退休醫生告訴我：

> 「『不寧腿』這種說法很多餘。人體腿部由大量用以活動和運動的肌群所組成。根據我的經驗，走路、跑步、騎單車、跳舞和游泳等有氧運動都能有效緩解不寧腿。請不要以無止盡的診斷和處理醫療問題的眼光來看待生活，這樣只是在為更多藥廠製造藉口。」

當下我只能在心裡拍拍額頭，覺得很沮喪。

美國醫界認為「不寧腿症候群」這個名稱會影響其社會接受度。為了讓大眾更重視這個疾病，他們決定採用嚴肅一點的名字，以一六八五年首度描述此症的英國醫師湯瑪斯·威利斯

（Thomas Willis）和一九四〇年代詳盡說明此症臨床表徵，提出現代醫學中最具權威性敘述的瑞典神經科醫師卡爾．艾邦（Karl Ekbom）為名，將不寧腿症候群重新命名為「威利斯－艾邦症候群」（Willis-Ekbom disease）。不過這個不太好記的名稱始終沒有流行起來（也是不意外啦）。至於那些懷疑論者，我倒是很想請他們來診所認識一下大衛和瑪麗蘿絲這樣的病患……

❦ ❦ ❦

瑪麗蘿絲高齡八十五歲，是個精神矍鑠、目光炯炯的藝術史學家。雖然她的年紀是我的兩倍，卻比我更有活力，依舊持續寫作、教書與環遊世界，而且外表完全看不出來她其實無論晝夜都飽受病痛折磨。我第一次見到她時，她七十七歲，已經罹患不寧腿症候群多年。

「我很久以前就有這個毛病，」瑪麗蘿絲回憶道。「當時我不知道這叫不寧腿症候群，大家只是說，『哦，你抽筋了，要吃點奎寧或是睡覺時在床上放軟木塞才行。』」（後來我才知道軟木塞是一種用來醫治夜間痙攣的傳統療法，但我認為這個方式缺乏足夠的實證基礎支持。）

我請瑪麗蘿絲描述一下她的症狀。「嗯……很難形容，我覺得最貼切的說法是腿部皮膚裡彷彿有蜜蜂嗡嗡地飛，那些觸不到的蜜蜂會讓你很想抓腳或是起床走動，因為你在腿部失控抽動的情況下根本不可能好好躺著睡覺。」

瑪麗蘿絲說的是很典型的不寧腿症候群病徵：出現難以克制、想活動肢體（通常是腿部）

的衝動，但只要一動就能緩解不適。這股衝動往往會伴隨著不舒服的感受，例如刺、麻、痛、痙攣或是被電到的感覺。此外，不寧腿症候群的症狀在傍晚和夜間尤其嚴重，導致患者難以入眠，以睡眠的角度來看，這點非常不妙。「我變得很怕睡覺。」瑪麗蘿絲表示。「事實上我愈來愈會找藉口拖延上床的時間，因為只要一躺下來沾到枕頭，我的腿就會開始抽動。我覺得很絕望，不曉得該怎麼熬過這些夜晚。」她所描述的腿部活動正是不寧腿症候群特有的徵狀，這些抽動與不適感讓她每晚最多只能睡三到四個小時，而且還不斷睡睡醒醒。

不寧腿症候群患者通常會有兩種類型的腿部活動。一種是患者為了舒緩不適所做出的動作，屬於可克制的半自願活動；另一種則是非自願活動，患者會在熟睡時出現踢腿或腳踝抽動的現象，為不寧腿症候群的特徵之一，或許也是最初證明這種病確實存在的證據之一，而不是捏造出來的。

這類腿部突然抽搐的現象稱為睡眠週期性肢體抽動（periodic limb movements of sleep），百分之八十到九十的不寧腿症候群患者都有這個症狀，頻率可能是每五秒到九十秒短暫發作一次，也可能持續一整晚。夜間腦波活動監測結果證實了患者在踢腿期間處於睡眠狀態，而週期性肢體抽動對他們來說不過是雪上加霜。患者不僅會因為症狀影響而無法入眠，就算好不容易開始打盹，腿部抽動也會擾亂睡眠品質，甚而中斷睡眠，導致患者甦醒，患者醒來後會察覺到自己的症狀，繼續受病痛折磨。不難想見病況嚴重時有多難忍受。

「有時我會失眠一整夜，完全無法闔眼，但一般來說都是斷斷續續地睡。」瑪麗蘿絲解釋。

「很累的時候我就會去睡，接著醒來一、兩個小時，然後再睡，有時乾脆直接起床。如果情況太糟，我會起來到樓下廚房喝點東西，再躺回床上。這麼做無法消解腿部躁動，但可以讓我的大腦平靜下來。我不曉得自己為什麼會醒。我的意思是，我一直到醒來後才明白原來是我的腿害我睡不著。」

儘管多年來病況嚴重，瑪麗蘿絲依舊沒有獲得正式的診斷和治療。放棄奎寧和床上的軟木塞後，她找到了一些至少能舒緩症狀的方法。「我會起床用手使勁按摩雙腿，有時會加點軟膏之類的東西輔助。這麼做多少能減輕一點不適感。我過去常這樣醒來按摩，然後再回去睡覺。」

瑪麗蘿絲的先生已經過世了，但他當時想必和聖人一樣很有耐心。想像一下，睡在一個整晚不停亂踢、猛動又反覆起床的人身邊……「我先生很同情我，一直希望有朝一日我能徹底擺脫病痛。他從來沒抱怨過我的腿。」瑪麗蘿絲這番話讓我大為驚訝，接著她坦承他們夫妻倆很早就決定分房睡了。

經過數年來的堅持，瑪麗蘿絲終於找到一位學識淵博的家庭醫師，正式診斷出她患有不寧腿症候群，並讓她接受治療，而且效果極為顯著。醫生開了一種名為左旋多巴（levodopa）的藥給她，這種藥多用於治療帕金森氏症，看來對不寧腿症候群似乎也有奇效。

❦ ❦ ❦

很多患者和大衛與瑪麗蘿絲一樣花了好幾年的時間才確診，這點非常奇怪，因為不寧腿症候群其實是很常見的疾病。近來的研究指出，大約十分之一的成人患有嚴重程度不等的不寧腿症候群，兒童罹病的比例可能更高。事實上，發育過程中有「成長痛」（growing pain）的孩子長大後似乎更容易出現不寧腿症候群病徵，又或者成長痛可能就是不寧腿症候群的表現。先前提到的那位專欄作者兼家庭醫師說他執業二十年來從沒見過這類病患，以這些研究數據來看，這種說法實在令人難以置信。

至於確診為什麼那麼難？部分原因在於不寧腿症候群具有多樣化的病理表徵。若晚上躺在床上難以入睡，覺得躁動難安，一般都會認為自己之所以輾轉反側是因為失眠，不會想到其他可能。患者經常沒有意識到不寧腿症候群才是導致睡眠問題的元凶。除此之外，各人所描述的感覺也不盡相同，舉凡拉扯、抖動、刺麻、發癢、燒灼、緊繃、抽痛、持續疼痛、靜不下來、皮下彷彿有電流竄過或蟲子蠕動爬行等都是患者可能會有的感受。部分案例中，疼痛是主要的症狀。這種多樣性讓不寧腿症候群經常被誤診為痙攣／抽筋、靜脈曲張或神經方面的問題。

然而相較於其他疾病，不寧腿症候群的診斷還是有些線索可循。第一是疾病本身與夜晚之間的關聯。患者很少在晨間發作，通常都是傍晚、晚上或夜間特定時段才會出現症狀。許多病患都跟我說他們只有在晚上坐下來看電視或吃晚餐時才會注意到自己的症候。第二是疾病本身與活動之間的關聯。保持靜止會讓症狀加劇，活動則可短暫緩解病痛，例如瑪麗蘿絲就發現半夜起來在家裡走動能減輕不適，而大衛的應對方法同樣也是起床，只是這種方式顯然無助於睡眠，還會影響睡眠品質。

❦ ❦ ❦

當然，診斷困難的原因不只這些。大衛的症狀自胸口開始，過了好長一段時間才影響到腿部。雖然這種情況非常罕見，但我在多年執業生涯中確實看過一些特殊個案，其主要患部並不是腿，而是手臂、腹部，甚至是生殖器。事實上，儘管病名叫不寧腿症候群，還是可能影響到其他身體部位。有些個案的患部為已截肢的肢體，因而稱為「幻想不寧腿症候群」（phantom RLS）。

後來大衛入院過夜參與睡眠研究。過沒多久，我們再度聯繫，討論他的研究結果。真的是徹頭徹尾的災難。他整個晚上只睡了二十分鐘，沒有進入快速動眼期，所以無法確認他的情況究竟是不是將夢境化為實際動作表現出來。此外，先前大衛在都柏林被診斷出患有睡眠呼吸中止症，然而他在睡眠期間看起來不像有嚴重的呼吸問題，只是二十分鐘實在太短，不足以推翻這項診斷。不過，仔細檢視紅外線攝影機連夜錄下的研究畫面後，我發現了一個奇怪的地方。由於黑白影像的顆粒感極重，能顯示出來的細節不多，因此我看不清楚螢幕上的大衛到底是什麼模樣。雖然黛博拉說大衛是在睡夢中揮舞手臂，但我注意到他一旦開始昏昏欲睡，而且絕對是在還沒睡著前，右手臂就會高舉過頭亂揮。做這個動作的同時，他會從睡意中清醒，就這樣一而再，再而三地重複同樣的模式。在此之前我曾看過類似的案例。我腦中突然閃過一個想法：大衛之所以會揮手，可能是因為他想緩解手臂的不寧腿症候群，至於這些活動的本質則介於自願行為與非自願行為之間。我在想，這種現象會不會只是單純的疾病表徵，他除了「不寧胸」和「不寧右腿」外，可能還有「不寧臂」。

我們的討論不是很輕鬆。我試著拿捏平衡，以免讓他產生不正確的期待。我告訴他，我認為我們要治療已知的症狀，也就是不寧腿症候群的多樣表徵，同時提醒他，一般來說，就算這些症狀獲得治療，多年來睡眠中斷所造成的失眠問題還是會持續下去，所以未來也需要進行睡眠障礙療程。我建議他先服用一劑力必平（ropinirole，可用於治療帕金森氏症和不寧腿症候群），待療程穩定後再重新評估病情。

❦ ❦ ❦

初次見到瑪麗蘿絲時，她的狀況非常不好。家庭醫師開的藥起先療效絕佳，她的症狀幾乎完全消失。然而服用左旋多巴十多年後，她的病情愈來愈嚴重，甚至早在白天就出現症候。等到來我的診所看診時，她已經開始服用大劑量的左旋多巴，現在又加上大劑量的力必平，就是我開給大衛的藥。

瑪麗蘿絲坐在我面前講述自己的故事，雙腿不是扭動、抽動，就是猛然顫動，很難保持靜止。她的口吻純粹就事論事，雖然不是很沉著淡定，但從她的語氣中可以知道她想描述自己的病情，又不想表現得好像在抱怨一樣。儘管她諱莫如深，還是聽得出來當前的症狀令人難以忍受，除了早上一起床就發病外，活動所帶來的舒緩效果也很有限。病痛剝奪了她坐在扶手椅上看書的樂趣。蜜蜂在腿裡嗡嗡飛鳴的感受愈來愈強烈。「比發癢還糟。硬要說的話感覺很像被咬，而且不是小口輕咬，是真的有什麼東西在啃噬你，讓人痛到受不了。」

瑪麗蘿絲幾乎無法入眠。搭飛機時，她完全不能待在狹窄的機位上，一定要扭扭身子或是在走道上伸伸腿、走來走去。「我沒辦法坐在小小的劇院座位上保持安靜，專心看戲。我很努力試著不動，但實在是太痛苦了。」瑪麗蘿絲的花園是她的主要療方，她會到處活動，狠狠斬除雜草，藉此緩解症狀。

我覺得瑪麗蘿絲的病況和軍方特種部隊的訓練方式很像。訓練過程中，新學員會被反綁雙手丟進水池裡，不拼命踢腿就會溺斃。瑪麗蘿絲也是一樣，她沒辦法停下來不動。看診才過了幾分鐘，我就發現她很明顯是「症狀強化」（augmentation）[3]的受害者。

不寧腿症候群的標準藥物治療方式是對患者投予可提升多巴胺（大腦中的一種神經傳導物質）濃度的藥。這類藥物稱為多巴胺激性製劑（dopaminergic agent），能在極短的時間內有效治療不寧腿症候群，藥效早已眾所皆知；事實上，這種藥物反應甚至被用來做為診斷標準，表示病人罹患的確實是不寧腿症候群，而非其他具有類似症狀的疾病。左旋多巴能提高腦內的多巴胺濃度，進而發揮藥理作用，其他像是力必平等藥物則會模仿多巴胺。相較之下，阻斷多巴胺的藥（如抗精神病藥物）會導致不寧腿症候群急劇惡化。這點不僅將多巴胺調節問題與不寧腿症候群連結起來，或許還能讓我們稍微了解背後的病因。雖然我們幾十年前就已經知道增加多巴胺濃度有助於改善不寧腿症候群，但這類藥物還是有較為黑暗的一面，特別是在高劑量的時候，這些藥會驅使不寧腿症候群在短時間內快速惡化，造成所謂的症狀強化現象。若體內長期存在高濃度的這類藥物，或是藥物濃度在二十四小時週期內有所波動，就可能會引發不寧腿症候群的病徵，提前在白天出現想活動肢體的強烈衝動與不適感，且症狀會愈來愈嚴重。

除此之外，症狀強化現象也會削弱活動所帶來的舒緩效果，使症狀蔓延至手臂、軀幹或臉部等其他身體部位。原先的醫療解救途徑如今變成了苦痛與折磨的源頭。瑪麗蘿絲來找我看診時，除了超高劑量的左旋多巴外（幾乎每個服用此藥的人都會增加劑量，因此英國已不再使用這種藥來治療不寧腿症候群），她所服用的力必平劑量比我永遠不會使用的最大劑量還要高九倍。短期來看，逐步增加劑量能帶來暫時性的好處，但長期來看只會驅使潛在症狀發展。瑪麗蘿絲可說是我這輩子見過症狀強化最嚴重的個案之一。

不僅如此，這類藥物還會帶來其他嚴重的後果。多巴胺不僅是影響運動的神經傳導物質，也是大腦獎勵機制的基礎，例如購物或賭博所帶來的愉悅感就是多巴胺調節下的傑作。可是力必平及其他模仿多巴胺、稱為多巴胺受體促效劑（dopamine receptor agonist）的藥物會打亂這個獎勵機制，使其發生故障。

近年來我們注意到這類藥物會產生一種名為衝動控制疾患（impulse control disorder）的副作用。服用多巴胺受體促效劑的患者有時會出現驚人的行為變化，這些行為多與生成獎勵的活動有關，如強迫性賭博、過度消費／衝動購物、強迫性進食、性慾亢進等。患者通常不會發覺自己舉止有異，只有在停藥且行為恢復正常後才會意識到這些改變。

這類行為變化個案描述首見於服用高劑量多巴胺受體促效劑的帕金森氏症患者，現在我們知道，這種副作用在不寧腿症候群病患身上也很常見。我有一個專攻帕金森氏症的神經科同事

3譯註：意謂提前發作、強度增加或症狀蔓延至先前不受影響的肢體。

就分享了一些故事，說她的病人會突然沉迷於網路色情或是賭輸一大筆錢。至於我的病人裡也有類似的案例（只是沒那麼奇特），其中最嚴重的是一名男性患者。他每個月都會花五十到一百英鎊（約兩千到四千臺幣）收藏模型車，但進行藥物治療的頭一個月，他就花了一千英鎊（將近四萬臺幣）。幸好我有提醒他和他的親朋好友，這類藥物具有潛在的副作用，並在他的藏品瘋狂增加前就停藥了。

診療結束之際，我和瑪麗蘿絲討論了一下改善現狀的方法。若不停藥幾個月，情況很難有所突破。如果繼續進行當前的療程，服用高劑量藥物，症狀強化的現象可能會愈來愈嚴重，可是完全停藥也會有問題。短期來看，缺乏替代方案會導致她的病況惡化（她絕對會罵死我）；現在她每晚最多睡幾個小時，停藥只會讓睡覺變成百分之百不可能的任務。所以，停藥期間一定要採用其他療法，別無選擇。

❦ ❦ ❦

那麼，造成不寧腿症候群的原因究竟為何？這種病真的是製藥產業為了讓我們購買更多不必要的藥品而捏造出來的謊言嗎？目前不寧腿症後群的確沒有相關的診斷試驗，不像心臟病有心電圖檢查，貧血有抽血檢查，或是腦瘤有磁振造影掃描檢查。也許缺乏客觀檢測方法讓人心生疑慮，認為這種病是心理因素所引起的生理問題，而不是真的。不過偏頭痛及部分公認的醫學疾病也可以這樣解釋。

不寧腿症候群好發於某些特定群體。目前已知缺鐵的人比較容易罹患這種病，就連中國古代文獻中也有相關記載，描述黃帝和他的太醫岐伯討論一種很像不寧腿症候群的病，還說要在患者的飲食中摻入鐵粉來治療。首度詳述不寧腿症候群「現代」臨床表徵的瑞典神經科醫師卡爾・艾邦同樣論及兩者之間的關聯，認為捐血可能會誘發此症，補充鐵質則可治療這些症狀。

一九五三年，與艾邦同時代的瑞典醫師尼爾斯・諾蘭德（Nils Nordlander）首次以靜脈注射鐵劑的方式來治療不寧腿症候群。近來的造影研究結果一致顯示，不寧腿症候群患者有多個腦區鐵質濃度較低，特別是黑質（substantia nigra）。黑質顧名思義就是「黑色物質」，位於大腦深處，由於細胞中富含神經黑色素（neuromelanin，一種決定膚色的色素），故呈現深色。神經黑色素為多巴胺的前驅物，因此這些細胞又稱做多巴胺製造神經元。這種缺鐵現象不僅在黑質的事後分析中得到證實，或許還能用來解釋不寧腿症候群，就算患者血液中的鐵濃度正常亦然，因為部分患者似乎有無法將鐵質輸送至腦部的問題。

由此推斷，不寧腿症候群與大腦鐵質含量低有關。那多巴胺呢？我們知道，提升腦內多巴胺濃度的藥能用來治療不寧腿症候群，降低多巴胺濃度或阻斷多巴胺受體的藥則會導致症狀誘發或惡化。研究指出，與常人相比，不寧腿症候群患者腦中的多巴胺濃度和轉換率較高，多巴胺受體的數量較少。這種情況乍看之下完全說不通。一個以「多巴胺濃度高於正常值」為特徵的疾病為什麼要用更多多巴胺來治療？

現行的假說認為，由於周遭漂浮著太多多巴胺，因此大腦會減少對多巴胺敏感的受體數量。白天沒什麼問題，但多巴胺濃度受晝夜節律的影響，日間數值較高，夜間數值較低，在受體數量減少的情況下，多巴胺濃度下降就會引發不寧腿症候群。此外，該假說亦解釋了症狀強化的現象。對患者投予高劑量促進多巴胺分泌的藥物可能會讓大腦進一步減少多巴胺受體的數量，隨著多巴胺濃度正常值下降，這種失衡狀態就會更加顯著，導致患者症狀加劇，甚至早在白天就發病。瑪麗蘿絲多年來大量服用力必平和左旋多巴，過度的藥物刺激導致多巴胺受體日益減少，停藥的原因就是希望藉由降低她體內循環的多巴胺來扭轉這種情況。

那多巴胺與鐵質之間的關聯呢？又該怎麼解釋？事實上，鐵質是合成多巴胺的重要元素。大腦中的鐵和多巴胺關係密切，然若情況真是如此，體內鐵含量低的人多巴胺濃度應該也會比較低，對吧？這個問題的答案至今仍處於灰色地帶，不甚明朗，但研究結果顯示，缺鐵的小鼠確實有細胞外多巴胺濃度較高，多巴胺受體密度較低的現象，或許還影響到這些腦區中其他分子。目前我們對這種高度複雜的機制所知甚少；雖然不寧腿症候群的「多巴胺理論」看似合理，但也只是個理論而已。

另外，不寧腿症候群亦好發於女性，特別是孕婦。部分原因可能和月經或孕育胎兒所造成的鐵質流失有關，但問題的根源不僅如此。許多孕婦會在產後一週左右出現嚴重的不寧腿症候群，這種現象無法用單純的鐵質驟增來解釋，一定還牽涉到荷爾蒙作用。不幸的是，孕期中出現症狀的女性日後會有很大的機率發病，成為此症的高風險群。腎臟問題與各種神經系統疾病也可能會引發不寧腿症候群。

不過，家族病史或許才是不寧腿症候群最大的危險因子。約莫有一半的患者家裡同樣有人罹患不寧腿症候群，其中同卵雙胞胎罹病的機率又高於異卵雙胞胎，在在顯示發揮作用的是遺傳因素，而非環境因素。以大衛的案例來看，明顯的睡眠障礙家族史可能就是不寧腿症候群強烈遺傳傾向的體現。目前國際間已投入大量心力，努力找出造成不寧腿症候群的基因。根據最新統計，有四萬五千名來自多個國家的不寧腿症候群患者參與相關研究，研究團隊也發現了十九種疑似會增加罹病風險的基因。這些基因全都與神經系統發展有關，會影響神經元成長、神經迴路的形成與突觸（神經細胞間溝通傳訊的地方）生成的方式。

然而，即便釐清與不寧腿症候群有關的是哪些基因、產生影響的是哪些神經傳導物質，依舊無法解釋此症的病理根源，只留下了一些有趣的線索和研究途徑，指引我們進一步探查箇中奧祕。不過，知道有遺傳因素與腦內化學變化牽涉其中，加上夜間研究證明了睡眠週期性肢體抽動現象，應該至少能說服我那些持懷疑論的同事相信這種病確實存在，不是臆造出來的幻想，更不是單純的行銷手段。

＊　＊　＊

睡眠研究結束後不久，我終於在診所裡親眼見到大衛與黛博拉。他們兩人跟我想像的不太一樣。大衛衣著整潔，看起來非常健康，完全沒有長期失眠的跡象。至於黛博拉，我之前和她講過電話，聽過她的口音，以為她是六、七十歲左右的愛爾蘭女性，沒想到她不但充滿青春活力，還很有異國風情。

我很慶幸能和他們面對面，可是當大衛說他只服用了兩劑力必平就停藥那瞬間，我的心猛然一沉。他告訴我，雖然劑量極低，但他兩次吃完藥後起床都覺得情緒低落、精神不濟，所以就沒再吃了。我們的醫病關係好像注定要失敗似的。不過，隨著我們進一步深聊，我愈來愈確定他描述的就是不寧腿、不寧胸和不寧臂症候群。我們決定再試一次，但這次用的是含有類似成分的藥物貼布，貼布內的多巴胺受體促效劑會以固定劑量滴注、滲入皮膚，二十四小時不間斷。或許保持穩定、避免藥品濃度波動能預防其他潛在的問題。我在心裡默默祈求，希望一切順利。

幾天後，我收到黛博拉寄來的電子郵件。當下我的心又是一沉，直到打開細讀才發現是好消息。「大衛先從一毫克的貼布開始用，」她在信中寫道。

「那天晚上他睡了將近十四個小時，而且睡得很好，只起來上了一、兩次廁所……真是奇蹟！第二天晚上也一樣，只是隔天早上有點昏沉乏力。通常他都會在固定的時間換藥，但第三個晚上他決定不換貼布。一開始他有睡著，後來因為胸口裡出現些微騷動感（同一塊貼布已經貼了三十個小時），便起床換藥，又安穩地睡了一夜。我知道現在說這些還太早，但試過了這麼多方法，我們終於找到解答了。我和大衛都不敢相信，一直掐自己，好確認一切都是真的。」

得知情況有所突破，我鬆了一口氣。藥物明顯改善了大衛胸口的躁動感，一旦貼布藥劑用盡，症狀又會出現，這些都強化了我腦中關於「不寧胸症候群」的診斷。我回信給黛博拉，告訴她現在的確言之過早，至於大衛在療程初期出現暈眩乏力的現象，可能單純是他在還過去數十年來所積欠的睡眠債，但我們還是要繼續觀察，看看這個問題有沒有解決。

過了幾週，黛博拉再度來信：

「只是想告訴你，貼布治療改變了大衛的人生。他現在睡得很好，真的是奇蹟。希望能一直持續下去！這六週來他都睡得很安穩，生活品質也大幅改善。他這輩子幾乎每天都飽受失眠所苦、勉強度日，現在的他有如重生一樣，整個人煥然一新。」

事實上，大衛的治療過程還是有些顛簸。貼布讓他的皮膚有點發炎，但他也不願意嘗試其他方法。最低劑量的藥物擁有轉變人生的效果。自二十多歲以來，大衛的生活就因為嚴重的失眠問題而蒙上一層陰影，現在他感覺好多了，因此他寧可用溫和的類固醇乳膏來治療皮膚發炎。貼布徹底消除了他胸口和腿部的躁動感，黛博拉也說他晚上不會再亂揮手臂了。療程期間我曾短暫換了一種非多巴胺替代藥物，但大衛很快就重回貼布的懷抱。

最近一次複診的時間距離我們初次聯繫已過了大約三年，大衛的生活與從前相比有如天壤之別。他依舊睡得很好，想做什麼就做什麼，不必擔心晚上會失眠；與此同時，他仍持續使用低劑量的皮膚貼布，我也很鼓勵他這麼做。由於他的症狀非常嚴重（要是幾年內病況加劇，他可不會感謝我），我加開了一種低劑量且不會造成相同困擾的替代藥物給他。

不過，許多替代藥物都有自己的問題。不寧腿症候群治療藥物包含特定的抗癲癇藥物、類鴉片藥物，以及含可待因（codeine）的止痛藥，這些都會衍生出依賴性問題。幸好，目前幾乎沒有證據顯示不寧腿症候群患者會對藥物產生依賴，我的美國同事甚至還用美沙酮（methadone，一種常用來協助戒斷海洛因的藥物）來治療重症病患。

治療除了讓大衛晚上睡得比較好外應該還有其他好處。愈來愈多證據指出，不寧腿症候群和睡眠呼吸中止症一樣與心血管疾病、高血壓和中風風險增加有關。記錄不寧腿症候群的睡眠週期性肢體抽動現象時，我們發現無論腿部活動干擾睡眠與否，受試者的血壓和心率都會升高。由此推斷，這些頻繁的腿部活動或許就是加速心血管衰老的元凶。然而目前我們對這個領域仍不甚了解，也不曉得治療不寧腿症候群或肢體抽動症狀能否降低心血管疾病的風險。

那瑪麗蘿絲呢？她的不寧腿症候群怎麼樣了？結果證明，光是停用左旋多巴和力必平很難扭轉症狀強化的現象，但若輔以替代促效劑則可有效改善問題。停用促進多巴胺分泌的藥物一年後，瑪麗蘿絲又開始服用低劑量的左旋多巴合併其他藥品。八年來，她的病情控制得很好。現在她已經八十多歲了，生活依舊忙碌，不僅到處飛來飛去、踏足世界各地，在學術界也很活躍。蒔花弄草仍是她個人用來應對症狀的專屬療法。

「我的心靈變得很平靜。這是很了不起的改變，」她告訴我。

「因為我知道，只要吃了藥，只要用我們想出來的方法，我的腿就不會躁動難安。雖然我偶爾會忘記，但多虧那些在我腿裡嗡嗡飛鳴的蜜蜂，我很快就會想起自己應該吃藥。有時發作的情況嚴重到我不得不整晚走來走去，但那是我的錯，因為我忘了吃藥，所有問題都一股腦地衝出來。我唯一能做的只有趕快補吃，不停走動直到症狀消退。」

我有點懷疑瑪麗蘿絲是否真的擺脫了不寧腿症候群。她坐在我面前時不斷移動雙腿、轉動腳踝、伸展小腿肚，椅子還隨著動作發出嘎吱聲。聽到我這麼說，她笑了起來。「你是第一個注意到的人！我不知道我一直在動。我完全沒意識到這一點！」

此外，她的睡眠問題還沒解決。就算沒有不寧腿症候群的症狀，她還是睡得很不好。數十年來的睡眠中斷留下了嚴重的惡果。「我想這些模式應該從我中年時就開始了，現在我老歸老，情況還是沒變。嗯……或許早在我剛成為媽媽、孩子非得在凌晨三點起床那時就開始了。」她若有所思地說。「我好像一到凌晨三點就會自動醒來。」

一旦醒來，騷動的就是她的心神，而非腿下嗡嗡亂飛的蜜蜂。她的腦袋裡會塞滿各式各樣的想法和念頭，得花上好一段時間才能再次入眠。瑪麗蘿絲一直很努力避免「積極嘗試入睡」，因為這麼做往往會讓問題變得更嚴重。「我會用比較消極的方法，像是聽有聲書或音樂之類，等到大腦停止轉動，我就覺得可以睡了。」她很慶幸自己至少不用再受不寧腿折磨。

⁂

大衛和瑪麗蘿絲是我收治過最令人印象深刻的不寧腿症候群病患。值得強調的是，絕大多數的不寧腿症候群患者不一定要吃藥。這種病很常見，毋須服藥讓事情變得輕鬆許多。畢竟展開藥物治療的決定並不容易，必須在不寧腿症候群與潛在的治療副作用之間抉擇，實屬兩難。

事實上，只要稍微改變一下生活方式，就能改善不寧腿症候群。減少咖啡因攝取、不抽菸、不喝酒都能有效緩解症狀。另外，睡眠剝奪會導致不寧腿症候群惡化，因此養成規律的睡眠模式也會有幫助。不過我常遇到患者因為「失眠」而服用鎮靜劑或抗組織胺，但他們所謂的「失眠」其實是不寧腿症候群造成的。具有鎮靜效果的抗憂鬱劑、抗組織胺及許多藥品都會誘發不寧腿症候群或使症狀惡化，也就是說，單純換藥可能會造成嚴重的後果。除此之外，檢查並治療如缺鐵等潛藏疾病同樣能消除症狀。想戰勝不寧腿症候群最重要的就是要承認、接受它的存在，然後說服醫生這種病是真的。

遺憾的是，雖然我們明白不寧腿症候群有遺傳基礎，了解其中的傾向因素，也知道腦內的化學物質濃度會出現什麼變化，但其根本病因依舊是個謎。有一說是無論大腦裡的狀態如何，最終都會影響到脊髓的神經系統功能。那些從大腦往下投射、以多巴胺為神經傳導物質的神經纖維可能抑制了處理感覺的迴路。一旦向下投射的表現不如預期，夜間多巴胺濃度降低之際，這些感覺處理迴路就會失控，自發性地產生不適感。這種失控的概念可能會讓脊髓中其他區域變得比平常更活躍，進而釋放出本該被壓抑的原始反射（primitive reflexes），導致個體出現不寧腿症候群伴隨睡眠週期性肢體抽動的症狀。

我想起幾年前到美國明尼亞波利斯參加一場探討動物睡眠現象的大型睡眠醫學會議，會中播放了一段海獅浮在水面上睡覺的影片。我驚訝地望著螢幕上的海獅規律揮動鰭肢（基本上就是在原地踩水），看起來很像我們在睡眠實驗室裡觀察到的睡眠週期性肢體抽動，相似程度之高讓我大為驚奇，覺得很不可思議。

或許（當然這完全是我個人猜測），週期性肢體抽動就和許多神經學與睡眠領域一樣，是我們的祖先所遺留下來的痕跡。正常的情況下，這些反射處於抑制狀態，一旦大腦或脊髓出了錯，演化的過往就會再度現蹤，回頭纏擾不休。

第八章　勒頸驚魂

想像一下，你接到一項任務，內容是繪製全球海床地形圖，從海濱淺灘到馬里亞納海溝的深度都要囊括在內。於理來說，你應該會想用最先進的小型測繪設備與相關機械裝置，例如配備聲納、潛水器和衛星影像的船隊等，結果最後只拿到一根呼吸管和一副潛水面鏡。你賣力涉水走進英吉利海峽，準備執行任務；你低下頭探入白浪，不時在陰暗混沌的海中瞥見自己的手。你只能辨識出幾公尺外滿布泥濘的海底，剩下的一切有如虛無，什麼也看不見，因為海床地勢陡降，落入無盡的深淵。

研究神經系統也是一樣。我們只能窺見大腦淺層，至於大腦深層則往往無法目視，晦澀難解。

在神經學與睡眠的世界中，一切仰賴頭皮腦電圖。我們會將連接導線的電極貼片固定在受試者頭皮上來分析大腦的電訊號，注意腦波活動的起伏。頻率和振幅有助於判斷睡眠階段及其他特徵。檢測腦病變或癲癇時，我們會留意大腦是否出現異常的活動模式，舉凡波動速率過慢、波動幅度劇烈和電流活動高峰都是觀察重點。

一九二〇年代，我們首度將腦電圖技術應用在人類身上。腦電圖就相當於我們的呼吸管和潛水面鏡。頭皮電極貼片能穿透皮膚、脂肪、顱骨和腦脊髓液來記錄大腦活動，比起簡單的眨眼和臉部、頭部的小肌肉抽動，腦波訊號的強度簡直微不足道。此外，曲線的偏折（最初是用筆繪製在紙上，現在是顯示在電腦螢幕上）並非由單一神經元的電變化所引起，而是需要累積成千甚至上百萬個神經元同步脈衝，而且全都朝向同一條軸線，涵蓋的大腦皮質（大腦表皮內側的細胞薄層）面積超過六、七平方公釐，因此腦電圖呈現出來的細節極為有限，只能偵測到大量指向同一方向且位置接近或座落在大腦表層的神經元所產生的劇烈改變。雖然我們高度依賴腦電圖，視其為調查工具箱裡的主角，但這項技術幾乎沒有告訴我們大腦深層究竟發生了什麼事。別管什麼用呼吸管潛進英吉利海峽了，「拖著沉重的腳步走過廣袤的沼澤」比較貼切。

⁂

有些病人對我來說就像老朋友，珍妮絲就是其中之一。我認識她快十年了。在我看來，珍妮絲總是笑臉迎人，那張溫柔的橄欖色臉龐無時無刻都掛著燦爛的微笑。十年過去，甚至以她的年齡來看應該是五十多年過去，歲月沒有在她臉上留下一絲痕跡。不過，她陽光的外表下藏著一段艱困又混亂的過去。面對自己的童年創傷，珍妮絲非常坦承。她在英國出生，家裡含她在內有七個小孩。她的父母在她出生前不久就從千里達移民過來。

「我媽那邊是法國、英國和印度混血，我爸則是印度和黑人混血。我的曾祖父來自蘇格蘭，所以我們才有了這個姓。」珍妮絲告訴我。

她記得家裡老是亂成一團，除了母親的心理健康問題外，還充斥著家庭暴力和虐待。叔叔帶她和其中一個手足去海德公園玩成了她心目中的美好回憶，至今她仍會把這片座落在倫敦市中心的盎然綠地與平靜和無憂無慮的感受聯想在一起。她和姐姐經常逃家，睡在公園長椅上。「我們會搭公車或走路，但不是每次都能成功抵達海德公園。有時我們會睡在尤斯頓車站（Euston station）。我和姐姐會依偎在一起，最後警察就會出現，找到我們。」

大約十一、十二歲的時候，珍妮絲和幾個兄弟姐妹被送到地方政府的社福照護機構，安置在兒童之家。她還記得有幾對白人夫妻想領養她。「他們（地方政府）拒絕了，因為對方是白人，他們還說，『你們不能收養這種孩子，不可能的。』」珍妮絲回憶道。

住進社福機構絲毫沒有改善珍妮絲的生活境遇。「我的人生不管是在兒童之家還是原本的家，都充滿暴力和虐待。當時我體弱多病，健康狀況很差，經常進出醫院，整個人瘦巴巴的，沒辦法好好吃飯，簡單說就是營養不良。可是大家都忽略我，他們選擇無視於我的存在。」

珍妮絲後來出現行為問題完全不意外。她提到自己很不受控，還以暴制暴。「如果你推我，我就會用十倍的力氣推回去，十倍奉還。這當然不是什麼好事。」不過，兒童之家居然是用藥物來處理她的情緒爆炸。「他們給我吃鎮靜劑，想讓我乖一點。他們應付不了我。」

珍妮絲就這樣吃鎮靜劑和抗精神病藥物吃了好多年。她還記得當時被帶去伯利恆醫院（Bethlem Hospital）[1]看精神科醫師的場景。「我不想吃藥，但他們強迫我吃。想想看，你一個小孩被壓住，所有人都圍在你身邊逼你吃藥。我嚇壞了，開始和他們大吵說『我不要再吃藥了！』有天晚上他們還打電話叫醫生來幫我打針呢。」

這樣滿布創傷的童年混亂，就是珍妮絲暗夜噩夢的開端。

⁂

初次見面時，珍妮絲已年近五十。她在診療過程中跟我分享自己的過去，但完整的細節在接下來幾個月才慢慢浮上檯面。倫敦另一間睡眠診所將珍妮絲轉介給我一個精明聰敏、專攻呼吸性睡眠領域的同事，然後他又把她轉介給我。

她提到自青春期開始就不斷困擾她的可怕夜發事件。過去兩、三年，問題愈來愈嚴重。我請她描述一下典型的發作情況。她告訴我，打瞌睡時她會覺得自己的心跳變慢，近乎停止。「只要一睡著就會這樣。」她說事發當下，她突然有種被壓住或被勒住的感覺。強烈的窒息感讓她驚恐萬分。她拼命掙扎著想呼吸，狀況持續了好幾秒才緩解，嚴重時甚至會咬到舌頭。這些情形幾乎每晚都會發生，而且只在入睡後出現，清醒時則完全沒事。「最糟的時候會持續一整晚，可能五十次，也可能上百次。」她說。

珍妮絲的描述與睡眠呼吸中止症（即睡覺時呼吸道塌陷）相符，但轉診中心做的睡眠研究和我同事皆已排除這項診斷。在我們進一步討論的過程中，我腦中的警鈴不斷響起。珍妮絲告訴我，她察覺到她的右腿偶爾會在窒息感出現時猛然抽動幾下，此外還有其他不尋常的地方。「發作時我的舌頭好像變得比較大，感覺是舌頭堵住了呼吸，嘴裡也都是唾液，有時會因為咬到舌頭而帶血。」另外她還提到，月經來潮前幾天情況會更加惡化。

除了上述徵狀所帶來的恐懼外，嚴重睡眠不足也快把她搞垮了。「我得去上班，努力像正常人一樣生活，只是我必須很拼很拼才做得到。孩子是我撐下去的唯一動力。」珍妮絲是特殊需求兒童照護人員，就她的兒時經歷來看，可以理解她為什麼選擇這個職業。可是回家後，那裡什麼都沒有。她只想倒頭就睡，所以經常在沙發上迷迷糊糊地睡著，卻又因症狀發作而驚醒。現在她變得很怕睡覺這件事。

我問她這些狀況持續多久了？「具體來說應該是上中學後開始的。」她回答。我又問她為什麼等到現在才尋求協助？「我有跟我爸媽講，但他們完全不理我，」她說。「我們家有個規矩：生病了？真倒楣。現在給我出去像正常人一樣生活，別小題大作。」住進兒童之家後，「我記得我跟他們說我每天晚上都會呼吸困難，他們卻把一切歸因於行為問題，覺得我是個成

1 譯註：英國著名精神病院，其暱稱Bedlam已成為「混亂」和「瘋人院」的同義詞。

長過程艱困、家庭教育不善的問題兒童。『給她吃鎮靜劑就沒事了。』」

珍妮絲想起第一次有人認真看待這些症狀的情況。她二十多歲時和姐姐同住，發病當下，她姐姐非常驚慌，於是叫了救護車。「她覺得我身體出了問題。」珍妮絲說。但她記得到了醫院後，醫生卻認為她沒事。「他們說我看起來很好，應該沒那麼嚴重。」珍妮絲就這樣繼續忍受那些症狀。「我去看了幾次醫生，說明我的情況，不過他們說『喔，是氣喘啦』，然後就叫我用吸入器。」

排除睡眠呼吸中止症後，另一個可能造成夜間窒息的是胃食道逆流，亦即胃酸倒流進入咽喉，導致喉部肌肉痙攣，出現不正常收縮。可是珍妮絲的描述完全不像氣喘或胃食道逆流，也不像睡眠呼吸中止症。我告訴她，她的情況聽起來很像癲癇。

⁂

許多人只要聽到「癲癇」兩個字，腦海中就會浮現出患者臉色發紫、口吐白沫地倒在地上痛苦扭動，全身不斷抽搐顫抖，甚至尿失禁的激烈畫面。部分癲癇患者確實是這樣沒錯。

大腦電流活動是一種受到高度調節且非常精確的現象，而這種精確度——亦即各種神經元之間微妙的相互作用，就是所有神經系統功能的基礎，包含言語、視力、理解力、運動、意識……一切。

癲癇則表示這些電脈衝失去了控制。無論是遺傳因素或是大腦受到如腦瘤、感染或中風等刺激，一旦嚴格控管電脈衝的過程弱化，大腦皮質區（讓大腦表面出現類似核桃殼皺摺的灰質）就會陷入失控的瘋狂狀態，神經元也會跳到同步模式，同時發射（正常情況下，神經元會以非常有組織、有條理的方式彼此對話），打亂大腦的日常活動。

想像一下，一艘船載了成千上百個人，大家全都在甲板上朝不同的方向亂走。如果所有人一起從左舷跑到右舷再跑回來，船身就會開始搖晃，最後可能會翻船。這些遍布整個大腦的大範圍同步電活動就是刺激所有肌肉群，造成抽搐、運動與膀胱功能失控和失去意識的元凶。

然而出於某些原因，目前我們還不太了解為什麼有些患者的癲癇發作現象並未遍及全腦，而是源自局部大腦，影響範圍也有限，僅單一或少數腦區活動異常，不會廣泛擴散。這種發作型態稱為局部癲癇發作，其內在與外顯徵候與部分大腦功能相關，不會導致全身性抽搐。

此外，不是所有癲癇發作都會引發肢體顫動。最常見的局部發作類型為顳葉癲癇。顳葉主掌自傳式記憶、語言、嗅覺與情緒的存在，這類癲癇患者可能會突然無法言語、嗅覺異常敏銳，或是有種末日即將降臨的感受，而記憶區涉入也會造成所謂的「既視感」（déjà vu）或完全相反的「陌生感」（jamais vu），前者是一種驟然浮現、似曾相識的感覺，我們每個人或多或少都有這種經驗；後者指的是本該熟悉的環境看起來卻非常新奇，好像從未見過一樣。若發作範圍擴及其他部位，可能會導致肢體抽搐（影響到運動區）、神志混淆不清或喪失知覺，但不會失去意識。

我還記得很清楚，有一次身為初級醫師的我在急診室替一位老太太看診，她被人發現在街上到處遊蕩。這種情況經常發生，她的家庭醫師診斷她患有阿茲海默症。然而經過詳細檢查，她除了意識混亂外，右手還有節奏地抽動，這個細微線索就是持續性癲癇發作的徵狀。以靜脈注射的方式給予抗癲癇藥物後，那位老太太頓時恢復正常，抽搐和混淆不清的症候也消失了。

我在多年的執業生涯中見過不少奇怪又奇妙的癲癇表現。舉例來說，有個年輕人突然覺得自己整個人上下顛倒，世界在他眼中轉了一百八十度；後來發現他的癲癇發作現象影響到頂葉（parietal lobe），而頂葉正是處理本體感覺與空間感的腦區，負責描繪個體相對於外界的所在位置。另一個案例是一名六十歲的老先生，顳葉癲癇發作會讓他感受到一種強烈的宗教狂喜，覺得自己和上帝有所連結。他很擔心自己會失去這些充滿靈性的體驗，所以拒絕治療。除此之外，我也看過好幾位病患因癲癇發作影響到枕葉（occipital lobe，視覺皮質的所在位置）而出現視幻覺（visual hallucinations）的現象。

找出癲癇發作所涉及的腦區及其與症狀之間的關聯能讓我們明白大腦的組織方式和神經功能的「定位」過程。事實上，目前所知的大腦皮質功能定位相關資訊多半是由人為誘發癲癇小發作的方式觀察、研究得來。

一九四〇、五〇年代，美國神經外科醫師懷德．潘菲爾德（Wilder Penfield）在做癲癇手術時會先小心翼翼地刺激大腦皮質，以確保自己沒有誤切重要的腦組織，然後再移除大腦病灶。他會以局部麻醉的方式讓病人保持清醒，接著用帶有微弱電流的探針一小區、一小區地刺激皮質，看看病人有什麼動作或反應。他不但透過這項技術詳細繪製出對應感覺與運動功能的大腦地圖，更證明了刺激顳葉／頂葉所產生的症狀和顳葉／頂葉癲癇患者所描述的徵候類似，例如既視感、恐懼、回憶、視幻覺等。時至今日，我們在進行特定類型的癲癇手術時仍會使用這個技巧，只是與原始版本有些微差異。

皮質刺激確實會引起類似癲癇的表現，這種現象很正常，有時就連用心智活動或外部刺激因子來刺激大腦皮質也會誘發癲癇。其中最常見的是閃光燈導致視覺皮質癲癇發作，而聽特定類型的音樂、寫作、解謎或頭部和身體被熱水潑到的感覺也可能會引發所謂的反射性癲癇，但這些型態極為罕見。

那珍妮絲的夜發事件又有什麼特徵，為什麼會讓我想到癲癇呢？第一，她每次發作的情況都很像，甚至一模一樣。局部癲癇發作只會出現在單一特定腦區，也就是受到刺激或功能異常的區域。雖然一個人身上可能會出現不同的癲癇發作類型，且或多或少都會擴及其他腦區，但癲癇發作本身並無二致。珍妮絲以「有無咬到舌頭」來區分嚴重發作與輕微發作，可是從本質上來說，所有事件都具有相同的病徵。若癲癇發作現象擴大，她可能會出現神志混淆不清等其他症狀；若影響到整個大腦，她可能就會全身抽搐（這種現象從未發生）。她所描述的那些事件已經高度「定型」了。

第二是狀況惡化與月經之間的奇特關聯。部分女性的癲癇症狀顯然會隨著月經週期推移出現劇烈的改變。動情素（oestrogen）與黃體素（progesterone）這兩種女性荷爾蒙對大腦影響深遠，一般來說，前者易導致癲癇發作，後者則有保護的作用。動情素和黃體素比例在月經來臨前幾天最高，許多女性也發覺每個月這段時間癲癇發作的風險最大。在極端情況下，女性患者必須連續三個月每天服用複合型口服避孕藥，以限縮癲癇發作的高危險期。

另一個不尋常的特徵是珍妮絲只有睡著時才會發病。除非打瞌睡，否則她白天從未出現症狀。可是癲癇想必也會在白天發作吧？老實說，不一定。睡眠與癲癇關係密切，這點早在百年前就廣為周知。很多人都表示「睡眠不足」是非常強大的癲癇觸發因子，他們只有在深夜或凌晨才會出現抽搐現象。臨床實務應用上，我們也會先剝奪患者的睡眠再做腦電圖，藉此來診斷癲癇。除了誘發癲癇外，腦電圖上的電指紋亦顯示出睡眠不足的個體似乎有易發作的傾向。其他如睡眠呼吸中止症等問題所造成的睡眠中斷同樣會使癲癇惡化。

然而睡眠不足或睡眠中斷並非唯一的因素。事實上，睡眠本身就會影響那些引發癲癇的異常電脈衝。在睡眠實驗室裡進行觀察時，我們會從病患入睡前開始記錄腦波，持續記錄一整夜。通常只要受試者一睡著，甚至感到困倦那瞬間，我們就會看到其腦波波形從清醒時的正常狀態突然轉為活躍的異常狀態。入睡過程本身似乎會促使癲癇發作。一個可能的解釋是，進入非快速動眼期睡眠時，大腦皮質神經元的同步性會提高，進而導致大面積神經元失控同步放電，造成癲癇。事實上，快速動眼期睡眠的腦波和完全清醒的腦波很像，此時神經元放電的同步性最低，癲癇發作的機率最小，腦電圖也最不可能出現異常。

這還不是全部。對部分患者和癲癇發作類型而言，睡眠階段的過渡期才是觸發癲癇的導火線。我看過好幾位病人因打鼾或其他刺激因子的影響，自深度睡眠進入淺度睡眠，並在轉換過程中出現癲癇發作的症狀。至於為什麼會這樣？很遺憾，我也不知道。

不過，有種癲癇與睡眠中發作的關係最為緊密，那就是額葉（frontal lobe，位於眼睛上方與額頭正後方的腦區）癲癇。這類癲癇經常在睡夢中發作，有些患者甚至只有睡著後才會發病。離子通道基因產生基因突變為其中一個可能的病因。離子通道（ion channel）是一種通過神經細胞膜傳送鹽類的蛋白質，而這類基因和癲癇會經由遺傳途徑傳給下一代。根據醫學文獻記載，全世界有上百個大家族擁有這種基因。不過，絕大多數額葉癲癇患者皆為偶發病例，非遺傳所致，但確切的成因往往不清楚，僅少數個案與額葉的結構問題有關。

額葉癲癇患者通常會在進入青春期後才發病，且發作次數頻繁，甚或持續一整晚。這種癲癇就和其他局部癲癇一樣，反映出特定腦區（額葉）的功能。額葉不僅主掌計畫和行為，更與運動息息相關。初級運動皮質位於最靠近頭部後方的額葉區，此區癲癇發作會導致身體部位出現簡單抽搐或晃動的現象。至於更接近臉部的腦區則負責調節較複雜的運動，包含協調控制言語生成區和身體兩側的活動；若此區發生癲癇，就會造成不尋常甚至極度怪異的動作。

我們在睡眠實驗室裡經常看到病人突然雙腿猛踩空中腳踏車，手臂如風車般瘋狂亂甩，大吼大叫地從睡夢中驚醒。有一次，我負責照護的一名年輕女子從床上坐起來，雙手拼命揮動，身體還前後搖擺，好像被魔鬼附身一樣。另外我也看過一些影片，例如患者失控地在床上前滾翻、跳下床，或是雙手握拳舉起，像健身房裡的拳擊手練拳似地跳上跳下。癲癇發作本身就會讓人從睡眠中醒來，而患者通常都是在有意識的狀態下做出這些動作，只是完全不受控。

有時額葉癲癇與夢遊、夢囈和夜驚等非快速動眼期異睡症有一定程度的相似性。有些額葉癲癇患者的行為幾乎與夢遊及其相關疾病無異。這或許跟癲癇小發作所引起的非快速動眼期異睡症有關，也可能是癲癇發作與非快速動眼期異睡症誘發了編碼於額葉深處、對生存來說至關重要的先天行為模式，如戰鬥或逃跑等。實際上，要在特定的情況下區分這兩種疾病非常困難。就算好幾位「專家」一起坐下來看病患影片，他們也會對眼目所見的情況產生截然不同的看法。

不過，除了每次發作情形都很像之外，珍妮絲並沒有提到任何典型的癲癇徵狀。混淆不清、言語障礙、既視感、嗅幻覺（顳葉癲癇的病徵）……全都沒有。至於她對這些事件的恐懼可以理解成因為突然窒息而從睡夢中驚醒的反應，而非癲癇的現象。撇開只有睡覺時才會發病不談，她的情況聽起來也不像額葉癲癇。若珍妮絲真的罹患癲癇，那病灶究竟在哪個腦區呢？

她有幾次發作時右腿出現抽動的現象，表示影響來自左腦；左腦負責控制右半邊的身體，若真的是癲癇，那就和運動區有關。她最明顯的症狀是窒息感，或是喉嚨突然收縮，以致出現脖子被掐住的感受。有種罕見的癲癇可能會導致這類徵候。

大腦深處有一個名為腦島皮質（insula cortex）的區域。腦島座落在大腦兩側（差不多在耳朵上面），被下方的顳葉與上方的額葉、頂葉包覆起來，就像上下唇遮住牙齒一樣。除了這些腦區外，腦島也和掌管情緒的邊緣系統相連結。由於位置的關係，腦島癲癇會模仿其他種類的癲癇，一切端視發作擴及的區域而定。若牽涉到邊緣系統，可能會引發焦慮、驚慌或恐懼感；若影響到額葉，則會導致與額葉癲癇相同的動作，例如前述的踢腿、翻滾、踩空中腳踏車等。發作現象擴散到顳葉的話可能會刺激聽覺區，造成如口哨聲之類的聽幻覺（又稱幻聽），但這種情況較為罕見。若涉及到負責維持血壓、心率和調控內臟運動的自主神經系統，可能會引致反胃、雞皮疙瘩，甚或心律異常、心跳暫時停止等極端症狀。

然而，最常見的腦島癲癇表現多與感覺皮質有關。感覺皮質為披覆在腦島上的小區塊，屬於頂葉的一部分。看看頂葉是如何組織、處理感覺訊息，再想像一下對應於大腦的身體地圖。圖中的身體部位非按真實比例呈現，而是與其觸覺敏感度成正比，敏感度較高的部位所占的比例較大。因此，腿部、腹部和軀幹相對來說較小，手部、臉部、眼睛和舌頭則嚴重扭曲，看起來很像誇張的漫畫。代表腿部的感覺皮質區將頂葉裹進大腦中線的矢狀溝（sagittal sulcus）深處，接著往側邊依序為軀幹、手臂和手部，最後來到唇部、舌頭與咽喉，對應至大腦就是最靠近耳朵的島蓋（operculum），頂葉在此完全覆蓋了腦島。若腦島癲癇發作擴張到這個腦區，唇部、牙齦、舌頭或喉嚨就會出現刺痛感或其他形式的感覺障礙，且通常會伴隨著梗塞、縊縮或窒息的感受。就像珍妮絲一樣。近年來，我們對腦島癲癇的理解有了顯著的進步，然而一九五〇年代，以電流探針繪出大腦皮質功能地圖的神經外科醫師潘菲爾德就寫下了關於腦島癲癇的描述：「有種感覺……湧上喉嚨……這種感覺可能會令人感到噁心、反胃或壓迫，最後以窒息感告終。」

* * *

初診時，我跟珍妮絲說我想尋找癲癇的跡象。先前我的呼吸專科同事有請她來睡眠實驗室進行過夜觀察，但研究結果只顯示出她睡眠品質很差。墨菲定律發威，珍妮絲整個晚上都沒有出現症狀，或許是因為研究不是在她月經來潮前一週做的關係。我安排了腦部磁振造影檢查，試圖找出任何可能引發癲癇的異常現象，結果一切正常。我們按慣例做了腦電圖，記錄大約半個小時的腦波活動，期間珍妮絲就斜倚在沙發上休息。一樣，腦電圖也很正常。於是我又安排了一次檢查，進行睡眠剝奪影像紀錄，看看能不能監測到她入睡之際的腦波。這一次，我們發現她的左顳葉活動有點反常，雖然不是癲癇特有的徵狀，但至少表示該腦區的功能出現異常。

我再度安排珍妮絲住院觀察，記錄整個晚上的情況，看看是否能捕捉到她口中的夜發事件，但好巧不巧，這次又失敗了。

無法證實癲癇診斷讓我覺得很沮喪，珍妮絲也很灰心，最後她只想把症狀治好，完全不在乎夜發事件背後的肇因。情急之下，我決定孤注一擲，請她做正子斷層造影掃描（positron emission tomography scan）。進行這項研究時，受試者須注射帶有放射性標誌的葡萄糖，接著掃描腦中的放射性標誌，觀察腦部利用葡萄糖的模式。經常受到癲癇發作干擾的腦區有時會出現功能異常，吸收的葡萄糖會低於平常應有的量。後來珍妮絲回診看掃描報告，真相終於水落石出。右側腦島閃著紫色和粉紅色的光，表示放射性葡萄糖吸收量正常；相反地，左側腦島呈現偏冷調的藍色和綠色，表示活躍度不如預期。根據結果，珍妮絲確診為腦島癲癇。我們倆都鬆了一口氣。終於可以開始治療了。

腦電圖檢查是診斷癲癇的標準方法。就算是發作之間的腦波紀錄通常也會顯示一些跡象，點出可能產生癲癇的腦區。對特定類型的癲癇來說，這種診斷試驗極為有效，但有時還是無法給出答案。最終的確定試驗是要將腦波導線黏貼在病患頭皮上，捕捉癲癇發作的現象。症狀開始浮現，擴散到整個大腦時，腦波會出現特有的變化，此即癲癇發作的特徵。但腦電圖有其局限，並非萬無一失。

就特定類型的癲癇（如遺傳性癲癇或顳葉癲癇）來看，大多數病例僅需做一到兩次標準腦電圖就能確診，就算是記錄發作之間的腦波也一樣。不過，正如先前所述，想從腦電圖上辨識出癲癇的病徵，要看病灶的位置，特別是腦電圖沒有在實際發作期間記錄的時候。如果異常區域很小、很深，甚至導向錯誤的方向，那光是把電極貼片貼在頭皮上可能偵測不到任何異常。睡眠中發作的癲癇特別容易有這個問題。額葉表面的皺摺和裂隙特別深，部分額葉的位置比較靠近眼球，而非大腦表面，所以形成外部皺摺的大腦皮質離頭皮有點遠。在額葉癲癇的案例中，發作之間的腦電圖大多正常；即便捕捉到發作情況，也會有大約一半的患者不是腦波完全正常，就是出現大量與癲癇本身相關的肌肉活動，以致大腦活動徹底被抹煞。

另外，由於這類睡眠中發作的癲癇較為複雜，因此患者及其伴侶往往無法詳盡描述發作的情況。額葉癲癇的診斷非常困難，有些型態直到近年才被歸類為「夜間陣發性肌張力異常」（nocturnal paroxysmal dystonia，運動障礙的一種），不是癲癇；直接將電極植入大腦記錄腦波的技術出現後，我們才知道這種病屬於癲癇性病變。腦島癲癇也有同樣的問題。腦島皮質的位置非常深，上面還厚厚地覆蓋了一層屬於其他腦區的組織，距離頭皮很遠，因此腦電圖也可能完全正常。

時至今日，我和我同事還是會經常爭辯，討論我們看到的行為究竟是夜發癲癇、非快速動眼期異睡症，還是其他睡眠障礙。你可能會想，這有很重要嗎？為什麼不直接讓病人服用抗癲癇藥物就好？若以後見之明和當前的經驗來看珍妮絲的案例，我大概不會做正子斷層造影掃描。根據她的描述和稍有異常的腦電圖，現在的我應該有勇氣做自認為對的事，直接開抗癲癇藥物給她。不過，大約有三分之一的額葉癲癇患者對最強效的抗癲癇藥物沒反應，因此治療歸治療，依舊無法排除未來癲癇發作的可能性。

珍妮絲對抗癲癇藥物的反應非常驚人。療程進行了幾個月後，我們再度約診。她說她出現了一些副作用，但幾乎都穩定下來了。最重要的是，她好幾十年來第一次睡得這麼好。雖然症狀尚未完全消失，發作的頻率卻降低了很多，情況也沒那麼嚴重。接下來一年左右的時間，我們逐漸增加藥物劑量，以致她只有在身體染病不舒服或月經來潮前一週才會發作。珍妮絲的轉變真的很神奇。過去的她心裡滿是絕望，現在的她不但擁有良好的睡眠品質，身心也很放鬆，而且幾乎不受癲癇所苦。

我和珍妮絲最近一次見面距離初診已過了約八年，我們聊了一下癲癇對她的生活所造成的影響。她快要接近更年期，目前仍持續服藥。她的荷爾蒙波動幾近停止，癲癇也差不多完全消失，迄今已經有三個月沒發病、出現窒息感了。從一晚發作多次、幾乎天天發作，到現在一點症狀也沒有。珍妮絲回想起從前對睡眠的恐懼，還有被睡眠不足壓垮，除了工作外不管做什麼都提不起勁的感覺。

「我的人生改變了好多。」她說。

「之前我沒辦法享受生活。我試著跟朋友出去，但因為這個病，我就是做不到。要是能常和朋友聚會就好了，那種感覺一定很棒，可是我卻不能自由自在地和他們做一樣的事。我被迫承擔這個疾病，除了限制自己的生活外，我別無選擇。我覺得我應該悼念一下失落的往日時光。現在我有了新的人生，可以做自己想做的事了。」

珍妮絲身上散發出一種重獲新生的感覺，我想這大概就是恢復正常睡眠和解決癲癇症狀的結果吧。話雖如此，我還是忍不住為她難過，她居然三十多年來都沒有獲得診斷和治療。「對於小時候的經歷，我沒有任何憤恨或不滿，但說老實話，要是我能早點確診，一定會有很大的幫助。這不是自憐自憫，只是我錯過了大半輩子，錯過了很多很多事。」

第五章中，羅伯和他的夢囈現象讓我有所警惕，明白看事情不能只看表面。珍妮絲的故事則描繪出另一個面向；我猜想，要不是因為她充滿創傷的成長經歷和行為問題，旁人應該會更重視、更認真看待她的情況，而非假設這些都是心理困擾的一部分，只用鎮靜劑和抗憂鬱劑治療，她也能早點去看神經科醫生，減輕癲癇對她的成年生活所帶來的衝擊。

我從珍妮絲的遭遇中學到了一個教訓：要相信別人說的話，至少不要無視一切、不予理會。有時臨床上很難把生物性和心理性區分開來；面對精神狀況不佳、飽受心理痛苦折磨的人時，很多人都會妄下定論，我敢說我的愧疚絕不比那些人少。珍妮絲教會了我從「相信」開始，將信念設為預設立場，不要直接跳向懷疑，同時尋找明確的證據來支持生理或心理現象。

然而，珍妮絲的案例還有一個重要因素，那就是她的病非常罕見，了解的人很少，也正因為如此，她才有了動機，極度渴望分享自己的故事，希望患有類似疾病的人能免受無謂之苦，不要像她一樣煎熬數十年。

第九章 飄浮的眼睛

「我永遠不會忘記這件事，因為當下我終於意識到情況不太對勁。」艾芙琳說。現年二十四歲的她是剛畢業的社會新鮮人，目前搬回家與母親同住。艾芙琳講話帶著南倫敦腔，穿著非常時髦，頭上還綁著色彩鮮豔的非洲傳統印花頭巾，向自身的烏干達背景致敬。她看起來很快樂，很放鬆，很有自信——至少在她提起自己的經歷前是這樣沒錯。

「念大學的時候，有一次我看見我室友在我面前，可是她實際上根本不在那裡。她早就回家過週末了。隔天我見到她時問她，『你昨天在我房間幹嘛？』她說，『我才剛回來耶，怎麼可能在你房間？』所以你知道有多扯了吧！」

艾芙琳坐在診間，以困惑的語氣談論這段經驗。過去五年左右，她一直飽受奇怪的夜間幻覺所苦，這些駭人的現象不斷攪擾她的大學生活。「你看到實際存在的人事物，但那些都不是真的，是你憑空想像出來的，是想像力帶你進入瘋狂的世界，將一切顯露在眼前。我曾在房間裡看見如惡魔般的身影，只要看到那些東西，我就覺得自己好像在地獄一樣。」

根據艾芙琳的說法，這些幻覺只有睡覺時才會出現，白天不會發生。「時間點通常是在我睡醒的時候。比方說，我可能會在半夜睡著，一個小時後突然醒來，」醒來的那瞬間，她就會看見恐怖的幻象。「有一次我看到好多好多、成千上百萬隻眼睛直盯著我，就在我眼前。」她說那些大大小小的眼球有如繁星閃爍的銀河系在房裡飄浮，骨碌碌地望著她。「而且細節都很清楚，非常非常清楚。」

對艾芙琳來說最可怕的一次是在房間裡看見剛逝世的家人。「就只是看著我而已，沒有說話，也沒有表情。那次害我有好一陣子都不敢睡。」

光有這些幻覺就夠糟了，沒想到事情每況愈下。幻象出現時，艾芙琳會覺得自己好像全身癱瘓，動彈不得。「我會躺在那裡盯著天花板，不能動，也不能呼吸，」她一邊說，一邊瑟瑟發抖。「我試著移動身體，試著說話，但就是沒辦法，頂多發出一些咕噥聲，所以聽起來很像在說夢話，接著那些生動、恐怖又詭異的影像就會浮現在我眼前，一而再，再而三，沒完沒了。」

這些經驗顯然對她造成極大的創傷。「發生當下我沒辦法眨眼，所以不是什麼閉上眼睛就能逃避一切之類。我非看不可。不過那些東西最後都會消失就是了。」

儘管每天晚上都會出現嚴重的幻覺，艾芙琳依舊無法習慣這一切，不過她學會了應對的方法。「不管發生幾次我都覺得很恐怖，但過去幾個月我發現，只要冷靜下來，幻覺會消失得比較快。」我問她有沒有試著反抗過？「起先我試著移動手臂，因為腳動不了，所以我從手指開始試，但一點反應都沒有，想大喊大叫也沒用，完全叫不出來，只能發出喃喃的咕噥聲。」

不難理解為什麼癱瘓麻痺加上看見房裡有人的幻覺會這麼恐怖。艾芙琳說：

「那種感覺就好像有股力量壓在你身上，不讓你反抗眼目所見的、感受到的一切。你會覺得自己好像快要死了。不能呼吸也不能動的那一刻，你會看見不想看的東西，邪惡、黑暗的魔鬼幻影之類。你動彈不得，感覺好像有什麼在攻擊你，讓你失去所有求生能力。」

即便到了白天，艾芙琳也不得喘息。她很怕在晚上睡覺，所以一直抵抗睡意，導致嚴重睡眠不足，於是便開始利用白晝的時間小睡補眠，但這些恐怖的現象如影隨形，她現在就連白天睡覺也會產生幻覺。「有時我一天可能會小睡兩次。白天開始出問題後，我就更害怕睡覺了。」

❦ ❦ ❦

我有些同事老是調侃說，我的講座一定要秀出亨利．福塞利（Henry Fuseli）的《夢魘》（*The nightmare*）才算圓滿。福塞利是十八世紀末、十九世紀初的瑞士藝術家，《夢魘》是他的畫作，畫中身穿白色長睡袍的年輕女子以誇張的姿態斜躺在床上，頭部後仰懸於床尾，伸長的雙臂無力地垂落地面。她雙眼緊閉，看起來睡得很沉。然而黑暗中有隻詭異怪誕、外型如猿的魔鬼蹲踞在她胸口，讓本該是美麗女子甜睡的寧靜畫面變得極其詭譎、令人不安。魔鬼後面靠近女子腿部的地方則飄浮著一個馬頭，嚴重突出的雙眼在幽暗的房內看來格外明顯。

這幅畫於一七八二年首次展出，有人恐懼反感，有人如癡如迷，正反評價各半，似乎反映出當時民間傳說與普羅大眾對噩夢的看法。相傳做噩夢表示夢魔（incubus）來訪，而夢魔指的是半夜出沒與女性交媾的男性邪靈。夢魔及與之對應的女性邪靈「魅魔」（succubus）等概念早在一七八二年之前就出現了。西元前二四〇〇年的美索不達米亞文獻中即有相關敘寫，德國、瑞典、亞馬遜河流域及許多非洲部落等世界各地民俗異聞中也有夢魔這個角色，且不分種族、文化或信仰對其描述都很像，似乎源自人類的共同經驗。

在我看來，這幅畫中有許多元素與艾芙琳及其他病患的形容相符。動彈不得的感覺、胸口像被重物壓住、無法活動、房間裡出現人類或鬼魂的恐怖幻象……《夢魘》完美傳達出這些可怕的經驗，且這種現象非常普遍，表示其具有一定的生物學基礎，與大腦息息相關。目前我們對背後的原因已有粗淺的認識。

艾芙琳有睡眠麻痺和入睡前幻覺的症狀。正如第六章所提到的，自美索不達米亞時代以來，我們對睡眠麻痺的理解僅有一點進展。隨著快速動眼期睡眠（這個睡眠階段會夢到如故事般的夢境，且幾乎所有肌肉都會麻痺）的發現，我們意識到清醒狀態和快速動眼期睡眠之間的界線其實很模糊，所以才會出現睡眠麻痺的現象。想像一下，汽車離合器在你流暢切換一檔、二檔時鬆脫，一旦離合器脫落，齒輪就會運行不順，無法無縫切換。同樣地，睡眠麻痺代表個體無法將清醒狀態自快速動眼期睡眠中分離出來，因而出現從快速動眼期進入完全清醒期的特徵，即切換到麻痺模式，在全然清醒的狀態下做夢。這種情況在許多方面和約翰的快速動眼期睡眠行為障礙（詳見第三章）完全相反，後者是肌肉麻痺機制在快速動眼期睡眠期間失靈。若做夢的心理過程於完全入睡前就開始，或是在醒來後繼續，不難理解為什麼視覺、感覺或聽覺幻覺會侵蝕、擾亂清醒。睡眠研究中，出現睡眠麻痺的受試者腦波通常會呈現放鬆的清醒狀態，但沒有肌肉活動，符合快速動眼期睡眠的特徵。

極少數情況下，癲癇會引發睡眠麻痺伴隨幻覺。與艾芙琳不同的是，這類罕見案例每次都會出現一模一樣的視幻覺。癲癇多半與運動有關，但大腦中有個鮮為人知的區域稱為負運動區（negative motor areas），受到刺激時會導致無力或麻痺。

此外，有些視力很差的病人也會出現夜間幻覺。在黑暗中，缺乏視覺訊號會導致大腦產生視覺影像。這些幻覺稱為邦納症候群（Charles Bonnet syndrome）。有時患者會看到簡單的燈光或幾何圖案，但更常見的是極為複雜且細節詳盡的人類、物體、臉孔或動物影像，甚至是迷你版，即所謂「顯小性幻覺」，其中「顯小性」（lilliputian）一詞與愛爾蘭牧師兼作家史威特（Jonathan Swift）在《格列佛遊記》（*Gulliver's Travel*）中所描寫的「小人國」（Lilliput）有關。

邦納幻覺是在完全清醒的情況下發生，可能會持續幾秒鐘或幾個小時。與入睡前幻覺相比，這類幻覺很少引起恐懼或焦慮，而且患者很快就會察覺到眼前的影像不是真的。但艾芙琳視力正常，而且是在開燈睡的情況下產生幻覺，明顯是快速動眼期睡眠過渡到清醒狀態的典型病徵。

第六章中，亞卓安和菲爾所罹患的神經系統疾病為猝睡症，而睡眠麻痺和入睡前幻覺都是猝睡症的主要症狀。在猝睡症的案例中，控制清醒／睡眠和快速動眼期／非快速動眼期睡眠的開關受損，導致患者從清醒狀態直接進入快速動眼期睡眠，而非像正常人那樣於入睡後六十到七十五分鐘進入快速動眼期，因此患者出現這些症狀完全可以理解。可是沒有猝睡症的人為什麼也會經歷這種可怕的現象呢？

事實上，這種情況絕非罕見，很多人都有類似的經驗。目前這個領域的研究有限，但根據相關資料顯示，某些因素似乎容易導致睡眠麻痺及其相關幻覺。這些症狀和年齡、性別與種族沒有特別相關，但就家族史和雙胞胎研究來看確實有遺傳因素。更重要的是，其共同的關聯為睡眠中斷。一般來說，輪班工作、夜間痙攣（抽筋）、睡眠呼吸中止和睡眠品質都會增加這種可能性，特定精神疾病如創傷後壓力症候群（post-traumatic stress disorder）和焦慮症也會增加這種可能性。這些因素的共同點在於它們可能會讓個體快速進入快速動眼期睡眠或造成睡眠紊亂，以致個體從快速動眼期中醒來。

以艾芙琳的案例來看，單一睡眠研究無法證明她患有猝睡症，再說她也沒有明顯的嗜睡症狀，而嗜睡正是猝睡症診斷中最重要的病徵。不過她確實有其他因素可能導致猝睡症。

艾芙琳是在上大學後才出現症狀，當時她半工半讀，工作為輪班性質。「我應該就是在那段時間初次發作，」她說。「後來我有段時間沒工作，所以可以自由自在地生活，做我想做的事。那段期間什麼也沒發生。」然而畢業後，她到倫敦一個旅遊景點工作，睡眠麻痺和入睡前幻覺的症狀就是在那個時候開始惡化。「剛進去時因為我還是學生，所以排班固定。可是在取得學位、隨時都能上班後，情況就變得比之前更混亂、更失衡，睡眠問題也變得嚴重許多。」

更糟糕的是，對這些事件的恐懼讓她更加缺乏睡眠。

「我開始討厭睡覺。我本來很喜歡睡覺，認識我的人都知道我超愛睡，所以變成這樣真的很麻煩，因為我不想睡了。我會花很多時間在客廳摸東摸西來逃避睡覺，而且盡量不躺著，因為我覺得要是躺下來一定會睡著。我會盡可能讓自己感到疲倦，像是在Netflix上追劇或看電影，看到超累為止。每天上班把自己弄得筋疲力盡我都很開心，因為我知道回家後我會累到不行。」

不過這麼做並沒有改善她的睡眠問題，反而是問題的肇因。

夢有很多種形式。雖然有些主題會一再出現，但大多數人都做過各式各樣的夢。既然如此，為什麼伴隨睡眠麻痺的幻覺（即清醒時做夢的心理過程）會這麼普遍、這麼相似呢？這類幻覺通常是房間裡有人或看起來像人的形體、有入侵者站在床邊、夢魔或魅魔於深夜出沒來引誘當事人，或是被他人壓在床上動彈不得。一個解釋可能是我們將外界的感覺融入夢裡，例如屋裡的門砰地關上變成夢境中的爆炸、磨蹭你手的狗狗變成你在夢中撫摸的老虎等。所以，或許這種麻痺的感覺、因呼吸肌肉無力而呼吸困難的感覺也融入夢裡，成為夢境的一部分。你覺得自己好像被壓著，或是有什麼東西坐在胸口，而這些感覺都會影響做夢的過程。

理論終究是推測。不過，美國加州知名神經科學家拉馬錢德蘭（V. S. Ramachandran）提出了一個非常有趣的假說。有些人聲稱自己在睡眠麻痺期間經歷了靈魂出竅（out-of-body experience），飄浮在空中觀察睡夢中的自己，抑或是身體出現運動或變形的感覺。拉馬錢德蘭指出，這些症狀有很多都與處理身體空間感的腦區溝通錯誤有關。大腦皮質中有個區域叫上頂小葉（superior parietal lobule），為本體的表徵。正常的情況下，大腦運動區會發送訊號來移動身體，上頂小葉則負責監控這些運動指令；可是在睡眠麻痺期間，四肢沒有活動，身體也不會移動或移位，這種混淆會導致個體失去空間感，無法辨識本體的所在位置。

由此可知，本體似乎是先天「內建」的機制，卻沒有隨著個體成熟而發展。幻肢的概念（雖截肢卻仍想像身體完好無損，且已截肢的部位會有感覺和疼痛感）反映出身體的立體地圖永遠不會改變。不可思議的是，天生殘肢的人同樣會產生幻肢現象，說明了這張地圖的先天性強到在我們出生前就已經寫進基因裡了。拉馬錢德蘭認為，典型的入侵者幻覺就是因為上頂小葉與運動和視覺腦區之間的連結受到干擾，以致這個「小人」（homunculus，拉丁語，意指侏儒、小矮人，用以描述人體的神經系統表徵）投射到視覺世界的結果。

不過他又將這個假設向前推進一步，試圖解釋夢魘／魅魔幻覺。根據他的說法，這種本體表徵會投射到大腦中的情緒迴路與視覺區域。他與巴蘭德．賈拉爾博士（Baland Jalal）在合著的書中寫道，這個網絡可能「支配了個體對自身身體『類型』的視覺審美偏好，而此現象可用來解釋特定人體形態學的視覺偏好／性吸引力，例如人類為什麼（通常）會被人類吸引，不會被狗吸引，以及豬隻為什麼更喜歡豬而不是人類等。」

拉馬錢德蘭與賈拉爾以強烈渴望截肢（xenomelia），並認為截肢者有性吸引力的人來支持這項論點。他們認為這種「某個肢體不是身體一部分」的強烈感受反映出上頂小葉中的「小人」出現異常，因此個體會被具有相似身體形態的人吸引，並主張這種「原始、與生俱來對自身『內建』身體形象的性親和力」或許能解釋入睡前幻覺為什麼在本質上往往與「性」有關。

此外，睡眠麻痺與清醒夢（lucid dream，神智清醒的夢）之間也有關聯。清醒夢指意識清醒的做夢過程，即做夢時知道自己在做夢。個體在這類夢中保有部分洞察力，能在一定的程度上控制夢境，醒來後還是會有記憶。這兩種現象都可視為快速動眼期睡眠與清醒狀態混雜的情況，只是睡眠麻痺的快速動眼期睡眠強度較高，清醒夢則較低。事實上，睡眠麻痺的人也會產生清醒夢，研究證據也證實了兩者之間的關聯。艾芙琳就跟我分享了至少一個算是清醒夢的小插曲——夢中夢。

「聽起來有點誇張，」她說。「總之我睡著了，還夢到我當下的處境，也就是睡在沙發上。所以我的夢就是現實，跟日常生活沒兩樣，而且我在夢裡也出現了睡眠麻痺然後驚醒的情況。」

由於睡眠麻痺中和清醒夢關係特別密切的是靈魂出竅，而非入侵者或夢魔幻覺，因此有些研究人員認為前者是與夢境心像有關的正面情緒特徵，與房裡有陌生人或遭性侵所引起的可怕的負面情緒相反。

⁂

後來我親自到艾芙琳家拜訪，只見牆上覆掛著美麗的非洲蠟染、史瓦希里語旗幟、家族成員肖像以及代表家族基督教信仰的宗教藝術。我坐在沙發上和艾芙琳的媽媽聊天，問他們在艾芙琳出現睡眠麻痺之初有什麼想法。「我和我媽認為房間裡可能有鬼魂之類的東西，也可能是有人想詛咒我，」艾芙琳回答。「當下完全不知道該做何感想。所以我們就先在床上禱告，然後灑聖水。」

艾芙琳的母親證實了這一點：「我直接說我們來禱告，看問題會不會解決。我記得我們請了一位遠從烏干達來訪的牧師。他替艾芙琳禱告了將近半小時，說她不太對勁。」

艾芙琳身邊有好幾個人都是類似的看法。

「這個我們已經聊過很多次了。電視上有些奈萊塢（Nollywood，奈及利亞好萊塢）電影會以黑魔法，也就是大家口中的『juju』[1]為主題。尤其像這樣的事，很多人都有種觀念，如果你跟別人說你看到一些有的沒的，本身又有特定的文化背景，例如來自非洲、加勒比海或亞洲，他們就會直接把這些事跟黑魔法或juju連結起來，說有人詛咒你。所以只要跟別人講這種事，對方通常會直接說，『喔，是靈魂之類的吧』。」

鑒於這些事件的本質，不難理解為什麼很多人會有這種看法。他人來訪、死去的親友現身、深夜出沒的惡魔、靈魂出竅、身體無法動彈——這些經驗都有種超自然的味道，那些沒有宗教信仰的人甚至認為這些幻覺或可用來解釋夜間外星人綁架事件。「很多人問我，『你確定不是juju嗎？真的不是有人在詛咒你嗎？』」艾芙琳說。

另外還有一個令人發毛的故事。當時艾芙琳坐在公車上和朋友講電話，聊到自己的睡眠問題。有個坐在前排的女人顯然偷聽到她們的談話。[1]

「這個女人轉過來給我一張紙條，上面寫著『這種事很危險。你不該練習這個（對方將幻覺視為積極主動的屬靈操練），有些人會走火入魔，困陷其中，永遠逃不出來。』我還記得我不得不掛斷電話。我跟朋友說，『先這樣，我必須跟這個女人談談。』然後那個女人就告訴我為什麼要小心，說她哥哥曾經練習過，結果出了問題，聽起來像是他想離開自己的身體，最後變成靈魂出竅。根據她的說法，練習者的靈魂永遠不會回到身體裡，所以非常非常危險。『你要禱告！』」

然而禱告的力量、聖水和家庭牧師的關心對艾芙琳的睡眠問題沒什麼幫助。她回憶道：

「後來我們發現根本沒怎樣，所以我不得不接受這可能不是屬靈層次的東西，而

1 譯註：意為符咒。

是真真切切的睡眠問題。日子一天天過去，我努力想找出原因。直到我在Facebook上無意間看見有人分享關於睡眠麻痺的影片，才了解這就是我的症狀，也才知道要去看醫生，說我覺得自己有睡眠麻痺，不然我真的不曉得該說什麼。」

對於別人的超自然解釋，艾芙琳的態度非常豁達。

「你不能怪別人認為這些事和靈魂有關，或者是有人在詛咒你，畢竟你真的看到了那些東西。我一開始也是這麼想，不過查了資料後就比較了解情況，明白這些現象可能只是日常生活問題，與屬靈層次無關，很多人也因為這樣才知道原來有這些症狀。」

簡單了解症狀的本質有很大的好處。現在艾芙琳已經明白自己的情況，雖然這些事件所帶來的恐懼感並未完全消失，卻減輕了不少，而排除猝睡症診斷同樣令人感到寬慰。不過就她的案例來看，改善睡眠模式與睡眠品質才是緩解病情的關鍵，知道這一點就等於開闢了治療的途徑。市面上有治療睡眠麻痺與入睡前幻覺的藥物。抗憂鬱劑能抑制快速動眼期睡眠並延後其發生的時間，是一種非常有效的方法，只是一般我會避免讓病人一開始就服藥，尤其是那些最終可能會想懷孕的年輕女性。如果有，應優先採用其他非藥物治療。

艾芙琳目前的工作依舊是輪班制，睡眠也很紊亂，所以症狀持續發作也是意料中事。不過她的睡眠品質有所改善，也更加明白維持規律睡眠模式的重要，因此，過去她每晚都會出現睡眠麻痺和幻覺，現在一個月大約只發生一次；接下來她打算進行一種名為睡眠認知行為治療的心理療程，以進一步提升睡眠品質。

❦ ❦ ❦

記住，睡眠麻痺現象極為常見。我自己就曾有過這種經驗。那一次我從澳洲搭機回來，過程非常難受，再加上睡眠不足和時差……這種事真的一次就夠了。就算我知道是睡眠麻痺，感覺還是很不舒服。艾芙琳的症狀（及我的睡眠麻痺現象）就跟賈姬與艾力克斯的夢遊、菲爾與亞卓安的猝倒等多個睡眠醫學相關領域一樣，與睡眠調節失常有關。再次重申，只要大腦不同區域發生衝突，整個大腦不在同一個睡眠或清醒階段就會出現症狀。正常的睡眠機制會延續、影響到清醒狀態，從而波及意識。理解這一點就等於理解大腦及其運作方式，也才有治療甚至治癒這些睡眠障礙的機會。

第十章 化身博士

湯姆*的睡眠情況在他和莎拉*共度的第一個夜晚，甚至早在他們正式交往前就不太正常。莎拉回想起湯姆有一次半夜突然起床穿褲子，說他要走了。根據她的描述，當時湯姆沒穿上衣，沒多久又回床上睡覺。「隔天早上他什麼都不記得。所以我很早就知道事情不太對勁。」

湯姆和莎拉在一場派對上認識，而且很快就擦出火花。雖然湯姆有輕度亞斯伯格症，個性略為害羞，但他和體貼冷靜的莎拉發展出緊密的情感，兩人非常合拍。湯姆現年四十多歲，身材高瘦，皮膚黝黑，看起來很健康；莎拉與他年紀相仿，有一頭烏黑的長髮，衣著非常講究，且兩人都跟前伴侶有小孩。他們的關係很快就開花結果。湯姆有好幾次半夜求歡，但莎拉認為他只是「有點活潑」。殊不知交往三個月後，事情急轉直下，揭露出黑暗的一面。

「我們去參加派對，兩人都喝了一杯，所以我真的、真的睡得很熟。後來我被他弄醒，發現他居然想隔著內褲把陰莖插入我體內。」莎拉皺起眉頭。「這件事真的讓我很火大也很難過，他老兄卻倒頭就睡。我又氣又痛，想說隔天早上再好好談談。」可是湯姆聲稱自己完全沒印象，防衛心也變得很重。「他根本不知道我在說什麼。」莎拉表示她當下第一個反應是恐懼，想立刻分手，但最後還是被說服了。

關於這次爭執，湯姆記得很清楚。「我覺得很想吐，」湯姆猶豫了一下，接著繼續說。「幾乎就像靈魂出竅一樣。莎拉所說的還有我的行為，都讓我很想懲罰自己。我是很喜歡關心和保護別人的人，這種個性讓情況變得更糟。我覺得自己可惡至極，一點價值也沒有，因為我居然那樣對待莎拉。」

隨著時間過去，這件事也逐漸淡化，一切歸於平靜。只是好景不常，幾個月後又發生類似的情況。這一次，莎拉明顯看出眼前的湯姆不像湯姆，也比較願意相信他完全不記得自己的所作所為。儘管如此，她還是被這些事弄得心煩意亂，痛苦難當。接下來幾個月，湯姆經常出現這類夜間性行為。

「一開始我只能從莎拉的反應觀察，才知道自己又犯了老毛病，」湯姆盯著地板說。「她會很生氣很難過，完全不想理我，我看得出來，只是要花很多時間才能問出個所以然。這時她就會坐下來跟我聊，把事情的經過一五一十地告訴我。」

幾個月過去，莎拉更加確信湯姆是在睡夢中做出這些詭異的舉動。她說：

「我是慢慢發現的，因為他醒著的時候不會這樣。這跟他清醒時的行為截然不同。不知道我穿著內褲，只是一味抽插，毫無目的地抽插，心裡完全沒有想法，就像動物一樣，不過他的動作一點都不暴力，也沒什麼侵略性，只是很笨拙、很尷尬又很煩——超煩，但絕對沒有惡意。」

她特別強調湯姆白天和晚上的行為對比。「我不知道該怎麼說。他不是性慾很強的人，所以這樣真的很不像他。」根據她的說法，還有其他線索顯示湯姆當下可能在睡覺。「之前我問他『你醒了嗎？』，他還說『對』，然後我再問『你確定嗎？』，他就沒回答了，因為他根本沒醒，那只是一種無意識的自發反應。第二天早上我問他，『你還記得自己想這樣那樣嗎？』，可是他根本不曉得我在說什麼。」

莎拉意識到湯姆試圖在睡眠期間進行性行為，於是兩人便來到蓋伊醫院睡眠障礙中心求診。第一次見到他們的時候，湯姆已經入院住了一晚。我們在他身上連接電極以監測他的腦波、呼吸、心率和腿部運動。他整個晚上都睡在病房裡，睡眠技術人員則透過安裝在病床對面牆上的紅外線攝影機進行觀察。檢查研究結果時，我們發現他會從最深層的睡眠階段突然醒來，而且一晚就發生好幾次。這種現象是非快速動眼期異睡症的特徵，夜驚和夢遊行為皆屬此症範疇，第二章的賈姬和艾力克斯罹患的就是這種病。

比較不尋常的是，湯姆有個非常奇特的傾向，即同時進行睡眠與清醒期間的活動。他腦波中緩慢的δ波（delta oscillations，深度睡眠獨有的特徵）會在夜裡某些時段（通常是在突然醒來前）與速度較快且多於清醒階段出現的α波重疊。湯姆的大腦顯然同時處於睡眠和清醒狀態，有時一次甚至長達一分鐘。我們很少在睡眠實驗室看到成人出現這種現象，而這也證實了湯姆有非快速動眼期異睡症的傾向。莎拉之前已經讀過許多網路資料，聽到我做出的診斷，她一點也不意外——湯姆罹患了睡眠性交症（sexsomnia）。

⁂

正如先前所提到的，非快速動眼期異睡症有很多種形式。這類疾患的起因源自一種潛在的、不想從深度睡眠中完全清醒的傾向。大腦似乎會在深度睡眠被打亂時醒來，且不同腦區的清醒程度不一。有這種傾向的人，大腦中控制運動和情緒的區域可能會全然清醒，因而能在睡眠期間做很多事。

這類現象中最廣為人知的就是夢遊，其他常見的形式還包含夢囈和夜驚。我曾見過有人在睡夢中吃東西、煮飯、替家用電器換電線、尿尿、開車或騎機車，就像第二章的賈姬一樣。這種情況有時是「醒覺混淆」（confusional arousals）[1]，即個體被喚醒後會有一段時間明顯失去方向感，或是變得不像自己。有些病人甚至會表現出多重或不尋常的狀態。我還記得有個可憐的

1 譯註：或稱意識不清的喚醒。

年輕女子因為半夜站在床上尿尿（而且男友通常還在床上），以致多段感情都以分手收場。不過很少有人在睡夢中性交，這類非快速動眼期異睡症會以性活動的形式表現出來，也就是所謂的睡眠性交症。

從最廣義的角度來說，睡眠性交症泛指所有在睡眠期間發生的性行為，包含愛撫、談論與性愛有關的內容、呻吟、自慰、抽送、意圖性交或完整性交。「夢境行為表現」是快速動眼期睡眠行為障礙的典型病徵（詳見第三章），但其中很少出現性活動，就連癲癇發作也不太有這種情況。研究報告指出，感覺皮質所引發的癲癇會觸發生殖器感覺，造成性高潮，額葉癲癇發作則會導致患者抓住鼠蹊部或出現抽送動作，而這些全都發生在睡眠期間。不過在大多數情況下，還是會把這種行為歸類到非快速動眼期異睡症。

此外，翌晨失憶同樣是很典型的非快速動眼期異睡症症狀。雖然很多患者確實會出現其他類型的非快速動眼期異睡症病徵，但不是全部。睡眠性交症患者的性別比例差異懸殊，有百分之六十到八十是男性，且多於二、三十歲開始出現症狀。這種病可能真的很罕見，但也可能有不少「黑數」。我們的睡眠中心每年大約新增三千五百例睡眠障礙個案，其中睡眠性交症只有四十例左右，而其他睡眠中心公布的數據比例也差不多。不過，一篇關於睡眠性交症的全國性新聞報導出現後，大量民眾不分男女紛紛寫電子郵件或在 Twttier 上推文給我，說他們也有這種症狀。事實上，一項研究發現，一間睡眠診所裡大約有一成的病患會在睡眠期間出現性活動。

湯姆在睡眠研究中表現出來的完全是睡眠性交症的特徵。部分大腦在深度睡眠中突然清醒，伴隨腦波同時出現快波與慢波節奏，正是醫學文獻中典型的睡眠性交症病例。研究人員之所以很少在睡眠實驗室中親眼目睹這類性活動，或許和研究期間患者是獨自一人躺在床上有關。一般認為，睡眠性交症的發作機轉為同床伴侶的觸摸，或是有其他外部因素導致患者的部分大腦從深度睡眠中清醒。因此，睡眠性交症通常被視為醒覺混淆，患者在這段期間會因為大腦未從深度深度睡眠中完全清醒而出現行為改變或混淆現象。

對多數人來說，長期伴侶患有睡眠性交症不一定是什麼大問題（或許這就是一般認為此症很罕見，且常見於男性的原因之一，因為女性較有可能鼓勵伴侶尋求醫療協助，就像莎拉一樣）。不過，當這種情況發生在非固定伴侶身上，更糟的是陌生人身上，後果可能會非常嚴重，甚至對患者本身與同床的人帶來強烈的衝擊和改變人生的影響，這也是莎拉如此執著、不停催促湯姆看醫生的原因。湯姆在幾年前他們倆還沒認識時因強暴他的前伴侶被陪審團裁定有罪，判處七年徒刑。

莎拉早在交往前就知道這段過去。「我們第一次見面只是單純認識，沒有任何關係，不過聊沒多久他就跟我坦承前伴侶的事。」

湯姆跟我說了那天晚上的情形。

他和前伴侶生了一個女兒，但他的住處和女兒家距離太遠，無法當天來回，所以他週末都會留宿在那陪伴孩子。有天晚上，他和前伴侶在看電影，兩人都喝了點伏特加。「她說她要先睡，因為隔天要早起，」湯姆說。「接著就回房間了。我繼續看了大約半個小時的電影，覺得很累，所以就上床睡覺。我光著身子上床，她只穿了一件丁字褲，然後我就睡著了。當時大概是晚上十一點吧。」

湯姆記得自己躺下沒多久就睡著。「大約三十到四十五分鐘後我被吵醒，只見她不斷尖叫，一直搖我要我滾開，還叫我住手，說我弄痛她了。」

我問他記不記得自己做過什麼？

「不記得，完全不記得。她一直吼說『你在幹嘛？這不像你，這不是你！』說了一遍又一遍。我記得這時我走下樓，她跟著下來，我們大吵了一架，後來場面變得有點暴力，但暴力的不是我，是她。她對我又推又拉，還扯我頭髮，衝著我尖叫。我整個人嚇傻，不知道發生了什麼事。」

湯姆說他變得防衛心很重，只能匆匆離開現場。「我走到火車站，心裡又震驚又困惑。我就這樣半夜一點坐在火車站，等凌晨五點半回倫敦的首班車。」

後來湯姆有兩週都沒聽到前伴侶的消息。當時他正在英國某城市參加為期一週的公務相關活動。想起那天的場景，他做了個鬼臉。「我記得好像是活動第三天，警察出現了。老實說那個警察人很好，他不太清楚為什麼要帶我走，只是接到上頭指示說要找出我的下落，然後（以強暴罪）逮捕我，把我帶到當地的警局。」

初審裁定駁回，但再審裁定湯姆強暴罪成立；最終他入獄服刑三年半，後獲准假釋，三年半內不得違反假釋條件。

莎拉是第一個將湯姆的夜間異常行為和這件事連結起來的人。這些年來，她變成一個業餘調查員。翻讀庭審相關紀錄的時候，那些熟悉的情節讓她百感交集。莎拉說：

「根據她（湯姆的前伴侶）描述的事情經過，湯姆當時翻身壓在她身上，她想叫醒他，可是他沒有反應。在我看來他很明顯是症狀發作。如果他們當初有好好談談……就像她說的，那不是他，她試著跟他討論他的行為，只是使用的話語和方式不對。如果他們有好好溝通，很快就能釐清真相。可是當時大家顯然不太知道有睡眠性交症這種病。」

莎拉還說，湯姆的前伴侶指控他企圖隔著她的內褲將陰莖插入她體內。「她身上還留下內褲的勒痕。湯姆只是做了他對我做的事。」

《化身博士》[2]和《綠巨人浩克》會這麼吸引人是有原因的。這些故事概略描繪出我們內在善惡一體的雙重特質，每個人內心深處都可能潛藏著另一種本性，一個黑暗的自我，一位邪惡的海德先生，既震懾人心，又引人入勝。

❦ ❦ ❦

然而，知道自己罹患睡眠性交症對湯姆造成很大的衝擊。過去十多年來，他一直認為是前伴侶心態扭曲，覺得他錯待她，所以才捏造整件事來報復。我不禁有種感覺，他對前伴侶的憤怒不知怎的轉化成一種助力，讓他得以面對、應付這些遭遇。診斷結果及察覺自己事發那晚可能真的做了什麼讓湯姆震驚不已，不得不承認自己內在有某種無法控制的東西，某種於深夜浮現的黑暗。對此，莎拉的分析帶著一種強烈的辛酸與憂傷：

「湯姆多年來始終認為所有指控都是謊言，他根本沒做那些事。他很困惑，這件事和別人的眼光在他心裡留下很深的創傷。如今他不得不承認自己的確做了什麼他完全不記得的事。過去他充滿憤恨，現在卻滿懷愧疚，這些都是他要面對的感受。他必須在這個基礎上重新了解自己、評價自己。」

必須強調的是，湯姆在法庭上被陪審團裁定有罪，以法律的角度來看，湯姆在提出上訴前仍屬有罪。我不是法官，也不是律師，而且不清楚所有證詞，所以沒有立場表示睡眠性交症是造成此一事件的原因。根據我的臨床判斷，莎拉的描述與湯姆的睡眠研究結果皆強烈指向非快速動眼期異睡症，並表現為睡眠性交症。事實上，湯姆還患有別種異睡症。根據莎拉的說法，湯姆在他們一起過夜的第一個晚上半裸站起來準備離家，這是非常典型的徵狀，且湯姆近日又出現類似的情況。莎拉說：

「上一次（發作）是他女兒來看他，照顧孩子讓他覺得壓力很大。那天他半夜醒來要去醫院，說他們需要他，他必須隨時待命。他起身坐在床邊告訴我他要去醫院。我說『沒有，你沒有要去。回去睡吧。』第二天他什麼都不記得。大概是因為他女兒帶來的壓力吧。」

（順帶一提，湯姆不是醫生，也沒有在醫院工作。）

2 譯註：英國作家羅勃．路易斯．史蒂文生（Robert Louis Stevenson）的名作，描述體面紳士的傑基爾博士因喝了自己調配的藥劑而分裂出邪惡人格「海德先生」的故事。書中兩名人物角色（Jekyll and Hyde）後來甚至成了心理學中「雙重人格」的代名詞。

不過光是確認有睡眠性交症還不夠。要證明某人是在症狀發作當下犯下被指控的罪行並不容易，這部分至今仍是鑑識睡眠醫學中極具爭議與挑戰的問題。湯姆不是第一個訴訟纏身的睡眠性交症患者，其中最早的案例之一發生在一八九七年，一名男子因為在夢遊期間暴露下體而被起訴。多年來，法界已經出現了數起以睡眠性交症做為法律抗辯的案例。批評者認為這個抗辯理由是基於性犯罪者的便利性，而主要問題就在於查明睡眠性交症與起訴案件之間的關聯。除非被告在案發當時頭上接了腦電圖電極，否則根本不可能確定，但有些案例最後的確因診斷出睡眠性交症而無罪釋放。事實上，除了睡眠性交症外還有其他病症也被用做法律抗辯理由，像是夢遊就有很長的法醫學歷史，可能與犯罪行為有關。關於睡眠期間的暴力行為記載可追溯到好幾百年前。中世紀一個來自西利西亞（Silesia，當時屬德國，現在屬波蘭）的伐木工據說在半夜起床，拿起斧頭砍向一個想像的入侵者，醒來後才發現自己殺了太太。

一八九三年，現代神經學的奠基者之一夏科被要求對一名僕人做出醫學判斷，該名僕人在入睡後不久開槍射傷了女房東和另一名家庭成員，顯然是一起睡眠槍擊案。

其中最知名、或說最惡名昭彰的案例之一為肯尼斯．帕克斯案（Kenneth Parks）。當時二十三歲的帕克斯住在加拿大安大略省皮克陵（Pickering），已婚，育有一名年幼的女兒。一九八七年五月二十四日凌晨，帕克斯起床穿好衣服（沒穿襪子或內衣褲），沿著安大略湖往西行駛二十三公里，來到附近位於斯卡波羅（Scarborough）的岳父母家。他對那天晚上睡著後發生的事完全沒印象，只記得自己在警察局說：「我剛剛徒手殺人了，我殺了兩個人。」事實證明，帕克斯從後車廂拿出一根輪胎撬棒和幾把刀，走進屋裡刺傷、毆打岳母至死，並將岳父勒到失去知覺，還刺傷了他。調查發現，事件發生前一年，帕克斯染上賭癮，為了彌補巨大的錢坑，他將家中的帳戶提領一空，還侵吞公款。這件事讓此案出現進一步轉折。帕克斯原本預計要出庭面對雇主提起的訴訟。據報導，他和岳父母感情很好，他聲稱自己案發當時一定在睡覺，醫生與司法系統當然很懷疑這個說法。

儘管有很多攻防企圖混淆他的思緒，他的說詞卻不可思議地一致，隨後的醫學觀察結果也顯示出他的大腦活動於睡眠期間出現高度異常，符合非快速動眼期異睡症的特徵。帕克斯的太太出庭時表示他向來睡得很沉，很難叫醒，不時有夢囈和夢遊的現象；此外，他還有強烈的家族病史，家族成員中有多人罹患多種非快速動眼期異睡症。由於案件懸而未決，導致他嚴重焦慮、睡眠不足，多位睡眠專科醫師與精神科醫師的評估也未能提供另一種解釋。令人訝異的是，帕克斯最後無罪釋放。

我身為神經科醫師，自然看過腦功能異常的病人出現極為反常的舉動，甚至是攻擊或暴力行為。有些病患會在血糖很低時大發雷霆，有些則會在癲癇發作後出現所謂的短暫性精神失常。沒有人會主張這些患者具有潛在的人格缺陷或道德意志薄弱，他們只是單純腦功能失調而已。腦損傷往往會導致行為改變，我在序言中提到的費尼斯．蓋吉就是非常著名的案例。

我還記得之前治療過一名因遭到襲擊以致腦部嚴重受創的男性病患。他已婚，是一家小公司的老闆，經常到教堂做禮拜；攻擊事件後，他變成一個會吸食大麻、危害社會的人，短短幾年就被抓了九十七次，每次都被判有罪。一般人很容易理解這類異常行為，因為這些患者的大腦明顯了出問題，可能是病變、損傷或其他因素造成大腦正常功能改變。相較之下，將這類情況視為睡眠引起的現象從本能上來說就比較困難，不過這的確是腦病變，就跟蓋吉被鐵棍刺穿頭顱和額葉，或是外力攻擊所造成的傷害一樣，雖然不是結構受損，而是腦波或功能出問題，但還是一種病變。大腦固有的結構、神經元、路徑和連結都沒有改變，只是整體運作方式暫時受到干擾，變成部分功能正常，部分功能異常。幸好，這種病變僅在極少數情況下才會引發奇怪、暴力或危險的行為，例如在無意識或缺乏理性思考的狀態下走動、說話、打架、刺人、開槍或性交。

因此，從醫學的角度和其他神經系統疾病推斷，大多數醫生都能理解睡眠期間出現暴力行為的可能性。可是法律又如何看待這一點呢？大多數司法管轄區中，刑事責任之構成取決於兩項強制性要素，缺一不可：一是行為人著手實行犯罪行為，即所謂的「外部客觀行為」（actus reus）；二是行為人具有犯罪心態和意圖，即「內部主觀犯意」（mens rea），也就是有意識地想做出該行為。以這類睡眠行為異常且提交法院的案件來看，大多都有實際行為及行為者，這點毋庸置疑，然而評估主觀犯意就比較棘手，最終必須由法庭在醫學專家的指導下做出決定。犯罪意圖的認定要件為行為人故意實行犯罪行為，且了解該行為的性質與行為後果。因此，法律論證主要聚焦在行為人於行為時是否異睡症發作，若是，則不符合「意識完全清醒」的要件。

所以，從法律的角度來看，異睡症與睡眠性交症屬於「自動症」（automatism），可以做為抗辯的理由。自動症是一種意識嚴重受損的狀態，個體在這種狀態下可以做出缺乏意識意志（conscious will）的行為，宛如自動機械人偶。這類行為本身是非自願且無意識的活動，可是一旦涉及到法律問題，就會變得更複雜、更混亂。若患者明知飲酒會引致異睡症，就可能會被視為自我誘發，不能做為有效的免責事由。此外，在採行普通法的國家（如英國和加拿大），自動症可分為心神喪失或非心神喪失。在這種脈絡下，「心神喪失」指的並非精神異常，重點在於行為人的自動症是由內部還是外部因素引發。若是由外部因素引發，例如頭部受傷、醫生開的處方藥物等不可預見且不太可能再次發生的事，就屬於非心神喪失；若是由癲癇或夢遊等內部問題引起，就屬心神喪失範疇。當然，夢遊可能是由外部因素所誘發，如噪音、異常壓力或藥物等，這就是法律論證的灰色地帶。話雖如此，這種區別非常重要。心神喪失的自動症意味著心理疾病，理論上可以無限期拘留，因為行為背後的根本原因永遠存在，與外部因素相關的非心神喪失自動症則可事先預防。然而在英國，以心神喪失自動症為抗辯理由可能會讓法院裁定監督命令，行為人必須持續接受門診治療，很少會當庭釋放，一切端看法官的決定。不過，法律在這些問題上仍有些晦澀含混，從這些抗辯理由所造成的一系列審理結果就看得出來。

自動症為心神喪失或非心神喪失是由法官與陪審團來決定，這點讓睡眠專家稍稍鬆一口氣。可是從臨床的角度來看，必須先問幾個重要的問題才可確定異睡症能否解釋行為人的性侵害或暴力行為。儘管沒有公認的準則，還是有些明確的特徵可參照。若有證據證明行為人是有計畫的行動、有意尋找受害者或性伴侶、清楚記得事件經過、意圖掩飾非法行為，就可判斷其作為與異睡症無關。除此之外，能在陌生的環境中辨別方向、有明確的動機、行為符合行為人的個性同樣可以排除異睡症。相反地，曾被診斷有睡眠障礙、對事件的描述前後一致、行為混亂、難以繞過家具等障礙物，或是得知發生的事後感到震驚恐懼都可能是異睡症的表現。

以湯姆的案例來看，他的睡眠研究結果強烈指向異睡症，這點無可否認。事實上，他後來又在睡眠實驗室待了兩晚，兩次觀察都顯示出與第一晚相同的腦波特徵，而且莎拉描述的行為完全符合睡眠性交症，她的說法也指出湯姆有其他非快速動眼期異睡症的症狀。另外，根據湯姆前伴侶的供詞，他的行為與他的個性完全不符（「這不像你！」），同樣支持異睡症的診斷。

儘管如此，還是有些問題尚待釐清，其中最重要的是湯姆並沒有睡眠性交症或異睡症病史。他說他只談過幾次戀愛，前伴侶或許是唯一了解他過往睡眠模式的人。最近診斷出來的睡眠性交症至少給了他和前伴侶一個可能的原因來解釋那個決定性與災難性的一夜。湯姆希望她能幫忙推翻先前的判決，她則在兩人最近的信件往來中提起一段過去，當時她把這件事歸因於特定的創傷後經歷。

另一個問題是湯姆在面對前伴侶質問時匆匆逃離現場。我個人的觀點是，只要從整個大脈絡來看，就能理解他為什麼會有這種反應。我認為過往的經歷讓他罹患了創傷後壓力症候群。他年輕時曾在軍隊服役，並在一次訓練事件中目睹朋友喪命。基於保密問題，我無法透露更多細節，但他後來有去專科診所檢查，確診為創傷後壓力症候群。若湯姆說的話可信，他在前伴侶對他尖叫、扯他頭髮時恢復了意識，那創傷後壓力症候群加上可能的亞斯伯格症絕對可以解釋那種面對衝突時強烈的逃跑欲望。

第三個問題是湯姆和前伴侶事發當晚有喝酒。我和大多數同事都會將酒精視為可能誘發異睡症的強烈因子，但社會並未廣泛接受這個觀點。酒精在鑑識睡眠醫學領域的角色向來都是醫學文獻中火爆的爭辯話題，經常掀起激烈的論戰。有些專家主張，實務上不可能區分帶著醉意醒來犯罪的人和處於異睡症發作狀態的人。

❦ ❦ ❦

睡眠性交症和隨後的創傷後壓力症候群診斷結果至少為湯姆打開了治療的大門。他在診斷前說：「我不能再和莎拉睡同一張床，因為我再也不想讓她經歷這種事了。」初診後，他不想採用藥物治療，所以我們討論了一些策略，以防止症狀進一步發作，例如避免飲酒、減輕壓力和睡眠剝奪，有時光是不裸睡也會有幫助。湯姆說：

「和伴侶兩人裸身睡同一張床會嚴重影響睡眠性交症發作與否。酒精、有壓力的環境、有壓力的工作場所，還有非常陌生的睡眠環境也是。就算在飯店度假之類都有可能誘發症狀。」

湯姆開始短暫服用抗憂鬱劑來治療創傷後壓力症候群，這類藥物同樣可用於治療非快速動眼期異睡症，只是後來產生了副作用，因此他很快就停止藥物治療。此外，他還接受認知行為治療，而且非常自律，努力調整生活方式，因為他知道這些因素會影響他的病情。

「我現在很有自信，」湯姆說。「因為你和莎拉的幫忙，我現在才能這麼有信心……」他停頓了一下，接著再度開口。「我的意思是，我不能保證症狀不會再出現，因為……」

莎拉笑了起來，證實湯姆這一、兩年來都沒有再發病了。

⁂

最後，身為湯姆的醫生，我不能評斷他究竟是無辜還是有罪，這要交給法院裁定。若湯姆和莎拉決定提出上訴，法院就要根據所有證據來判斷。不過，湯姆的故事聽起來的確很合理。睡眠性交症潛藏的毀滅性影響顯然對湯姆、湯姆的前伴侶和周遭的人帶來強烈衝擊。對湯姆的前伴侶來說，這個診斷或許能讓她明白湯姆並不是她想像中的禽獸，一個趁她睡覺強暴她的人。

至於湯姆，得知自己患有睡眠性交症讓他大為震驚。他現在不得不面對這個事實，這些行為並不像他一直以來相信的那樣，是前伴侶虛構、捏造出來的謊言，而是某種潛伏在他體內，無法控制也無法完全治癒的黑暗面，而且他可能真的做了前伴侶指控的事。

那莎拉呢？她早在與湯姆交往前就知悉一切，很清楚他的過去，我可以感覺到，在她輕聲細語的溫柔表象下藏著一股來自內在的剛毅，一心一意只想替所有相關人等解決問題。不過，這無疑影響到她和兩人之間的關係。她在電子郵件中寫道：「努力避免症狀發作可能會導致親密行為消失，進而破壞這段感情。我們採取的『預防措施』和他對發作的恐懼讓他過去幾年都刻意不靠近我。一旦失去這種親密關係，一切終究會分崩離析。」

事實上，只要有足夠的刺激，每個人的大腦都可能會引發異睡症。睡眠不足、焦慮、一點酒精或處方藥就能形成完美的病理風暴，導致類似的結果。幸好，這類病例非常罕見，但我們每個人體內都存在著恐懼、暴力與性交等基本行為，可能會在睡眠中揭露真貌，浮現眼前。正如柏拉圖在《理想國》第九卷引用蘇格拉底的話：「所有人，即便是好人，也有一種無法無天的獸性，於睡夢中向外窺探。」

後記：莎拉在最近一封電子郵件中告訴我，多虧睡眠性交症的診斷，湯姆與他的前伴侶達成了一定程度的和解。談到他在軍隊服役期間的事引發創傷後壓力症候群，莎拉寫道：「她覺得自己更像戰爭的受害者，而非強暴的受害者。」

第十一章 咖啡的提神功效

佛洛伊德與其他精神分析師認為睡眠揭露了隱藏在我們內心深處的焦慮或慾望；我能理解他們為什麼會得出這樣的結論。我們的夢境內容和夜間行為有個共同的特徵，即主題都很原始、很基本，涉及性、憤怒、恐懼、暴力等強烈的情緒和衝動，湯姆的睡眠性交症、艾力克斯的夜驚、約翰與艾芙琳的暴力或可怕噩夢就是很好的例子。不過我們還有一種更基礎的本能，那就是飲食。在我看過的病人裡，沒有一個比唐更能體現這一點。他的案例恰恰說明了睡眠世界中有許多模糊的界限，包含生理與心理的終始在內。

初次見到唐時，他已被診斷出患有睡眠進食症（sleep-eating）。唐現年六十多歲，身材魁梧，戴著眼鏡，頂著一頭稀疏的金髮，略帶貴族氣息。儘管在英國生活多年，他的美國口音還是沒有改變。他記得自己是在二十歲出頭開始出現飲食問題。

他告訴我，他的童年過得很辛苦。他在美國佛蒙特州長大，去父親任教的寄宿學校上學。

「學校在小鎮裡，是那種座落在山頂上很自由開放、很有藝術氣息的學校。」聽起來像是充滿特權的地方。「鮑比．甘迺迪（Bobby Kennedy）[1]也把他女兒送到那裡讀書，但他兒子就沒有，因為學校不夠嚴格，居然沒教拉丁語！」唐笑了起來。他沒有跟其他學生一起寄宿，而是和父親同住教師宿舍，因此覺得和同學有些疏遠。

雖然環境輕鬆，年少的他依舊有所煩惱。「嗯，我爸媽在我八歲的時候離婚了。我媽就這樣走了。當年她二十八歲，搬到新的州，把我和五歲的妹妹丟給我爸。」

他說他母親「不是什麼好人，是個爛人」。想起自己和妹妹被送到母親那裡住幾週，他內心深處的創傷再度浮現。假期結束時，他母親把他送回父親身邊，留下妹妹和她住在一起。

唐覺得自己被母親拋棄了，而跟他很親的父親更進一步加深了這種遺棄感。「他是個很棒的爸爸，我們父子倆感情很好。我十五歲的時候，他娶了我的法文老師，我很喜歡她。」十七歲那年，唐高中畢業準備放暑假，於是便回去跟父親與繼母同住。當時他父親已經退休了。「他狂翻報紙想幫我找工作。有一次他把我帶到外面說，『有人問起的話，我會說你是我弟弟。如果有人問你是不是我兒子？我會說不是。』」唐認為，他父親的新太太很不樂意讓大家知道她先生以前結過婚，也不希望眾人得知先生和前妻有小孩。「他快速翻閱《紐約時報》，幫我找了一份森林裡的工作，當營隊輔導員，這樣就沒有人會看到我了。」

父母的排斥顯然對唐造成很大的衝擊。「我被母親送走，又被父親送走，我就想，是不是只要了解我就會不喜歡我？畢竟這兩個是最了解我的人。」他說。

然而，唐在森林夏令營裡建立了一段關係，以致影響他的餘生。他接觸了酒精。「大家每隔幾週就會一起出去玩。我還未成年，可是沒人要我拿出身分證檢查。我常聽到電影說什麼『威士忌加冰』，所以第一次去酒吧就點了，喝了八到十杯吧。我心想，這就是我一直在找的東西。忘卻一切。」

那年夏天結束後，唐進入一所常春藤盟校攻讀政治相關科系，但他父母留下的心理傷害慢慢啃噬著他。他很快就萌生自殺的念頭，於是便尋求諮商師協助。「坦白說，我只是人出出現在學校而已，一本書都沒打開。那一年我抽了很多大麻，體重暴增將近二十三公斤。我意識到自己絕對無法通過考試，所以就休學了。後來我有復學，情況卻沒有改變，和之前差不多。」

這時，唐的父親和第二任妻子，也就是唐的法文老師離婚。在中年危機的打擊下，他父親決定帶他搭便車橫跨美國，一路上找些零工。「就是那種臨時工，像清理游泳池、幫別人把東西搬到卡車上之類。我們在華盛頓州時還跟移工一起摘蘋果。」唐很喜歡這段回憶。可是熟悉的模式又出現了。他們在科羅拉多州的波德市（Boulder）待了一陣子，當時唐在一家墨西哥餐廳打工。「我爸說他要去非洲，然後就搭公車走了……。」後來他告訴我，若是從心理學的角

1 譯註：美國前司法部長、甘迺迪總統胞弟。

度來看，就像一個露出血肉、極度創痛的傷口。這是他第三次被拋棄。

唐就是在那時出現睡眠進食症的徵狀。他想起自己跟同事合租房子，手邊都是現金，除了薪資外還有未申報的小費，不無小補，可是他不記得第一次發覺自己在睡夢中吃東西是什麼時候，只知道室友一直注意到食物消失。起初他否認偷吃，但很快就發現自己起床時會覺得很不舒服。

「偶爾會有零碎的記憶，但通常沒有。流理臺上會有包裝紙之類的證據。起床時我會覺得肚子很脹，其他人則是抱怨食物不見了。」

唐吃下去的量想必很驚人。「我要一直到下午五點左右才會覺得舒服一點，因為晚上吃太多了，身體根本無法消化。我脹到不行，整天都在跑廁所，體重也大幅增加。」

最後他不得不買兩人份的食物，以補足他晚上吃掉的東西。「我覺得我不只在替白天的我購物，也在替另一個人，也就是晚上的我購物。我知道另一個我喜歡容易吃的東西，像是乳製品或優格這類食物。」

⁂

唐患有睡眠相關飲食障礙症（sleep-related eatinf disorder），這種病直到一九九一年才有醫學文獻記載。根據他的描述，他是非自願性失控進食、對這些事大多沒印象，且發作當下很難醒來，這些都是非常典型的徵候。睡眠進食症有很多地方和夢遊很像，兩者都是無意識或無覺知的複雜活動。患者通常會吃些奇怪又奇妙的食物組合，有時就連不能吃的物品都下肚。唐有段時間過著如和尚般的生活，把家裡所有可能食用的東西全都清空。他想起最近再度嘗試這種方法，結果半夜被即溶咖啡粉的苦味喚醒，發現自己正在用湯匙將即溶咖啡舀進嘴裡，而這些咖啡粉是他手邊唯一「可食用」的東西。他以前甚至還吃過一整塊烹調用的豬油。我去他家拜訪的時候，他的寵物綠鸚鵡「帕科」就坐在後方的鳥籠裡聽我們聊天。帕科似乎因為無法參與而心情沮喪，不時大聲嘎嘎叫打斷我們的談話。但即便是帕科也免不了受唐的夜間習慣影響。過去幾個月，唐早上下樓都會發現一碗淋了沙拉醬的鳥食殘渣。

睡眠相關飲食障礙患者在準備食物時通常會做出危險的舉動，例如用生肉做菜、食物燒焦等。我有一個病人，消防隊半夜常去她家，因為她習慣在烤肉架下墊塑膠托盤，廚房因而起火好幾次。唐也有類似的經驗。我們在他家廚房，他拿了一個熔化的滲濾式咖啡壺塑膠把手給我看。「這件事我完全沒印象，只能拼湊出可能的情況。」他說他那天晚上應該是想泡茶。「我一定是腦袋不清楚才把咖啡壺放在爐子上，結果塑膠把手就著火了。我醒來時猛然發現火舌從這裡冒出來，這下可好，搞出一堆爛攤子。」

還有一次，他顯然是想在半夜煮義大利麵。「我拿了一個深煎鍋，把義大利麵放進水裡，擱在爐子上煮。我完全不記得這件事，」他說他是事後才推測出來的。「總之我在沙發上醒來，走進了廚房，發現義大利麵在乾掉的平底鍋裡煎。水已經燒乾了，鍋底還留下永久的燒焦痕跡。」

除了準備食物外，飲食本身也暗藏危機。有患者就因為喝下滾熱的液體或吃進有毒物質而灼燙傷。唐所說的早晨肚飽腹脹、白天不覺得餓和體重增加也都是很典型的徵狀。

睡眠相關飲食障礙症似乎較常見於飲食失調的人，且往往與心理問題、精神疾患及物質濫用戒斷現象有關。這種病一旦觸發通常沒完沒了，幾乎每晚都會發作，有時一晚還會出現好幾次，症狀可能持續數年甚至數十年。記憶缺乏與意識喪失與夢遊或服用鎮靜藥物有關。在睡眠實驗室裡觀察時，會發現睡眠相關飲食障礙出現在非快速動眼期睡眠階段，就跟夢遊及其他非快速動眼期異睡症一樣。因此，正如夢遊的情況，任何會擾亂、打斷非快速動眼期睡眠的事物（如睡眠呼吸中止、踢腿等與不寧腿症候群相關的睡眠週期性肢體抽動現象）都可能引發這些行為。

這樣說來，睡眠相關飲食障礙只是非快速動眼期異睡症的一種，跟夢遊、睡眠性交症、夜驚和夢囈一樣？或許吧。不過，考量到醫院中有超過百分之十五的飲食失調患者會出現這種情況，再加上有研究證據佐證，表明其中可能混雜著潛在的心理因素。

自從在科羅拉多州的墨西哥餐廳工作、買兩人份的食品雜貨後，唐的生活有了劇烈的改變。他當了爸爸，結過兩次婚，還移居過許多國家，有幾年嚴重酗酒，也有幾年完全清醒、非常自制。他曾墜入絕望的深淵，也曾陶醉於愛所帶來的幸福與快樂。後來他搬至英國，住到現在將近二十年，生活中唯一不變的就是夜間進食。

我問他多久發作一次？「如果非要講個數字，我會說一年有三百六十四天都在發作。」他露出哀傷的笑容。不僅如此，他睡夢中進食的欲望強烈到令人難以置信，讓他不得不把食物鎖起來，甚至還會在冰箱上加掛腳踏車鎖。「有一次我女友，後來成了我第一任太太，半夜發現我裸體站在椅子上，拼命伸長了手想從冰箱門縫裡拿東西。」

唐似乎很喜歡起司和優格這類乳製品，一個晚上就能輕輕鬆鬆吃掉一整塊起司或一大盒優格。「我認為那些東西基本上必須容易吃，起司和優格都很好下嚥。」不過他的精神分析師卻另有一套理論。過去幾年，唐斷斷續續與該名分析師進行晤談。他說：

「我小時候對牛奶過敏。據我所知，我對每種乳類都過敏，母乳也是，我媽因為這樣一直沒原諒我。我是說真的，從來沒有。到我九個月大的時候，我猜我應該是營養不足，所以脫水住院。有人說當時我簡直就是皮包骨，瘦到只剩一層可以捏起來的皮膚。」

唐的精神分析師對他這段人生經歷很感興趣。「嗯，基本上我在嬰兒期就被剝奪了權利。你也知道他們很愛講這個，很在意嬰兒與主要照顧者或主要食物供給者分離。他們認為與主要照顧者分離會改變大腦的物理狀況。」或許對乳製品的偏愛正好反映出唐在嬰兒時期的匱乏。

接著我們進一步探索心理動因，我請他描述一下自己與食物的關係。他說他白天完全正常。我又問他家裡是否有人有飲食方面的問題？「我大女兒有飲食障礙症，屬於病態肥胖，還會把食物藏起來。醫生說是強迫性進食。不過她最近做了胃繞道手術，體重也降到健康值了。」

唐顯然有很強的洞察力，能透析自己的心理狀態，當然也不羞於自省。我問他覺得是什麼原因導致他夜間進食？畢竟他很坦承分享自己的人生創傷，所以聽到答案的那瞬間我有點驚訝。「我覺得是神經出問題。我告訴你我的成長背景是因為我不確定，但的確有貌似好轉，實則不然的時候。」

他說的是他曾合併服用多種藥物，大約一年沒發病，後來卻再度復發。「我不會說是貌似好轉啦，因為是真的好了，不過只持續了一年而已。這讓我想到其中或許有化學因素，因為症狀就像開關一樣啪地切斷了。」

「會說有化學因素是因為我幾乎算是常態發作，」他後來再次重申這個觀點。「有時情況比較輕微，有時比較嚴重。但無論是有喝酒、沒喝酒、心情鬱悶，還是因為我愛上我第二任太太而無憂快樂，這些症狀都會出現。」

這些年來，唐看過很多醫生。

「我在美國時去了一間位於亞特蘭大的睡眠中心。醫生嘗試了各種方法，開了鎮靜劑給我。我跟他說鎮靜劑讓情況變得更糟，所以他又給我利他能（Ritalin）或其他和利他能有關的藥。問題是解決了，但那是因為我根本睡不著。唉，反正什麼都沒用就對了。醫生變得很灰心，還跟我說『你菸都戒了，等你準備好就也會把這個戒掉了』，讓我有點火大。」

幾年後，他還跑去比利時看一位睡眠專科醫生。「他們從來沒聽過這種事。」他說。

唐很後悔自己沒有早點跟別人說他會在睡夢中進食，這是他最大的遺憾之一。直到醫學界記述了睡眠進食症，歷經多年痛苦煎熬的他才終於向一位醫生坦承自己的睡眠問題。「我滿後悔自己沒提起這件事。這個病被列入診斷手冊唯一的原因是因為大家開始討論了。」他覺得自己的沉默推了一把，導致一般大眾不了解睡眠進食症。

近來唐注意到自己的病情出現些微變化。除了持續在睡眠期間進食，事後幾乎沒有或完全沒印象外，他還會半夜起床吃東西。「我覺得很清醒，但就是無法抗拒吃東西的衝動。」他說醒來後會有種感覺排山倒海而來，好像不吃東西就再也睡不著了。「如果我太太在旁邊，她就會叫我躺回床上睡，但五分鐘我就受不了，非起來（進食）不可。」

唐目前的夜食症候群（night-eating syndrome）與他一直以來的睡眠相關飲食障礙症不同。夜食症候群是一種意識完全清醒的強迫行為，而非在深度睡眠階段產生的活動。他很清楚自己在做什麼，但就是控制不了。

不過，這可能跟他的睡眠週期性肢體抽動症狀有關。根據他的睡眠研究結果，每次在睡眠實驗室過夜他都會出現中度的睡眠呼吸中止及嚴重的週期性肢體抽動，其中一晚他每小時踢腿一百一十次，持續了一整夜。另外，睡眠研究觀察也顯示他會從深度睡眠中突然清醒伴隨混淆，隨後再度入睡，這些都是夢遊的典型徵狀。不僅如此，我們還看到他起床吃了一根香蕉，最後又睡著了。

夜食症候群經常伴隨睡眠性週期性肢體抽動，與不寧腿症候群息息相關，不是只有清醒時才會出現的問題。以單純的失眠症患者來看，他們醒著的時間較多，卻很少有這種情況。部分研究人員指出，夜食症候群與不寧腿症候群之間有些相似之處。兩者都會讓病患出現一種渴望滿足某事的強迫感。不寧腿症候群患者會有一股想動的衝動，這種衝動不斷累積，最後患者別無選擇，只能這麼做。同樣地，夜食症候群的「癢處」就是想吃東西，這種渴求會不斷飆升，直到滿足進食的欲望為止。事實上，治療不寧腿症候群通常能改善夜食症候群。不寧腿症候群的標準療法為多巴胺受體促效劑，據說可能就是導致夜食的原因，就像這類藥物有時會引發瘋狂購物、賭博或白天性慾亢進等強迫行為一樣；不過，也有證據指出多巴胺受體促效劑可用於治療夜食症候群，而這種夜間強迫進食的現象是不寧腿症候群本身所造成的晝夜節律紊亂的結果。

睡眠相關飲食障礙雖然是在非快速動眼期睡眠與非完全清醒的狀態下發生，同樣和不寧腿症候群有關。睡眠相關飲食障礙患者與夜食症候群患者明顯重疊，大約一半的睡眠相關飲食障礙病患有夜食症候群，這表示兩種疾病之間有些共同的潛在病因。再次重申，這兩種病不一樣，一個是患者常吃那些不會在白天吃的食物，甚至是不可食用的東西，而且往往毫無記憶；另一個是患者在發病當下完全清醒，也沒有吃奇怪食物的傾向。兩者可能分別處於單一疾患光譜兩端。一種與食物有關的異常晝夜節律，一種由進食所帶來的失能性神經獎勵，若於清醒狀態或非快速動眼期睡眠階段發作，則會以不同的方式表現出來。

那我同意唐的觀點嗎？他的問題主要是神經系統問題，因為腦內化學物質異常？這樣說好了，對，但也不對。我認為唐的大腦就跟其他非快速動眼期異睡症患者一樣容易出現雙重狀態，即部分大腦清醒，部分大腦沉睡，所以他才能在半夜覓食、準備食物，進行非常複雜的任務，而且醒來後完全不記得這些事。睡眠週期性肢體抽動進一步強化了這種傾向，讓一部分的他從深度睡眠中醒來，拉長半夜的「清醒時間」，進而擾亂他的晝夜節律。

不可否認的是，其中還蘊藏著一些心理因素，像是不快樂的童年、憂鬱和酒精問題。我對他女兒與食物之間的病態關係很感興趣，在討論他的酗酒情況時，我問他父母是否也有酗酒的問題。「我記得她（他媽媽）確實喜歡在晚餐前喝雞尾酒。後來她應該是去工作了。不過等她多年後去世我才發現，除了工作，她大約有十年都醉醺醺地待在房間裡。」

當然，有些心理問題具有生物學基礎。唐有強迫行為的傾向，他體內有種不正常的獎勵機制和過多渴望進行特定類型活動的念頭，酗酒就是一個特徵。有一次，我試著用多巴胺促效劑來治療他的週期性肢體抽動，結果他產生了在網路上與女性調情的衝動；停藥之後，問題就解決了。這種獎勵系統功能失常的情況似乎是他母親遺傳給他，然後再傳給他女兒。由此推斷，唐可能從食物中得到更大的獎賞。

我想起他跟我分享從前在哈佛大學讀書那段時光，當時他短短幾個月就增加了快二十三公斤，而且尚未出現睡眠進食症的徵狀。或許這種對食物的強烈衝動只在兩種情況下出現，一個是晚上睡著的時候，因為他的邊緣系統會在大腦處於非快速動眼期異睡症的雙重狀態下活化；

另一個是週期性肢體抽動讓他醒來的時候。由於晚上吃了大量食物，白天他會很飽很脹，索性不吃東西。我非常懊惱，因為我發現自己居然同意精神分析學家的觀點，夜晚可能會揭露我們「隱藏的慾望」。

唐大概是我印象中見過睡眠進食症最嚴重的人，無論病情或治療難度都是。他在我之前還看過很多睡眠專科醫生。簡言之，非快速動眼期異睡症的標準療法宣告失敗，我也試著治療他的睡眠呼吸中止症與睡眠週期性肢體抽動。事實證明，對他採行藥物治療並不容易，有很多潛在的問題。許多非快速動眼期異睡症療法都會導致他的肢體抽動症狀惡化，而且我已經避免使用不少治療週期性肢體抽動的藥物，因為這些藥物可能會讓患者產生依賴性，甚至成癮，這在唐的案例中是主要的關注重點。至於治療不寧腿症候群的標準療法「多巴胺受體促效劑」則引發了更多強迫行為。此外，我們還嘗試了一種名為「托吡酯」（topiramate）的抗癲癇藥物，這種藥是治療睡眠相關飲食障礙的方法之一，可用來抑制食慾，但唐的情況依舊沒有改善。目前我們正在進行鐵質輸液試驗，目的在於抑制腿部運動，進而解決睡眠相關飲食障礙與夜食症候群。只是我不抱太大希望。

唐學會與夜間食慾共處，並限縮晚上可取得的食物，藉此達成一定程度的控制。他試著在冰箱裡多放些像水果之類的健康食品，但就連這樣都還是有問題。他聳聳肩說：「我吃了太多葡萄，起床就拉肚子了。」除此之外，睡眠進食症無疑為他的夫妻關係與白天的日常生活增添了許多壓力。社會大眾對這種病的認知讓他覺得很沮喪。「這個問題很嚴重，會對生活造成很大的影響。我有一份好工作，但我每天起床都得先應付這些難題。我會這樣說是因為我看過很多有關睡眠障礙的電視節目，他們每次都把睡眠進食症當笑話講。」

我們每天都會在診所裡接觸到許多睡眠問題，對我而言，唐的個案就是很典型的範例，或許不是在本質上，而是在起源上。睡眠會受到生理和心理因素影響，包含基因、身體結構、腦內化學物質，還有生活中的緊張和壓力，像是情緒、焦慮程度、心神狀態等，這些都不能分開來看，只能放在個人的人生脈絡下檢視。睡眠如是，睡眠障礙亦如是。

第十二章　詭異的童話

我每隔幾個月就會跟小兒科同事一起在診所看那些患有猝睡症或嚴重夢遊症狀的兒童和青少年。這麼做是想讓處於過渡期的小病患放鬆一點，畢竟他們剛從隔壁色彩活潑、牆上滿是繽紛圖畫、大廳鬧哄哄的兒童醫院轉到醫療環境稍加嚴肅的成人醫院，難免緊張不安。有些小兒科同事會穿超鮮豔的亮黃亮紫雙色襯衫，染各式各樣的髮色，識別證掛繩上還別滿徽章或毛絨絨的鑰匙圈玩具，跟我那些成人醫院的同事（還有我）完全不一樣。

青少年的生活在社交、教育和醫學上都較為複雜，病人邁入成年後會面臨新的挑戰，照顧自身健康的責任愈來愈大，父母和青少年本身可能很難做到或適應這種責任移轉。過渡診所的目的是想幫助這類患者慢慢脫離、習慣沒有父母介入的生活，將醫療照護適當地移交給新團隊，並開始討論他們的病對駕駛和社交生活造成的影響，還有酒精、毒品、離家生活等等。有些患者會表現出一般對青少年的刻板印象，脾氣暴躁、回應簡短到不行，或是癱坐在椅子上，把責任交給專橫的父母（可以理解），讓他們替自己發言。不過，傑米跟這些刻板印象完全沾不上邊。

他現年十七歲，不僅口齒清晰、善於表達，思緒也很縝密，非常認真細心，學業和運動表現都很出色。他們全家堪稱瘋狂橄欖球迷，傑米無論在校隊或郡代表隊都打得很好，至於他的父親則是教練，母親和弟弟也都很愛這項運動。他希望將來能進入倫敦帝國理工學院或牛津大學醫學院，成為骨科與運動醫學專家，反映出他對運動的熱愛與豐沛的學術潛力。不過，儘管傑米很有天賦，他還有其他問題要解決。

「是在我過完十四歲生日後開始的，」他告訴我。

「當時我參加學校辦的滑雪旅遊，目的地是塞爾樹瓦利（Serre Chevalier，鄰近義大利邊境的法國滑雪勝地）。那段旅程簡直跟噩夢沒兩樣。我們遇上一場強烈的暴風雪，在高速公路塞了六、七個小時，沒有食物也沒有飲料。我們四、五十個人就這樣靜靜坐在車上完全沒聊天，一直到凌晨兩點才抵達旅館，大家都累到崩潰。不過我們是去那裡滑雪的，所以第二天早上八點就起床滑雪了。」

接下來幾天，傑米都跟朋友一起滑雪、溜冰、玩雪橇和熬夜，耗了不少體力。「有天下午我覺得很睏，所以沒去滑雪，」他回憶道。「我以為我脫水了，因為我沒喝什麼水，倒是喝了很多可樂，顯然可樂還不夠力。後來我覺得很累，就睡著了。」

當時傑米身旁還有別人；有些男孩玩得太累，同樣留在房間小憩。儘管下午有休息，傑米還是覺得很睏，所以那天晚上朋友出去溜冰，他依舊選擇臥床。「兩個小時後，他們（他的室友）從溜冰場回來，我醒來才發現房間裡擠滿了人。原來他們用鮮奶油搞惡作劇，就是十四歲男生會做的那種蠢事。我起床時完全失去方向感，而且很火大，很氣那些惡作劇的人。我記得自己當下很恍惚，好像失了魂一樣。」

雖然身體不舒服，傑米第二天還是照樣滑雪。「我還記得自己上滑雪纜車時心想，事情不太不對勁，然後我就在纜車上睡著了。」他繼續說。「我以為只是小病，沒什麼大問題。回機場的路上我一直在睡，在機場時也分不清東西南北，結果就脫隊了。我不知道自己在哪，也不知道發生了什麼事。」

傑米記得自己回家後餓得要命。「我坐下來開始吃晚餐，而且吃得很快，非常非常快。我記得我家人要我吃慢一點。後來我爸媽問我滑雪的事，我只是沉默以對，他們氣炸了，因為他們花了很多錢讓我參加這次旅遊，我卻充耳不聞，什麼也沒說。」

這時，傑米的父親喬克開始加入談話。「禮拜天我們照常去打橄欖球，傑米自己一個人在家。我們下午回來時他還在睡，還沒起床。我們以為他可能是因為脫水才這樣，也可能是滑雪撞到頭有點腦震盪。反正就是有什麼地方不太對勁。」傑米的母親奧莉兒形容他當時的情況：「很茫然，心不在焉，而且瞳孔放大，只是呆呆地盯著空氣，一個字也沒說。」他們就是在這時決定帶傑米去看醫生。

他們在急診室做了幾項基本檢查，結果一切正常，醫生推測傑米可能患了精神方面的疾病。奧莉兒想起醫生不斷丟出問題，好像在偵訊一樣。「他們真的在盤問他吃了哪些藥、有沒有吸毒，最後傑米說他吃了止痛藥，因為他頭痛，」她笑了起來。「不過他是勉強才吐出這幾個字。後來醫生解釋說，他在那裡工作了九年，只看過遭受性虐待的孩子出現傑米這種情況。」

「聽到醫生這麼說，我們腦中自然警鈴大作，擔心得要命。」回想起這一刻，喬克心裡依舊滿懷恐懼。

幾個小時後，他們就在醫生的准許下帶傑米回家，可是隔天他就再度入院。傑米記得自己躺在房間床上，看著飛機從上方飛向希斯洛機場。「醫院安排我住進防自殺監控室。我還記得照顧我的人很怪。我在那裡待了一段時間，吃很難吃的東西，看很多電視，基本上什麼也沒做。我好像沒有睡很久，但我記得家人有進來看我，我還狂吃夾心蛋糕。」

接下來幾天，傑米做了腰椎穿刺、腦部掃描和腦電圖檢查。他還記得跟家人分開，獨自一人接受精神狀況評估。「我真的很害怕，」他回憶道。「我說了一些莫名其妙的話，告訴醫生我想自殺，曾想過要用噴霧罐結束生命。總之講話完全沒經過大腦。」評估過後，醫生做出診斷，將結果告知傑米一家。

他們認為傑米罹患了一種俗稱熊貓症（PANDAS，全名為Pediatric autoimmune neuropsychiatric disorder associated with streptococcal infection）的罕見疾病。此症為鏈球菌咽喉炎所引發的自體免疫神經系統疾患，原本專攻鏈球菌的抗體轉向攻擊大腦中的基底核，進而引發一些異常運動與精神症狀。他們獲知診斷結果時鬆了一口氣。傑米接受靜脈抗生素注射治療，幾天後逐漸恢復正常，休養了幾週便回學校上課。

「我們看得出來醫生還是有疑慮，熊貓症顯然無法完整解釋傑米的情況。不過這個診斷在當時看來很合理。那時傑米已經出院，情況也有所好轉，我們就想，幸好！傑米沒事了。」喬克說。

傑米一家人很快就恢復正常生活，將這個小插曲拋諸腦後。傑米繼續用功讀書，認真練球，目前為當地一支橄欖球隊效力，人生依舊多采多姿。一切重返正軌。

然而，在初次發病後一年又一個月，傑米和朋友一起參加派對。橄欖球員一般沒有刻意不碰酒的習慣，所以我問他有沒有喝酒？「那天我有喝一點，但我從來沒喝過頭。第二天早上我又覺得不太對勁，就在暗暗的房間裡睡了一整天。」傑米的爸媽回家時發覺情況不對。「跟之前很像，又是那種茫然的凝視，所以我們直接帶他到醫院。」奧莉兒表示。「跟一個完全長大的年輕人一起走進急診室感覺很奇怪，要一直跟醫生解釋他身體看起來沒問題，但就是不講話，舉止也不太正常。」

這次住院跟第一次一樣痛苦。傑米被關在病房裡，醫生整天進進出出。「有個兒童精神科醫生很沒禮貌，」喬克說。「他就走進來拋下一句『急性精神病』，說完直接離開病房。」

接下來十天，傑米一直待在醫院，而且行為極度反常。「他會狂吃猛吃，」喬克解釋。「我們不能把整包餅乾留在房間。兒童與青少年心理健康服務機構（CAMHS）來看他，給他一大包餅乾，他一下子就把整包吃光，他們覺得這種情況很不正常。」此外，傑米自己也有點印象。「爺爺奶奶來看我的時候我很生氣，我不喜歡不熟的人。我還記得當時是用我媽手機上的記事本跟她對話，因為我發不出聲音。我罵了很多髒話。他們問我想吃什麼喝什麼，我就會說『他媽的水！』」

奧莉兒證實了這一點。「真的很多髒話，完全不像他。像是賤貨之類的，他從來不會說這種話。至少我希望不會！」根據傑米爸媽的說法，精神科醫生很快就斷定這不是精神健康問題。「跟精神病無關，我們該做的都做了，也檢查過了，不是精神病。」

可是第二天，傑米開始出現其他令人擔憂的行為。奧莉兒說：「傑米整個人都變了，在我旁邊做些奇怪的事，完全不像他的個性。」喬克插嘴道：「一些很不恰當的事，絕對不會在身旁有女性的時候做，更別說是你媽了。」喬克說話的時候，我注意到傑米在椅子上不安地挪動身體、換個姿勢，瞄了女友梅根一眼。他的女友梅根這時也來到診間加入診療諮詢。我看得出來傑米臉頰漲紅，覺得自己很窘。奧莉兒繼續用一種就事論事的口氣描述傑米的不當行為；傑米聽到這些細節皺起眉頭，奧莉兒發現自己說的話讓他不舒服，趕緊道歉。「後來我意識到自己必須保持距離，不要離他太近，」喬克說：「我們變得很保護他，我也一直待在那裡，特別是護理師進來的時候。」

* * *

在奇異的睡眠障礙世界裡，沒有一種病像克萊恩－萊文症候群（Kleine-Levin syndrome）這麼特別、這麼好認。傑米的情況完全符合此症特徵。初診時他剛過十六歲生日，我告訴他和他的家人，我很確定他罹患的就是克萊恩－萊文症候群。事實上，傑米的爸媽心裡早就有底了。傑米第二次住院的時候，有個心理師向他們表示自己對神經學很感興趣，也讀過克萊恩－萊文症候群相關文章，認為傑米有可能得了這種病。傑米的家人向醫療團隊提出這個看法，卻慘遭忽視。

「我們有跟醫生說，但他們不予理會。」喬克告訴我。「所以我們就自己找資料，發現傑米有很多症狀都符合，像是睡覺、暴飲暴食、性行為、警戒行為、喪失現實感，與外部環境抽離等等。」

我進一步詢問傑米的感受。「類似喝醉的感覺，我不在身體裡，反而像在外面看著自己。這真的很難形容。好像我在隧道裡面，看得見周遭的情況，卻無法對體外的一切產生任何影響。我感覺不到我的手、我的腿和我的腳，也不能說話。可以思考，但不能說話。」

現代醫學仍對少數疾病的病因不甚了解，幾乎可說是一無所知，克萊恩－萊文症候群就是其中之一。這種病極為罕見，一般認為，每一百萬人中只有一到五人患有此症，而且可能更常見於特定種族，例如德系的阿什肯納茲猶太人（Ashkenazi Jews）。另外，我們也知道克萊恩－萊文症候群的症狀表徵，事實上，這種病早在好幾百年前就有記載，醫學文獻史上第一個可能的病例可追溯至一七〇五年一篇名為「巴斯鎮近郊亭柏里一個特別困倦者之描述」的論文（這個標題還真沒創意），其中就有提及相關病徵，但直到二十世紀中葉，醫界才對這個關乎多種症狀、非單一疾病的症候群有比較清楚的描繪。

關於此症最早的現代醫學論述出自德國醫師威利・克萊恩（Willi Kleine）與美國巴爾的摩醫師馬克斯・萊文（Max Levin），兩者都提到年輕人因極度嗜睡而病倒，伴隨「病態性飢餓」（morbid hunger）和明顯性慾亢進。我們從最初的紀錄以來到現在已稍有進展，更了解克萊恩－萊文症候群的症狀光譜。此症過去被認為是男性獨有的疾患，但這可能是因為男孩的性慾亢進現象比較外顯，所以很快就能做出診斷。然而時至今日，克萊恩－萊文症候群依舊被視為好發於男性的疾病，女性患者相對較少。症狀大多在青春期開始出現，但各年齡層都有可能，少數患者甚至早在兒童期就發病，通報個案中年紀最大的病人則是八十多歲才首度發作，不過這類情況極為罕見。至於傑米，他的發病年齡和發作情況都很典型。

患者通常會出現行為改變的現象，可能持續數天或數週，少數個案甚至長達數月，而且每隔幾個月就會復發。大部分患者就和傑米一樣極度嗜睡，睡意強到無法抗拒，不管哪裡都能睡。我讀過有些病人爬到車底，車子開走時才被人發現睡在下面，或是像傑米那樣在滑雪纜車上睡著。我有個病人還睡在機場航廈的水泥地上，身旁一堆旅客來來去去。這類患者一天的睡眠時間可能長達二十二小時，嗜睡的程度非常嚴重，有些人睏到只能起床吃東西或上廁所。我記得我的病患裡至少有一個人的父母會在床邊放幾瓶汽水，而他們起床的唯一證據就是瓶子裡的可樂變成尿液。年輕患者通常很難叫醒，一旦被叫醒就會變得極具攻擊性，甚至爆出激烈的咒罵。這種嗜睡現象讓克萊恩－萊文症候群有個別稱叫「睡美人症候群」（Sleep Beauty Syndrome），小報在報導相關新聞時很愛下這種標題。很多病患和患者家屬非常討厭這個稱呼，認為這種美化的形容輕看了克萊恩－萊文症候群對生活的影響，好像得這種病是很浪漫的事。

正如傑米的故事所述，克萊恩－萊文症候群除了嗜睡外還有其他症狀。克萊恩和萊文注意到，患者清醒時會做出一些非常詭異的行為。首先是所謂的「病態飢餓」，即無法控制的進食慾望。我看過有些病人會吃他們日常生活中不會吃的食物，例如素食患者狼吞虎嚥地吃下大量肉類，還有些人把家裡廚房所有能吃的東西全都吞下肚，而且多半有狂吃垃圾食物的傾向，像是糖果、巧克力、薯片等等。醫學文獻中有個案例是病人吃得太快太多，不小心吸進一些食物，不是用吞的，結果死於肺炎。相較之下，傑米吃掉一整包餅乾還算溫和了。

此外，性慾亢進也是很明顯的徵候，這種情況不限於男性，女性患者也有，每次談到這個，相關人士都會很尷尬，而且這種症狀也可能造成危險。我收治的第一批克萊恩－萊文症候群患者中有個來自英格蘭北部的年輕人，他有次發病期間性慾異常旺盛，以致坐在家門外向每一個路過的女性求婚。我跟他說我覺得他的成功率很低，他回答：「拜託，你要是知道我住的是什麼社區就不會這麼說了！」雖然他表面一派輕鬆，但他尋求醫療協助的其中一個原因就是他擔心自己的行為這麼極端，性慾這麼強，說不定哪天可能會做出犯罪行為。

嗜睡、暴飲暴食與性慾亢進構成了克萊恩－萊文症候群的核心症狀，但隨著我們對此症有更多了解，才知道實際上只有少數患者會同時出現這三種病徵。大部分患者發病時不會極度嗜睡，而是會感到混亂，或是處於如夢似幻的狀態。傑米覺得他的大腦似乎與外界脫節、失去聯繫，很多人也都說自己好像在一個泡泡裡，彷彿周遭的世界不是真的。淡漠感、情緒紊亂或焦慮都是很常見的描述。許多病人會對不熟悉的事物感到非常不安，類似傑米在爺爺奶奶來醫院探望他時的反應。不過，除了陌生的人之外，傑米也不喜歡陌生的東西。

根據奧莉兒的說法，傑米會一遍又一遍地唱同一首歌，或是一遍又一遍地用 iPod 聽同一首歌。我有很多病人會一而再，再而三地看比較適合孩子或是很容易猜到劇情的電視節目，通常是卡通或迪士尼電影，有時一天連看好幾次，就跟傑米不停唱同一首歌一樣（有個年輕女性患者會反覆高唱迪士尼動畫《冰雪奇緣》的主題曲〈Let It Go〉，讓家人苦不堪言）。任何陌生或意想不到的事物都會讓他們覺得很痛苦、很難受，而這種孩子般的行為也會影響到言語。患者家屬經常表示患者在發病時變得少語寡言，講話的方式和內容也很孩子氣。傑米的爸媽說他的語調會改變。「只會說些簡單的字，像是『爸比！餅乾！』」喬克說。

目睹幾位患者發病後，不難理解他們為什麼會被視為精神／心理出問題或是裝病。這些症狀大概是我見過最詭異的臨床表現之一。想像一下，一個青少年躺在床上半夢半醒，時而完全沉默，時而毫無反應，接著突然站起來連吃五條巧克力再回到床上。曾有病人跟我擊掌，聊些荒謬或極不恰當的話題，甚至用髒話罵我。有時我覺得自己好像在跟嬰兒說話，只是這個嬰兒有十七歲的外貌和身體，我們會望著睡眠實驗室房間裡的電視，聊上面播的《海綿寶寶》卡通，或是講講自己最喜歡的絨毛玩具。我跟我五歲女兒的對話都比這個理智。

若情況極端嚴重，這些症狀甚至會讓人聯想到妄想或幻覺。許多克萊恩－萊文症候群患者都被錯誤診斷為精神病（如躁鬱症、思覺失調症），傑米就是一例。

那我們怎麼知道克萊恩－萊文症候群真的是腦部功能障礙，而非心理或精神疾病？這種病會不會只是懶惰的青少年在尋找逃避青春期生活壓力的方法，就像我很多病人之前被診斷的那樣？

目前沒有檢測可用來證明克萊恩－萊文症候群的診斷結果，磁振造影掃描、血液檢查、腰椎穿刺……都沒辦法，屬於排除性診斷，也就是一開始必須考慮所有可能，要說診斷方法是單憑「專家認定」也不為過。難道克萊恩－萊文症候群和「國王的新衣」一樣嗎？就像安徒生童話裡的國王深信自己穿著愚笨之人看不見的神奇服裝，赤身裸體跑到大街上遊行，臣民則不想承認自己蠢笨，紛紛鼓掌歡迎？就因為專家說是克萊恩－萊文症候群，所以每個人都相信是克萊恩－萊文症候群？

我個人在臨床實務上會努力排除其他可能性，所有病人都會接受精神狀況評估以排除另一種診斷。躁鬱症與克萊恩－萊文症候群有些相似之處，患者都會在躁症伴隨失眠以及鬱症伴隨長時間睡眠之間循環，我只能指望自己和精神科同事有能力區分兩者。

其他很像克萊恩－萊文症候群的病還有特殊類型的癲癇、影響新陳代謝的遺傳疾患和同樣罕見的克魯爾－布西症候群（Klüver-Bucy syndrome）。克魯爾－布西症候群是腦部兩側顳葉損傷所造成的疾病，患者除了暴飲暴食、性慾亢進、沉默寡言外，還會出現健忘的症狀，難以辨認所見的人事物，另外較常見的表現為攝食禁藥或非法物質，所以我會安排病人進行一系列血液檢查與腦部掃描。

即便如此，最終還是要回歸到排除性診斷和辨識症狀型態。醫學領域很常用到型態辨識，例如發覺眼前的病人心跳加速、滿頭大汗、緊抓著胸口，跟之前看到的那十個病人一模一樣，研判是心臟病發作。不過，要認出克萊恩－萊文症候群沒那麼容易，因為辨識型態的前提是你以前有看過幾個情況類似的病患，但克克萊恩–萊文症候群的罹病率可能只有百萬分之一，難度實在太高，就連「專家」看到這類患者的機率也相對較低。從前還是初級醫師時，我會觀察資深同事和特殊疾病專家（例如狼瘡或肉瘤等，這些病很難診斷，症狀表現也很多元，醫療影集《怪醫豪斯》編劇團隊最愛用這類素材），他們似乎與自己專攻的病症培養出一種私人關係，非常了解該病的習性、奇怪的特徵和表現形式，診斷過程中的科學方法幾乎被直覺取代，儘管所有檢測都是陰性，但心裡有個感覺告訴他們就是狼瘡沒錯。目前我看過大約四十名克萊恩–萊文症候群患者；我不會說自己跟此症的關係緊密到能發展出直覺、直觀的連結，但根據我的從醫經驗，很少有患者及其家屬會講出這麼貼近克萊恩–萊文症候群的描述與關鍵詞，而且說法也很常見。我真的很希望自己看到這些症狀能認出來，只是有時沒那麼簡單。有些病人就算認識多年，我也不願將之確診為克萊恩–萊文症候群，寧願敞開大門接觸其他可能，說不定他們得的是比較容易治療的病。

話雖如此，我診斷的並不是單一疾病，而是一種純粹結合了多樣病徵的症候群，一種可辨識的症狀模式，不能只因一個以上的病人有共通點就斷定此症所造成的大腦功能異常背後有生物學上的原因。我看過無數出現麻木、刺痛或麻痺症狀的病人都有潛在的心理病根。不過，確實有證據指出克萊恩–萊文症候群患者的大腦狀態產生了變化。

腦電圖顯示，大多數克萊恩–萊文症候群患者在發作期間會出現異常的腦電活動，未發作時則否。雖然患者的磁振造影和電腦斷層掃描結果正常，但無論是用放射性物質還是監測血液灌流的磁振掃描來測量腦血流量或腦組織葡萄糖代謝，都可以看到視丘及其他腦區的活動有所變化。

事實上，就算患者沒有出現嗜睡與行為改變，這些變化也很明顯。最近的證據指出，上述腦部變化會伴隨輕微記憶困難，甚至在未發作期間亦然。此外，腦脊髓液評估報告顯示，無論克萊恩—萊文症候群發病與否，患者只要出現嗜睡症狀，下視丘分泌素（與猝睡症有關的神經傳導物質）濃度就會降低。以上異常現象顯然不能用「患者有心理問題」來解釋。這些結果很接近我們做的診斷性試驗，只是還不夠具體，無法應用於常規臨床實務。

⁂

傑米及其家人在得到更確切的診斷結果後如釋重負，鬆了一大口氣。奧莉兒還記得他們最初的想法，認為現在終於知道傑米究竟得了什麼病，而且沒有生命危險，他們全家人可以一起面對，繼續生活；喬克也記得自己當時很樂觀，畢竟傑米第一次和第二次發病間隔了一年多。可是後來傑米開始每隔幾個月發作就一次，他們一開始的積極與正向很快就消失了。喬克說：

「最初四、五次發作大概持續了十天，症狀非常明顯。這段期間有個模式，前兩、三天他都睡得很熟，幾乎不跟我們互動，好像整個人僵住一樣。我們還在他房間放了嬰兒監視器，因為他不會走出房門，也不會起床，只會醒過來吃東西，而且很難伺候，只會說『吃的！』和『快點！』」

這些要求往往夾雜許多髒話。傑米會說要吃雞肉、義大利麵或冷肉，不過他真正想要的是一種上面有片美味黑巧克力的德國餅乾。「如果我拿兩塊（餅乾）給他，他會要三塊。有時我只會給他兩塊，但他會下樓打開櫃子東翻西找。我們得想盡辦法把餅乾藏起來；要是被他找到，他就會整包吃掉。」

明顯沉睡、神智恍惚的階段過後，傑米的症狀會稍微緩和一點。他會開始走動，在房間裡用喇叭聽音樂，可是行為很不正常。喬克說傑米會變得很沮喪，有時會把喇叭丟到房間另一頭，想把音樂關掉。奧莉兒則說他會用巧克力餅乾在房間牆上記下發病的天數，好像惡魔島的囚犯數算自己服刑的日子，如今他的床頭上方還看得到那些痕跡。此外，傑米自己也分享了一些非常奇怪的行為。我不曉得他還記得多少，也可能只是聽他父母一再講述，所以有這些印象也說不定。

有一次，他母親帶著食物走進來，打開他房間的燈。「我說，『媽，把燈關掉，妳這個賤貨』，我媽回答，『傑米，這樣說很難聽！』所以我又說，『請把燈關掉！』顯然我腦子裡有什麼東西接通了，覺得加個「請」會比較禮貌，不過還是很幼稚。」

還有一次，傑米一直滾來滾去，用力拍打枕頭，枕芯填充物就這樣散落一地。他媽媽進來問他為什麼房間地板上全是羽毛？「我立刻坐直身體說『是我大出來的！』」傑米咯咯笑了起來。「我們現在可以笑著回想過去，因為真的很怪也很好笑。」

然而學業所受到的影響就沒那麼好笑了。確診後那一年，傑米幾乎每個月都會發病。「我的出席率下降了百分之六十。某種程度上來說我很幸運，因為有幾次發作剛好遇到放假，所以我沒有錯過太多課。」不過，儘管一再曠課，傑米的考試成績依舊好得驚人。

「我拿了八個A^{+}，一個A和一個B，」他告訴我，試圖壓抑開心又驕傲的情緒。我開玩笑說他沒發揮應有的實力。「我非常非常高興，」他笑著回答。「學校還發布了一張我收到成績單的照片。我的表情夾雜著震驚和純粹的喜悅。這不但提醒我我沒事，也讓我想起自己有多幸運，沒在考試當下睡著。」抱病取得優異的成績讓傑米因而獲獎，但喬克插嘴說：「你錯過了領獎的機會。因為你睡著了。」

此外，羅病也對他的愛情生活帶來不少影響。事實上，克萊恩－萊文症候群讓他在毫無準備的情況下與梅根父母第一次接觸。梅根說：

「當時我們才剛交往，但我大概知道他的狀況。有一次我們去看電影，我記得他對我很粗魯。我心想，這男的好糟，我不喜歡他了。」梅根笑著說。電影開始的時候，她發現傑米睡著，更讓她覺得傑米很沒禮貌。

「我們踏出電影院後他就自己一直亂走，我不知道他要走去哪裡。我對倫敦不熟，氣到差點轉身離開。後來我開始想，是症狀發作嗎？這不像他啊。可是我的手機在他那邊，沒辦法打電話給別人說他看起來不太對勁。我把他的手臂放在肩上想扶他起來，有個小姐一直對我們發出嘖嘖聲。他看起來就跟吸毒沒兩樣。」

瘦小的梅根不得不想辦法送發病的傑米回家。「他很壯，所以真的是一大挑戰。」這倒是真的，十七歲的傑米至少有七十六公斤。最後梅根成功帶他搭上公車，把手機拿回來，但傑米還是不讓她打電話通知他父母。百般無奈下，梅根只好打給自己的爸媽，對方便聯絡喬克和奧莉兒。這是雙方父母第一次交談。「我們爸媽第一次接觸就是因為我發病。」傑米露出尷尬的笑容說。

喬克記得他回家時，梅根和傑米已經到家了。傑米沉沉睡去，梅根則坐在沙發上哭。「我們大概知道傑米的狀況，算是習慣了，但梅根很不安，因為她從來沒看過傑米發病。不過傑米睡覺時我們聊得很開心，先前我們都沒好好見過面。」梅根離開前先上樓和傑米道別。「我說再見，他就坐起來叫我滾開！」

我很訝異梅根願意繼續和傑米交往，不離不棄。我原以為大多數青少年遇到這種情況都會消失，但一年多後他們還是在一起，感情也愈來愈緊密。若要說的話，一起面對逆境、克服克萊恩－萊文症候群想必讓他們的關係拉近了不少，成熟的速度也比一般情況快得多。

隨著日子一天天過去，傑米的症狀出現了一些變化。距離那次命運攸關的校外滑雪之旅已經過了三年，他現在的嗜睡情況沒那麼嚴重。「我覺得自己完全脫離現實。」他說自己發病時會陷入一種如夢似幻的狀態，彷彿與周遭的世界脫節。這是克萊恩－萊文症候群的典型病徵。「我會坐下來看電視。發作期間看以前看過的電影或電視節目能讓我保持理智，而且很有效，因為我可以預見接下來會發生什麼事。比方說益智遊戲節目，如果能在腦中思考、回答問題，看到答案出現在螢幕上，我就會覺得很安心，有種腳踏實地、與周遭世界連結的感覺。」

考試結束後，傑米有六、七個月沒發病。

「我的腦袋裡老是有個聲音說一定還會再發作，一定會。果然，二〇一七年十月，我再度發病。過去幾個月真的很難熬。期中放假時我就一週發病、一週正常、一週發病、一週正常，真的很痛苦，因為我想打橄欖球，也想努力健身，我覺得發作期間體重增加了好多，另外還要唸書趕進度。我之前有跟上，可是又落後了。」

傑米不斷發病點出了一個問題：為什麼我沒有成功治療傑米？簡單的答案是：克萊恩－萊文症候群沒有成功的治療方法，至少沒有持續有效的方式。目前醫界已經試驗過許多藥品，例如在發作期間使用刺激性藥物和各種藥劑（主要是抗癲癇藥物），嘗試減少發作頻率與嚴重程度，可是沒什麼特別有效的藥。克萊恩－萊文症候群的性質在在表明無論哪種治療方式都會有問題。此症會不時發作，沒有明確的規律，因此除非效果顯著，否則很難知道患者是否對特定療法有反應。克萊恩－萊文症候群通常會自行好轉，幸運的話，十到十五年後就會自動消失，所以症狀改善可能只是疾病本身的正常現象，而非治療的效果。

要知道特定藥物的療效，唯一的方法就是進行隨機對照試驗，將患者隨機分配到兩個使用不同藥物的小組以便對照。可是這麼做需要一定數量的病患，克萊恩－萊文症候群罕見到一百萬人中可能只有一人罹病，也就是說，英國只有七十名患者，美國只有三百名患者，要招募足夠的病人參與試驗幾乎是不可能的任務。雖然有幾份個案報告顯示藥物對一、兩名病患有效，但確切結果為何，目前仍沒有定論。

依照已知的證據推斷，最有效的方法可能有二。第一是用鋰鹽做為預防措施。這種藥物常用來治療躁鬱症。根據系統性評估結果，鋰鹽有好處也有副作用，有些甚至會危及生命，患者需要定期接受血液檢查，以確保劑量濃度不足以產生毒性。不出所料，傑米對這個方法興趣缺缺，完全不想試。

「撇開克萊恩－萊文症候群不談，我希望自己能盡量正常生活。」傑米告訴我。

「所以我對這種幾乎每週都要去醫院定期檢查的治療方式沒什麼興趣。再說這個療法也不確定有沒有效，目前還沒有完整的證據。我只是想盡可能享受日常，不想打亂步調。發作時我可能需要暫停三天、五天或六天，一旦症狀消退，我只想過正常的日子，想趕快回學校追上進度，打橄欖球，跟女友和朋友見面。我只想好好努力，好好生活。」

另一種療法是以靜脈注射的方式注入大量類固醇，縮短發病時間，目前也有報告指出這種方法對部分患者有幫助，但是考量到傑米的發作天數，這個方法不太適合他，而且也會有副作用，因此傑米現在並沒有進行任何療程。目前現代醫學能做的只有了解他的病情，聯絡他的學校，讓老師和同學認識克萊恩－萊文症候群。

最後，我們眼前只剩下一個非單一疾病的症候群，沒有明確的診斷測試，也沒有明確的治療選擇。然而我一直沒談到一個問題，那就是克萊恩－萊文症候群的病因究竟為何？有沒有線索可以告訴我們到底發生了什麼事？

老實說，線索非常少。正如先前所述，與其他族群相較，克萊恩－萊文症候群似乎更常見於德系的阿什肯納茲猶太人，這點讓遺傳因素做為主要病因的可能性大增。目前已有病例報告指出，一個家庭裡有一位以上的成員患罹患此症，意味著其中可能有遺傳傾向，但確切原因仍有待證實。

至於大腦中有哪些區域和克萊恩－萊文症候群有關，迄今也還不確定。克萊恩－萊文症候群就像許多睡眠障礙一樣（如猝睡症）牽涉到下視丘，但大多數患者都沒有下視丘異常的現象，僅有少數個案報告指出快克古柯鹼引起的中風會影響視丘，造成嗜睡、性慾亢進和攻擊行為，與研究掃描顯示這個腦區會在發作期間出現異常活動的結果相符。目前關於克萊恩－萊文症候群患者死後的大腦研究資料很少，因為這種病不是什麼致命疾病，但醫學界仔細研究過四名患者，他們都死於類似克萊恩－萊文症候群的病，其中有三個病例出現視丘與下視丘發炎的跡象。不過這邊要再次強調，這四名患者或許稱不上典型的克萊恩－萊文症候群，但他們的研究報告確實增加了免疫或發炎過程造成此症的可能性。

跟其他被認為是免疫系統自我攻擊所造成的神經系統疾病一樣（如猝睡症），許多克萊恩－萊文症候群病患或其家屬都表示患者發病前曾出現病毒感染。不過，一般人事後都會帶著半信半疑的眼光來看報告；如果問他們過去幾週有沒有咳嗽或感冒，他們可能會說有，要是對方剛好冬天住倫敦還搭乘大眾運輸，就更有可能給出肯定的答案。有些研究人員主張，克萊恩－萊文症候群的發病年齡很小，又是間歇性發病（有點像多發性硬化症，另一種自體免疫神經系統疾病），表示病因可能是免疫系統出了問題。看來病毒感染的確會引起症狀發作。最近的研究顯示，克萊恩－萊文症候群較常於冬季和春季發作，而此現象與上呼吸道感染的發生率有關。

我個人認為，神經科醫師所稱的「離子通道病變」（channelopathy）可能是潛在的病因之一。神經元是構成神經系統主要功能區塊的神經細胞，這些細胞會利用複雜的幫浦與通道系統穿過外膜，也就是細胞膜。想像一下馬桶水箱，水在壓力推進下緩緩注入，當你按下沖水，出水閥就會打開，一股水流隨即湧進馬桶。同樣地，細胞會在神經元內外生成不同的帶電離子，分子幫浦就像水箱幫浦一樣，會利用能量將離子從細胞膜一邊轉移到另一邊，當電脈衝沿著神經元傳導，就等於按下沖水，細胞膜閥門接著打開，離子就會如水流般穿透細胞膜，就像水湧進馬桶一樣，再加上這些離子帶電，所以細胞膜上的電荷會突然改變。這種猛然爆發的離子流不僅是神經脈衝的基礎，也是骨骼肌與心臟脈衝的基礎，因此分子閥門（又稱離子通道）對生理、思考、行動與維持生命的能力至關重要。不過，這些離子通道一點也不簡單。

離子通道的結構非常複雜，其組成包含多個次單元，由多種基因編碼。有些是被附近的放電活動觸發，從而開啟；有些是因為化學物質（如神經傳導物質）結合才打開。更複雜的是，離子通道的構成要素會隨著個體的生命推衍不斷變化。我們的基因會在不同的年齡階段生成不同的次單元，因此，從嬰兒期到兒童期再到青春期等等，部分離子通道的特性可能會有所改變。這或許能解釋為什麼某些已知與離子通道問題相關的神經系統疾患會在特定的時期發病，又隨著年齡增長而消失。

過去幾十年來，遺傳學與分子技術領域都有很大的進步，我們對許多常見、罕見的神經系統疾病也有更深的認識，甚至徹底改觀。不少常在門診或急診室裡看到的病在本質上都是離子通道病變，比方說偏頭痛和癲癇等（我的博士論文主題就是癲癇其中一組離子通道的遺傳學研究）。有些病變是因為編碼通道次單元的基因產生突變所造成，例如家族性癲癇、偏頭痛或其他像是陣發性運動失調（episodic ataxia，患者發病時會出現行動不協調和不平衡的現象，症狀可能持續數分鐘或數天）等較不尋常的疾病；少數離子通道病變的肇因來自針對通道的抗體，但這類疾患大多沒有陣發性或間歇性的特質。

由此看來，克萊恩－萊文症候群有很多地方都符合遺傳性離子通道病變的特徵：跟特定類型的癲癇和偏頭痛等病一樣好發於青春期，屬於間歇性發作，疲勞、壓力、酒精或疾病都是常見的觸發因子，許多據說能治療克萊恩－萊文症候群的藥（如鋰鹽和抗癲癇藥物）也都會影響離子通道。目前有多個研究小組（包含我和我同事在內）在尋找克萊恩－萊文症候群的基因突變現象。我有很多病人自願進行全基因體定序，以查明所有遺傳密碼，但是這麼做就像大海撈針，因為三十億字母代碼序列中或許只有單一異常，或許每個患者的變異情況不一樣，或許有多個基因體區域出現多種改變。

有趣的是，找出猝睡症病因的史丹佛大學睡眠醫學權威艾曼紐・米諾博士（Emmanuel Mignot）所領導的頂尖研究團隊在一個遺傳密碼區域發現訊號，該區位於和躁鬱症（另一種關乎離子通道功能異常，與克萊恩－萊文症候群有共同特點的疾病）有關的基因附近。此外，研究腰椎穿刺所取出的腦脊髓液成分也發現一些細微的特徵，顯示大腦可能有發炎的跡象。這個結果與最近關於「憂鬱症和其他精神疾病是由腦部發炎所引起」的理論相符，但考慮到克萊恩－萊文症候群的複雜性和罕見程度，要找出確切的病因實為一大挑戰。

你以為難度就這樣嗎？還沒完呢。克萊恩－萊文症候群牽涉到的不只一種病，其嚴重程度與發作時間範圍極廣，在我看來，我們有時會誤診，以為病人患有克萊恩－萊文症候群。我和同事見過有些病人發作時間很短，只有兩天多一點，與那些發病期長達數月的克萊恩－萊文症候群患者形成強烈對比。根據診斷標準，這些發作時間短的患者符合克萊恩－萊文症候群的定義，但仔細評估、研究患者病史後才找出一些特徵，發現可能有另一種解釋。

發作前突然劇烈頭痛、出現嚴重噁心或不平衡感、臉部開始刺痛，接著蔓延到手臂，這些都是偏頭痛的病徵。

對大部分的人來說，偏頭痛只是嚴重的頭痛，很多人都曾有過這種不愉快的經驗。我的偏頭痛似乎特別喜歡在我坐在診間、候診室裡滿是病人的時候出現。我會注意到視野邊緣突然閃過一點光芒或是出現些許微光，這種影響就像大晴天柏油路冒出的熱氣一樣，短短幾分鐘就四處蔓延、逐漸移動，變得更集中。我注視著電腦螢幕，上面閃過等了三十分鐘以上的病患姓名，我發覺自己很難集中注意力專心讀字。幸運的話，我同事會剛好在隔壁開偏頭痛門診。她自己也會偏頭痛，但她比我更有條理，辦公室常備偏頭痛藥物。我會去她那邊抓幾顆布洛芬錠（ibuprofen）[1]，過沒多久，我的視力就會恢復正常，只剩頭部有輕微的沉重感。

很多偏頭痛患者跟我一樣會出現這些視覺現象，看見微光、曲折的線條或閃現而過的光點逐漸蔓延至眼部。所以，偏頭痛不只是頭痛，還可能牽涉到部分神經系統功能異常。這些現象稱為視覺預兆（visual aura），一旦出現這種情況，就表示有異常電波緩緩通過大腦皮質中位於大腦後方、負責視覺處理的枕葉區。不過這類預兆不限於視覺，也可能與其他神經系統功能有關。

若預兆功能異常擴及到語言或感覺區，患者往往會有難以找到適當詞彙表達、臉部或肢體出現刺痛感等症狀。很多神經科醫師衝到急診室搶救中風病患時，會發現這種癱瘓無力的現象與大腦運動區功能異常的偏癱性偏頭痛（hemiplegic migraine）一致；有些醫生甚至承認自己開

1 譯註：一種消炎止痛藥。

血栓溶解藥物給病患，可是那些人事後看來只是偏頭痛發作而已。此外，部分偏頭痛患者的預兆為頭暈、不平衡、不協調等腦幹相關症狀，但腦幹也是調節睡眠與維持意識的基礎，有些極端個案還會在偏頭痛發作期間陷入昏迷。

由此可知，偏頭痛不像一般人想的只是單純頭痛。在我看過的病人中，有些人的症狀屬於罕見類型的偏頭痛，而非典型的克萊恩－萊文症候群，其中幾位的病情在使用偏頭痛藥物進行簡單治療後已大為改善。相較於其他疾病，克萊恩－萊文症候群治療不易，目前也沒有直接簡明的療法，因此我在實務上總是會尋找另一種可能的解釋，不會直接斷定為克萊恩－萊文症候群。

⁂

自從傑米確診後，他們全家便投入英國主要相關慈善機構，支持克萊恩－萊文症候群患者及其家屬，喬克更成為該慈善機構董事，積極策畫各種專案與宣導活動，讓大家更認識克萊恩－萊文症候群，而克萊恩－萊文症候群患者也很熱心協助研究，以期進一步了解此症及其治療方法。不過這只是一個小小的慈善機構，沒有大量資金支援，目前的重點還是希望能加快確診速度。以我的病人和這個支持團體中的患者來看，幾乎所有人都花了很長的時間才確診，病患父母除了支持孩子度過生命中這段脆弱的關鍵期外，還要面對生理和心理的煎熬。每個父母都說，孩子發病時他們只想搞清楚是什麼病在作祟，這才是最有用、最寶貴的資訊，而跟其他曾經或正在經歷同樣痛苦的家庭聊聊也很有幫助。

我和一位小兒科同事負責擔任該慈善機構的醫療顧問。我參加了幾次年度會議，站在那裡跟大家討論最新研究結果，或是提到目前尚未有所進展時，我發現克萊恩－萊文症候群的光譜範圍大到不可思議。在場有些病人每年只發作一次，甚至更少；少數已經好幾年沒發病，或者可能長達十年甚至更久才突然發作；有些每個月都會發作，有的則更頻繁。對部分患者來說，克萊恩－萊文症候群定義了他們的人生。他們無法繼續工作或受教育，也難以維繫人際關係與社交生活；這個令人身心疲弱、壓垮一切的疾病形塑了他們的自我，成為他們的化身。對患者的父母而言，克萊恩－萊文症候群也控制了他們的生活。無法預測發病時間及其帶來的全面性影響讓家長心神不寧，只能等待下一通來自學校、朋友或工作場所的電話，然後趕回家照顧喪失行動能力、無法自理的孩子。

以病情嚴重度來看，傑米大概位於中間。在我的病人中，他的情況不算最糟，也不算最輕微。傑米的心態讓我非常訝異、大感佩服，他並沒有讓克萊恩－萊文症候群來定義、掌控他的人生。其中一個原因是他身邊有很棒的支持網絡。他的父母喬克與奧莉兒一直在身邊支持他，做法也很務實，一心鼓勵他過正常的生活，就好像他沒有生病一樣。他的女友梅根則是個沉著冷靜又堅強的女孩，我不知道有多少十七歲少女能像她這麼成熟，可以跟罹患克萊恩－萊文症候群的伴侶一起面對這些困難。傑米告訴我：「梅根和我的家人都很包容，願意接納真實的我，他們會說『他只是發病了，不是故意要說那些話、做那些事，他平常不會這樣。』他們知道無論怎麼努力、怎麼關心都幫不上什麼忙，只能看著我經歷一切，坐等症狀消退。我無法想像他們有多難熬。」除此之外，傑米還有一群很親密的朋友，他們也都很照顧他。

至於傑米本人，每次見到他時，我都能感受到他的堅韌、毅力以及對人生的渴望。我問他，有沒有像其他病患一樣跟疾病發展出比較私人的關係？他回答：「我覺得這是我的一部分，不過因為症狀只是短暫出現，不時發作一下，所以我不覺得有什麼私人關係。這個病就在那裡，揮之不去，但我把它拋諸腦後，忘記它的存在，有時甚至不會想到我有生病。」

傑米渴盼自己有一天能不再發病。「希望症狀能平息下來。這種安慰是我前進的動力，希望有一天我能回首過去，發現自己就算生病一樣有所成就，過著豐富的生活。」

我和傑米一家坐在桌旁，相信他一定會活得很精采，實現很多人生目標。

我看著奧莉兒和喬克，心想，如果傑米是我兒子，我一定會很驕傲。

第十三章 遊夢者

我好愛克里斯汀。看到他的名字出現在候診名單我都會很高興，因為他超幽默，總是能讓我哈哈大笑。睡眠門診有時會讓人情緒耗竭，覺得心累，很多患者都被睡眠障礙搞得疲弱不堪，出現心理與社會問題，但克里斯汀就像一股新鮮空氣，讓人有種清爽的感覺。

請別誤會，克里斯汀患有猝睡症伴隨猝倒，病情嚴重到無法工作，很難過正常的生活，可是他有種很奇妙的特質，不僅世界觀有點另類，有時很超現實，就連措詞也很有趣，聽他講話是一件很好玩的事。他坐在診間的扶手椅上，穿著非常休閒，鬍子和頭髮都修得整整齊齊、乾淨俐落。他跟我分享最近的猝睡症經驗，分析自己的情況，言談間顯露出深刻的洞察力和幽默感，我很少遇到有人看事情看得這麼透徹。

克里斯汀非常聰明、能言善辯，打從青少年時期就學著與猝睡症共處。我覺得他好像很喜歡跟我談自己的病，因為他認為身邊沒有人了解這種生活。「除了親近的朋友外，你是我唯一能坐下來聊這些的人，而且你不會用那種『你瘋了』的眼神看我。」聽到他這麼說，我忍不住哈哈大笑。「好啦，說不定你覺得我瘋了，但至少沒露出那種眼神！」

克里斯汀幾乎包辦了所有猝睡症病徵。他早在青春期就發病了，卻和許多猝睡症患者一樣多年後才確診，當時他三十二歲，現在他四十歲，嗜睡症狀嚴重到影響生活中的一切。這是他最大的困擾，也是他無法工作的原因。「我在白鹿巷球場看熱刺對曼城的比賽時睡著了，還露出很好笑的表情，」他告訴我。「球場擠滿了人，三萬到四萬人喔，大家都在唱歌大喊鬼叫，不是什麼安靜的地方。」我個人不是很迷足球，看比賽時睡著應該也沒差，我比較擔心的是克里斯汀還會在其他場合打瞌睡。

他之前在一家醫療器材製造公司工作，必須開堆高機將大貨箱放到貨車上。他常把堆高機停在偏僻的地方不讓同事看到。「我會趴在方向盤上休息，然後就睡著了。可能睡了一分鐘，也可能是十分鐘。」不過他的小睡計畫有時還沒開始就失敗了。「我以前有撞過卡車。我開堆高機過去，抬起一個托盤，醒來時嚇到背都涼了，現實感猛然來襲——」他用力拍手模仿撞擊聲。「我就這樣砰一聲直接撞上貨箱。天哪！幸好不是撞到人或什麼貴重物品。」

令人擔憂的是，他有時在街上散步也會恍神。「我控制不了自己的眼皮，有點迷迷糊糊，快要睡著那樣。接著我走到大馬路上，突然有輛車咻——」他模仿車子近距離飆過身邊的聲音。「嚇得我立刻清醒。我本來可能會被撞到耶。當下我才意識到現實有多冷酷。」

此外，克里斯汀也曾在氣墊船上工作，穿梭英國多佛（Dover）與法國加萊（Calais）兩地，飛快駛過英吉利海峽。我想起小時候搭船越過海峽的經驗，船隻會隨著浪起浪落搖動顛簸，而且噪音很吵，我到現在還記憶猶新。然而對克里斯汀來說，氣墊船不舒服完全不是問題。「我都在船上睡覺啊，我差不多每份工作都是這樣。」

克里斯汀和菲爾與亞卓安一樣有猝倒的經驗，笑聲似乎是他主要的誘發因子。「當時我好像是在看《非常大酒店》（*Fawlty Towers*）[1]，約翰．克里斯（John Cleese）實在太有趣，我想這大概是我這輩子看過最好笑的影集。總之笑著笑著我就猝倒發作了，基本上所有肌肉都受到影響。我的臉變得有點滑稽，好像一直在顫抖。我也沒辦法控制腿和手臂。」

幾年前，我和幾個同事試著用磁振造影掃描儀記錄克里斯汀的猝倒現象。我們讓他躺在檢查臺，螢幕上反覆播放《辦公室瘋雲》（*The Office*）[2]裡大衛．布蘭特（David Brent）秀舞技給同事看的片段（那個屁股舞真的不忍直視，大衛也太自我感覺良好了）。照理說這應該是很可靠的誘發因子，結果卻徹底失敗。不是因為我們無法觸發猝倒，而是技術上的問題，很難一邊掃描一邊記錄他的腦波。

另外，克里斯汀也和艾芙琳一樣有入睡前幻覺。他經常在迷糊入睡的過程中看到房裡有黑影，也曾有過其他更詭異的經驗。他記得有幾次飄浮在空中看著自己，類似靈魂出竅。不僅如此，他也有遇上夢魘或魅魔的經驗（詳見第九章）。「我沒有宗教信仰，但我相信有魅魔或惡

1 譯註：英國熱門喜劇影集。
2 譯註：英國熱門喜劇影集。

魔晚上來找我，但那個幻覺是煙霧的形態，不是什麼披著人皮的魔鬼之類，比較像一陣濃煙撲過來。」他猶豫了一下，接著再度開口。「在我看來，這個東西是來找我、跟我上床，然後就離開了。每天晚上都這樣。就算我張著眼睛睡還是能看見煙，甚至可以伸手去抓。那個東西不是坐在我身上，而是……還是不要說得太直接好了，就是以某種性行為的方式進入我體內。」

「我本來還打算去找牧師，」他又補了一句。「單純是想跟他聊聊啦。不過我先來看你喔！」他笑了起來。我跟他說我是可憐的備胎，只能當牧師的替代品。

我推測克里斯汀的病因可能就跟菲爾與亞卓安一樣為外側下視丘受損（位於大腦深處的小區塊，負責製造一種名為下視丘分泌素的化學物質）。我從來沒檢查過他脊髓液中的下視丘分泌素濃度，但我相信數值一定很低，甚至是零。克里斯汀所有症狀都是因為這個座落在控制睡眠與做夢迴路中心的小細胞核損傷造成的，換言之，阻止他突然入睡或進入快速動眼期階段的開關出了問題。一般人的睡眠週期每晚會循環四到五次，如果早上是從快速動眼期睡眠中醒來，就可能會記得夢境的內容。克里斯汀則是飛快進入／跳出睡眠狀態，以致他在非常不恰當的時間和場合睡覺，例如足球場的喧鬧人群中或堆高機輪子後方等。另外，他會從清醒階段直接進入快速動眼期睡眠，所以躺在床上時才會產生這些奇怪又可怕的幻覺。

除了上述情況，這種神經系統損傷還會擾亂他的快速動眼期睡眠，讓他夜間不斷從快速動眼期醒來，接著再度入睡。快速動眼期睡眠與意識全然清醒之間的模糊地帶就是他記得夢境的原因。不是那種醒來隱約有印象的記憶或故事片段，而是持續、生動、真實又反覆出現的夢，感受極為強烈，色彩也很豐富，有時很難與現實生活區分開來。他的描述讓我聽得津津有味，非常入迷。

克里斯汀幾乎每天晚上都會夢見同四個人。「他們是我的小學和國中同學，是真實存在的人，我大概已經二十年沒見過他們了，但他們每晚都會出現在我夢裡。」他露出有點難為情的笑容說。「我和其中一個女生有曖昧……其實是兩個啦！說曖昧好像不太對勁，因為他們在我夢裡都是小孩子，我不是說成年的我跟小時候的他們曖昧喔，夢裡的我就和他們一樣是小孩。」他覺得有必要澄清一下。

我問他是不是單純重溫過往回憶，但他記得很清楚，夢境完全是不一樣的故事，跟以前沒什麼關係，說是新的人生也不為過。「其中一個是我前女友，另一個只是我很喜歡的同學。所以我有一段非常奇怪而且現實生活中根本沒發生過的戀情，任何形式都沒有。拜託，我已經二十年沒見過他們了！我在Facebook上看過他們的照片，知道他們長大後的樣子，卻不會夢到那樣的他們，因為我們根本沒互動。」克里斯汀晚上過著另一個人生，一個充滿友情與愛情的人生，不過他知道這些感情無關性愛。在他的夢裡，這是一段純真、幸福又無憂無慮的時光。

除了夢境內容外，夢中的感受也很強烈，而且情節從不間斷，就算醒來還是有種在夢裡的感覺。克里斯汀覺得很難形容，於是舉了一個例子。

「比方說，我在路上巧遇某人，問對方最近過得怎麼樣？我是從自己的視角出發，可是一醒來睜開眼睛，夢境還在繼續。不一樣的地方是，我從遇見那個人和他打招呼變成看著畫面加上旁白配音，好像突然冒出一個聲音在唸書給我聽。所以夢裡的我原本在跟某人說話，瞬間變成『克里斯汀在跟某人說話，接著握握他的手。』」

對此，我的詮釋是他的夢有部分（不是全部）滲透到清醒階段。我問他再度入睡後的情況。他說夢只是繼續發展，沒有旁白。他發現自己回到街上和那個人說話。「夢就這樣一直持續下去。」他說。

每次看著小女兒躺在床上，我都會對她入睡的速度感到訝異（和羨慕）。睡前她才吵著要養小狗，下一秒就閉上眼睛，呼吸減緩，像關燈一樣立刻切換到睡眠狀態，彷彿從懸崖上墜入沉睡的海洋，對外界一無所知。這個轉變只消一眨眼，幾乎是瞬間發生。我很確定她是想都沒想就睡著了。睡眠是一種本能、原始的生物行為，就像飲食一樣自然而然發生。除了覺得睏之外，她不會思考睡眠的意義，也沒意識到自己睡著，只有一個例外，就是她知道自己有做夢（包含噩夢在內）。對大多數人而言，或應該說對沒有睡眠障礙的人而言，做夢是唯一滲透到意識層、與睡眠有關的元素。除了醒來的生理行為外，只有做夢能證明我們確實有睡著，而且一直都是如此。做夢是人類固有的內在經驗，或許其他哺乳動物也一樣，當然我們沒辦法直接問牠們就是了。自古以來，人類就苦苦思索夢境的意義與重要性，夢幾乎在所有宗教中都扮演著某種角色。

現存最早的書面文獻之一是《埃及夢之書》（*Egypt Dream Book*），這份莎草紙文件現藏於倫敦大英博物館，距離蓋伊醫院只需步行四十分鐘，不過文物本身太過纖細脆弱，即便放在展示櫃裡將光照強度降到最低，紙頁也可能會裂成碎屑、化為塵埃，因此無法繼續展出。文件記載可追溯至西元前一二二〇年，裡面詳述了一〇八個夢，並分為吉夢和凶夢兩類，逐一解讀夢的預知意義。我很幸運能有機會親眼目睹這些古籍。

博物館人員引我走進古埃及與蘇丹研究室，接著搬出四個玻璃框，輕輕放在我前方的橡木桌上。莎草紙本身夾在玻璃板之間，有些已經裂成細小的碎片，有些部分破損，其中一張卻完整得驚人，而且尺寸不小，大約有六十一公分長，三十一公分寬。我能看到黑紅雙色字體如羽毛般的筆觸，是作者拿著筆將手抬離紙頁留下來的痕跡。親見三千多年前用墨水寫在莎草紙上的紀錄和作者的印記，感覺真是不可思議。我覺得這份文獻看起來像多人合著的作品，因為上面的符號大小不一。主文字體很俐落，版面也很嚴謹，有規律的間隔，不過有些地方添了不同的筆跡，比原本的更大、更華麗、更潦草，很像寫在空白處的註解或評論。雖然象形文字不是我的強項，但我看得出來有一部分很像編目，上面每個句子或片語都標記了一個紅色符號，我猜應該是床。我很好奇，不曉得這些語句是不是各自描述不同的夢境和解讀內容。

古埃及人相信神祇會在夢中顯靈，夢也能做為通往冥界的窗口；《聖經．創世紀》同樣描述約瑟為法老解夢，預言埃及會有七年豐收，隨後是七年饑荒；猶太神祕主義分支卡巴拉派（Kabbalah）則相信人的靈魂可分為六十個部分，其中五十九個會在睡夢中離開，剩下一個維繫生命，而萬事萬物可探知的最小值就是六十分之一。一旦靈魂進入靈性／精神境界獲得滋養，未來的片段就會以夢的形式一點一點傾滴下來，注入我們的身體。

現在很少有人會認為做夢是在預言未來，可是一被問到我們為什麼要做夢？很多人的答案都是「我不知道」。仔細想想其實很驚人。每晚都會出現、和飲食一樣基本的人類經驗至今仍是個謎。這種概念就跟問「人為什麼要吃東西」，對方卻回答「我不知道」一樣荒謬。

從前大多將快速動眼期睡眠與做夢畫上等號，但正如第二章和第三章提到的，我們已經知道這個觀念並不正確。若從非快速動眼期睡眠醒來，夢境大多是虛無縹緲的印象；若從快速動眼期睡眠醒來，夢境則比較像有敘事結構的故事，情節會在個體腦海中逐步演變，慢慢開展。然而，快速動眼期睡眠與這種類型的夢顯然是兩回事。快速動眼期睡眠指的是身體麻痺癱瘓、大腦卻非常活躍的睡眠狀態，此時腦電圖（一種讓我們有限度了解大腦活動的電訊號）的波形看起來激似清醒的大腦，但人體實際上只有控制呼吸和眼球運動的肌肉能動。我們還在子宮裡發育時就已經會出現快速動眼期睡眠了。事實上，進入第三孕期（懷孕二十八週至生產）後，胎兒腦部幾乎無時無刻處於這種狀態（至少這個階段出生的早產兒是這樣），新生兒每天也有大約八小時處於快速動眼期睡眠。

正如美國耶魯大學睡眠醫學教授梅爾．克雷格（Meir Kryger）在我們討論時問我：「嬰兒到底能夢到什麼？」答案可能是什麼也沒有，或至少不是我們熟知的夢。從我們對夢的理解來看，似乎只有在大腦發育到足以用敘事方式描繪主觀經驗後，我們才真正有所謂「做夢」的經歷。也就是說，大腦只能理解我們的生活經驗，待其發育到特定的成熟階段、有一定的組織能力後，會再以類似故事的方式將這些片段組合在一起。目前推測大概要到五歲左右，夢境才會與認知中的夢合而為一，不過確切的情況仍有待商榷，畢竟要知道兩歲小孩為什麼鬧脾氣已經很難了，更別說詢問他們做夢的經驗，當然啦，很多孩子醒來後都會說他們做了一個噩夢就是了。

可是，正如克雷格教授的暗示，一個二十八週大又沒出過子宮的胎兒怎麼可能會夢到什麼人生經驗？美國哈佛大學精神病學與睡眠醫學教授艾倫．霍布森（Allan Hobson）認為，這種「無夢快速動眼期睡眠」是意識發展的基礎，他稱之為「原意識」（protoconsciousness）。我們在嬰兒期與兒童期的行為最初是無意識的自發行為，例如哭著要食物、吸吮、在無自我意識或意志的情況下伸手拿東西等，經過實質上的演練與實踐，這些舉動逐漸成為我們認知中有意識的行為。他主張，快速動眼期睡眠會驅動次級意識（secondary consciousness）出現。次級意識包含意志、自我意識、邏輯推理、洞察力與抽象思維，跟其他哺乳動物所體驗到的簡單感知與情緒等初級意識不同，讓我們有別於其他物種。霍布森教授說：「我認為原意識這個詞不太恰當，現在看來有點尷尬。但我想傳達的觀念很簡單，就是與形成意識有關的那部分大腦早在胚胎或胎兒期就開始發育了。」

然而，快速動眼期睡眠是一種可測量、可偵測的大腦狀態，做夢卻是一種主觀的心理狀態。目前已知做夢與快速動眼期睡眠之間有某種關聯，這點很容易查明和研究，所以我們暫且不談做夢，把重點放在快速動眼期睡眠吧。那麼，快速動眼期睡眠的功能是什麼？如果我們在子宮裡與兒童期的腦部發育過程中大多時間都處於快速動眼期睡眠，或許它對於促進大腦發育有一定的作用。不過，我們終其一生直到老死都會出現快速動眼期睡眠，所以一定還有其他功能。也許這個睡眠階段有助於持續維護和重建大腦？也許快速動眼期睡眠使我們得以入眠，並對大腦進行微調，讓我們練習或做好準備，迎接清醒狀態。發現腦部損傷會導致貓咪在快速動眼期睡眠中出現打鬥或追捕獵物等動作的法國神經科學家朱維（詳見第三章）認為，快速動眼期睡眠能讓個體演練那些對生存至關重要的本能行為。其他研究也指出，小貓一睜開眼睛，快速動眼期睡眠狀態就會明顯消退，表示快速動眼期睡眠在某種程度上讓特定大腦迴路做好準備，以執行之後的功能或活動。

另一個關於快速動眼期功能的理論認為，快速動眼期睡眠是調節個體心理狀態和情緒的基礎。初步研究表明，連續擾亂人類受試者的快速動眼期睡眠幾天，受試者會開始出現嚴重的情緒問題，其他則研究顯示快速動眼期睡眠與非快速動眼期睡眠一樣重要。令人大惑不解的是，憂鬱症患者只要避免進入快速動眼期睡眠一晚，就能有效改善情緒，而過去的抗憂鬱老藥也有完全抑制快速動眼期的功效。所以這個理論不是很有說服力。

那促進學習和記憶呢？多項動物研究都發現動物在習得新技能後，快速動眼期睡眠階段會有所延長，且快速動眼期睡眠中斷也會擾亂學習過程。不過，人類研究目前還沒有確鑿的證據，若真有這種功能，影響也相對較小。由此推斷，快速動眼期睡眠除了儲存新資料外，或許還能保留已知的事物；說不定快速動眼期睡眠觸發了編碼記憶或技能的迴路，並進一步強化，以免我們忘記這些資訊。目前已有證據顯示，快速動眼期睡眠是各項技能與學習的基礎。該領域最重要的研究人員之一馬修・沃克（Matthew Walker）及其同事已經證明了快速動眼期睡眠有助於提升個體在複雜的空間中辨認方向、辨識臉部表情與創意思考等重要能力。事實上，創造力早在很久以前就和夢境連結在一起了。英國作家瑪麗・雪萊（Mary Shelley）夢見《科學怪人》（*Frankenstein*）的場景；滾石合唱團傳奇吉他手基斯・李察（Keith Richard）和〈無法滿足〉（(I Can't Get No) Satisfaction）的開場；俄國科學家門得列夫（Mendeleev）構思出元素週期表；披頭四成員、知名音樂人保羅・麥卡尼（Paul McCaryney）創作〈昨日〉（Yesterday）這首歌，都是大家常提到的例子。因此，也許快速動眼期睡眠能把各式各樣的記憶和經驗匯集起來，整合成天才之作。

快速動眼期睡眠有個特點，我們的體溫調節機制會在這段期間失靈，異於生活中其他時刻。一旦進入快速動眼期，個體的體溫就會下降，其他時候則維持穩定。這種狀態對人類來說非常危險，即便是微小的體溫波動也可能會導致大腦無法正常運作或心律失常。我不時會在加護病房看到病人因體溫過低而昏迷，或使用娛樂性用藥以致腦部損傷。失去體溫控制這麼危險、代價這麼大，更別說我們每天晚上都會多次進入快速動眼期。放心，演化機制很聰明，這表示快速動眼期睡眠與人體恆溫功能暫時失效一定有很重要的作用。

事實上，兩者之間有條安全的界線：如果覺得冷，就不會進入快速動眼期睡眠。看來要是身體不暖，大腦就不會面臨失去體溫調節控制的風險。然而矛盾的是，若阻止小鼠進入快速動眼期睡眠，牠們就會迅速失去調節體溫的能力，進而死亡。霍布森教授和我在電話上討論這點時拿他的太太做比喻。他告訴我：「我太太也是神經科醫師，每次別人覺得熱的地方她都覺得冷，因為她老是睡眠不足，太拼命工作了！」可是，若快速動眼期睡眠對調節體溫來說這麼重要，這個機制為什麼會在那段期間失靈呢？我問霍布森教授對這個明顯矛盾的情況有何看法？「進入快速動眼期睡眠時，身體會修復體溫調節系統，就好像你開車去修車廠，會在輪胎離地的情況下發動引擎檢查一樣，暫停正常的運轉模式以進行保養維修。」這樣看來，快速動眼期或許是暫時切斷將體溫維持在攝氏三十七度的機制，好讓身體有機會微調、修護系統，使其維持良好的運作狀態。

❦ ❦ ❦

克里斯汀不是單純夢到兒時朋友而已，他對夢境的回憶非常不可思議。幸運的話，我大概每兩、三週能記得一個夢，醒來時，夢境的細節清晰烙印在腦海裡，可是才沒幾分鐘，這些鮮明的記憶就像在微風中飄蕩的縷縷薄霧般消散無蹤。然而對克里斯汀來說，細節卻深深刻在他心裡，如同白天的生活一樣璀璨繽紛。「我的手在夢裡有特殊的魔力，可以發出雷射光，每個夢都可以，真的，我可以把事發經過講給你聽，因為每次都一樣。一開始我會感受到大腦裡有股壓力，接著就開始創造這顆能量球。我能感覺到腦中的力量，感覺到手裡的球變得愈來愈大，最後把球往別人身上扔。我在丟能量球耶。」我說聽起來好像哈利波特，結果這四個字又讓他想起別的夢。

「我在夢裡可以穿過牆壁，但頭都會卡住，」克里斯汀閉上嘴巴，思考了一下。「不知道是不是我腦子出了問題，可能有點腫脹之類的。我不懂這方面的專業，可是我在想，會不會我睡著的時候，現實生活中發生了什麼事轉印到夢裡，所以我的頭才穿不過牆壁？」

我猜他說的是感覺訊息整合到夢境中的現象，正如第三章所提到的，肢體異常運動可能會引發具有快速動眼期睡眠行為障礙特徵的激烈夢境。「想像一下，我腿上長了一個斑，但我不知道自己長斑，也沒有注意到。當天晚上我百分之九十九點九會夢到腿上有東西，只是夢裡的斑大概會像蘑菇一樣從腿上長出來。」

不過，克里斯汀的夢並不總是那麼明亮，洋溢著甜蜜、愛情和超能力。有些夢很恐怖，讓人很不舒服。「我很常夢到核戰，而且畫面非常生動，真的很可怕。當然啦，我從來沒經歷過核戰，頂多打打電動、看看電影和紀錄片之類。」他描述自己晚上經常夢見核子浩劫，夢裡充滿恐懼、死亡和毀滅，與其說是夢，不如說是噩夢比較貼切。「比方說，如果我們現在在夢裡，當下我還坐在這裡跟你說話，接著遠方就會出現爆炸，冒出巨大的蘑菇雲。我們開始陷入恐慌。我能看到核彈如雨點般落下，也知道會掉在哪裡。那些核彈不會立刻爆炸。我們準備離開大樓到某處避難，我打算躲到地底下，這時，核彈就會在我們身旁爆開。你大概千分之一秒內就會人間蒸發，但我在夢裡總是有時間逃跑。通常我不會死，反而會一直想去救人。」

❦ ❦ ❦

克里斯汀能頻繁憶起夢境，顯然是因為猝睡症導致快速動眼期睡眠狀態不穩定的緣故。他的夢經常在清醒與快速動眼期來回切換、幾乎無縫接軌地深入他的意識層。夢的強度和品質讓他不禁懷疑那些夢是不是有什麼意義，是不是在告訴他什麼。但真的是這樣嗎？夢境真的能顯現出我們的經歷、欲望和個性，讓我們看清自己是誰嗎？

歷史上，夢的科學一直受到心靈與身體（這裡的身體包含實體大腦）之間的裂痕阻礙，停滯不前。笛卡兒二元論的概念將身體和靈魂定義為各自獨立、相互分離的實體，導致神經學（神經系統醫學）與精神病學（心智醫學）分裂。這種人為劃分的視角在過去幾十年已逐漸式微，現在很少有神經科或精神科醫師認同這個觀點。我們神經科醫師很熟悉腦瘤或自體免疫腦部疾患，知道這些病會引發幻覺或妄想等顯而易見的「精神病」症狀，甚至是焦慮或憂鬱等更微妙的「精神性」症狀；同樣地，當代精神病學期刊裡也有很多思覺失調症或躁鬱症等病與遺傳變異、神經傳導物質變化和腦區活動改變相關的研究。

看樣子，心靈與身體、精神與物質之間的分野正慢慢消失。然而在夢的世界裡，條條大路最後都通往佛洛伊德。幾乎所有人都知道他對夢的起源自有一套理論，認為我們的夢代表未實現的願望或欲望，而這也是佛洛伊德學說的基本信條。但是，關於「夢的外顯意義代表遏抑在潛意識中的情緒或欲望」這點仍需要一個解釋。我們壓抑無意識的欲望，別人不知道，我們自己也不知道，夢境則以隱晦的形式體現這些隱藏的欲望。我們需要的不是解讀《埃及夢之書》，將夢境內容轉譯成未來預言，而是需要一位精神分析師來告訴我們夢境和自我內心深處的黑暗面有什麼關係，背後又有什麼含義。從某些方面來看，佛洛伊德是笛卡兒二元論兩端之間的橋梁。身為一名受過專業訓練的神經科醫師，他很快就涉足精神病學領域，發展出知名的精神分析理論。儘管他的時代還沒有腦電圖和腦造影技術，甚至不知道快速動眼期睡眠的存在，他依舊將「做夢」這件事牢牢嵌進物理世界，認為夢源自於大腦。不過關於夢的解釋，他的理論不僅站不住腳、無法證實，也有點靈魂的味道。個體的心靈每天晚上都被潛伏於內在深處的黑暗欲望折磨，可能是伊底帕斯情結（Oedipal complex）[3]的表現，也可能是童年時期壓抑、與性有關的情境。

當然，現在我們可以清楚證明夢源自於大腦，知道夢出現在快速動眼期睡眠階段，而快速動眼期是一種可測量的大腦放電狀態；除此之外，我們還能透過功能性造影研究技術一窺大腦內部，了解不同腦區在特定時間的活動情況，發現很多腦區在快速動眼期睡眠階段極為活躍，有時光是想想夢境內容就能找出這些區塊。其中最活潑的是那些與情緒、運動、視覺和自傳式記憶有關的區域，分別是邊緣系統、運動皮質、視覺空間區與海馬迴，最安靜的則是前額葉皮質，即大腦中主掌理性思維與複雜計畫的區塊，這點完全不意外。

不過，夢會不會只是快速動眼期睡眠的「附帶現象」（epiphenomenon）？做夢的心理過程會不會只是這些腦區在快速動眼期隨機活化的結果？想想簡單的吸氣和吐氣動作吧。在寒冷的天氣會呼出蒸氣，證明了我們每次呼吸都會流失水分。對一個中等身材的人來說，每天大約有四百毫升的水以這種方式流失，但排除水分顯然不是呼吸的功能，只是空氣經過濕潤呼吸道的結果，是吸入氧氣與呼出二氧化碳的副產物，也就是所謂的副現象。那麼，做夢是不是也一樣純粹是快速動眼期睡眠的副產物、毫無意義的垃圾，只是快速動眼期睡眠整理、打掃大腦的結果？我個人認為這個觀點和我們的睡眠體驗不一致，因為我們會在夢裡看到認識的人，與現實世界互動，感受強烈的情緒。就算盡量保持淡然、用科學的眼光來看，我也很難理解這個概念，不懂夢為什麼會是大腦放電排出來的廢物，更何況這個放電過程完全獨立，目的也無關做夢，而且有些病人的情況同樣難以參透。

我想起最近收治的一名年輕患者。他是來自斯里蘭卡島的坦米爾族（Tamil）難民，早年生活因受內戰影響而破碎不堪，三不五時就遭到逮捕、騷擾或暴力相向。雖然在青少年時期就離開斯里蘭卡，但他幾乎每天晚上都會做噩夢，栩栩如生的畫面讓他飽受折磨，彷彿再次經歷那些創傷（情境再現），就算過了十五年，他還是會被噩夢驚醒，放聲大叫。夢魘是創傷後壓力症候群常見的病徵，患者白天腦海中可能會突然閃過負面回憶，對那些讓個人想起創傷經歷的事物反應異常。這些一再出現且顯然與白晝經驗有關的噩夢怎麼會是單純的副現象呢？似乎不太可能。

事實上，馬修・沃克所謂的「通宵治療」（overnight therapy）就是快速動眼期做夢的功能之一。清醒的時候，我們的大腦充滿各種神經傳導物質，一旦進入睡眠，情況就會有所改變。

3 譯註：俗稱戀母情結。

非快速動眼期睡眠階段，乙醯膽鹼、血清素和去甲腎上腺素的濃度會下降，可是一到快速動眼期，濃度會再次轉變，其中去甲腎上腺素會降到最低，乙醯膽鹼則比清醒時還要高。所以，從化學的觀點來看，大腦在快速動眼期睡眠階段非常活躍，但缺乏去甲腎上腺素，而去甲腎上腺素就和腎上腺素一樣，是「驚嚇、戰鬥、逃跑」反應的基礎，也能強化與強烈情緒有關的記憶。回顧一下人生，你會發現自己記得最清楚、最深刻的幾乎都是極度喜悅、興奮或恐懼的經歷和回憶，創傷後壓力症候群患者更是如此。目前已有明確的研究顯示，快速動眼期睡眠可能會形成特定的機制來鞏固這些記憶，讓記憶與情緒脈絡脫鉤，換言之，就是削弱與個人經歷有關的情緒強度。從進化的角度來思考，若被蛇咬傷的痛苦和恐懼永存在你的記憶裡，那你下次看到蛇可能會因為害怕而僵在原地動彈不得，就像有些創傷後壓力症候群患者看到特定的人事物會回想起自身創傷經驗一樣。記住蛇會咬人固然重要（被蛇咬的痛楚和恐懼當然有助於記憶），只是下次看到蛇也要有能力理性思考，這點同樣不可或缺。

這樣看來，快速動眼期或許是一種心理治療，能讓我們擺脫個人經歷帶來的情緒負擔，而這或可用來解釋創傷後壓力症候群患者為什麼會經常做噩夢。創傷經驗生成強烈的情緒，再加上去甲腎上腺素還是有一定的濃度、沒有完全抑制，所以這些夢或夢魘才會導致個體全然清醒。夢魘只要出現，就永無終止之時，關於該記憶的情緒也不會減弱，就像一張被刮傷的黑膠唱片，唱針只會在溝槽上同一個點反覆彈跳，這首歌永遠不會結束；大腦會一次又一次地試圖清除你對恐懼的記憶和相關的情緒創傷。事實上，一種常用來治療創傷後壓力症候群的夢魘現象、名為哌拉唑辛（prazosin）的藥物能阻斷腦中的去甲腎上腺素，雖然最近有項研究表明哌拉唑辛的作用和安慰劑差不多，但我和同事確實見過幾個病人服用此藥後改善症狀，治療成功。

因此，有些人的夢境內容本身具有重要或特殊的含義，不光是大腦在快速動眼期睡眠階段產生的隨機噪音而已。夢境分析實驗更證實了個人經歷（也就是夢）雖然很少重演前一天發生的事，情緒主題卻往往與那天的經驗類似，例如擔憂、焦慮或憤怒等。白晝世界讓夜晚生活增添了幾抹色彩，但夢境的確切內容到底重不重要？證據會說話。一項請受試者在虛擬實境中走迷宮的實驗就指出，夢到自己在複雜環境中移動的受試者表現要比夢到其他內容的受試者好，重要的是，這些並不是在快速動眼期出現的夢。

眾多假說中最吸引我的大概是霍布森及其合作夥伴、同時也是神經科學界的重量級人物卡爾．佛里斯頓（Karl Friston）提出的快速動眼期睡眠與做夢理論。我不知道自己為什麼對這個理論這麼有興趣，可能是因為它跟我讀到的第一篇睡眠相關論文有些相似吧。那篇論文是由克里克和米契森（Michison）共同撰寫，研讀的當下，我還只是個無知卻求知若渴的醫學生（詳見本書序言）。克里克和米契森認為，快速動眼期睡眠是一種反向學習的過程，能修剪白天經歷所形成的不必要連結、洗滌神經網絡，做夢就表示大腦在整理、清除垃圾。霍布森和佛里斯頓的假說則將快速動眼期睡眠與做夢的世界合為一體，從某些方面來說，就是將身體與心靈結合起來，解釋了夢境的目的，跟克里克和米契森的看法有點不一樣，也是其之所以迷人的地方。這個理論的架構略為複雜，不管我讀了幾次，依舊無法參透箇中含義。這就是我打電話給霍布森教授真正的原因，希望能得到一點簡單的指引。我告訴他，我好像還是不太懂，不確定自己有沒有理解正確。「我也是耶！」他開玩笑地說，接著解釋給我聽。

基本上，我們是以自己對視覺、感覺、聲音、運動與經驗的詮釋來理解周遭世界。為了完成這項任務，大腦這個接收輸入訊號並賦予其意義的複雜機器需要一個外在世界的模型。這個基本電路模型某種程度上來說是內建在我們的基因裡，是與生俱來的機制，早在我們出生前就存在了。霍布森告訴我：「大腦不是只會對外部刺激有所反應。事實上，大腦有很多強烈的期望。你可以說那些是後天習得的結果，但我和佛里斯頓認為是基因編程的產物，我們在習得之前就已經學會了。」不過，這個模型需要不斷微調，隨著生活持續發展，以定義「我們是誰」，決定我們喜不喜歡葡萄酒，喜歡西班牙超現實主義大師達利（Dalí）還是偉大的英國風景畫家康斯塔伯（Constable），或是發生爭執時回應伴侶的方式。「大腦的工作是預想現實，而且是主動去做，不是被動，」霍布森繼續說。「它會形成一套假設，根據數據進行調整。你我的思維模式不同，是因為我們是不一樣的個體，有不一樣的經歷。我們的大腦本身可能沒有太大差異，卻擁有截然不同的外在世界模型。」

這個模型基本上形塑了我們的意識，但只有在我們離線、與外在世界脫節或分離、無法移動，甚至切斷體溫調節機制時才會有所調整。霍布森和佛里斯頓認為，快速動眼期睡眠期間，大腦會將個體的經驗整合到模型裡，並在夢境這個虛擬現實環境中修飾、塑造模型。夢就是個人經驗的綜合體，一個以我們對世界各式各樣的看法堆疊而成、逐漸積累的模型，目的在於了解我們的個人世界，決定我們的個人意識。「夢是這個模型運作的主觀體驗。這就是我們的理論與精神分析綁在一起的原因，」霍布森說。「夢境詮釋可視為一種途徑，用以理解個體的外在世界模型，而個人經歷的功能之一就是形塑這個模型。」

這個理論某種程度上也納入了佛洛伊德的觀點，即夢境與童年經歷有關。記錄了數十年夢境的霍布森含蓄地表示，佛洛伊德的錯誤在於將所有夢都連結到性。「我認為佛洛伊德學派就是把跟性只有一點關係的事物全面性化（sexualise）。順帶一提，我的春夢大概只占了百分之五。要說剩下的百分之九十五都是由我內心潛在的戀母情結支配……在我看來很不合理，非常荒謬。」

我認為克里斯汀的年少青春夢體現出他對童年的看法。他後來告訴我，他的朋友說他身上有種憂鬱悲傷的氣息，似乎很耽溺於過去年輕又快樂的日子，想找回那種滿足感。他和我都認為，這些夢描繪的並不是潛藏於內在深處未說出口的性慾，而是希望回到從前那段單純的時光，不受猝睡症與成年生活的挑戰影響。

由此推斷，有些夢可能反映出前一天的經歷，有些可能沒有這種有意義的關係。夢境是個人迄今的生活累積。因此，為了釐清白晝經驗的含義，部分夢境或夢魘會一再出現也是意料中事。不過，這些夢屬於大腦功能。霍布森說：「大腦創造心智，心智創造大腦。」大腦與心智是合一的整體，是一樣的東西。笛卡兒的心物二元論已死。

⁂

克里斯汀也和艾芙琳（詳見第九章）一樣有清醒夢的現象，做夢時不僅保有一定程度的意識，知道自己在做夢，還能在一定的程度上影響夢境。我看他好像滿喜歡這樣的。他覺得自己控制了入睡前幻覺，先前每晚都會來找他的魅魔因為他「努力對抗，終於消失無蹤」，而且他現在也能掌控自己的夜間生活了。「我很容易就會出現清醒夢，」克里斯汀說。「比方說，我從來沒去過香港，只在電影或電動裡看過，可是夢裡的我能跑到自己心目中的香港，放眼望去，到處都是可口可樂的大型廣告看板和狹窄的後巷，我還記得自己穿梭在那些街道中四處漫遊，也記得我住在一家飯店，在飯店裡走來走去，還去酒吧喝酒，而且是我自己想去的，是出於自我意願的行動。」我問他是否真的覺得自己掌控了一切？「這個夢有很多地方我無法控制，因為夢的本質很奇異、很超現實。不過我的確能到處走動，和別人交流。我記得我去了酒吧，接著走出飯店，踏進一家商店看衣架的服飾，算是在挑衣服吧。但我其實是在做夢，把夢境當成現實生活一樣控制。」

有些人認為清醒夢是一種好奇心，甚至是精神或靈性體驗，但也有不少人覺得是虛構、臆想出來的幻覺。事實上，清醒夢確實有清楚的神經生物學線索可循；相關報告就指出有人於視丘（大腦中央深處的區域）中風後開始做清醒夢。清醒夢屬於可客觀檢測的現象，不光是透過個人主觀描述而已。以腦電圖監測做清醒夢的人，觀察從非清醒到清醒快速動眼期睡眠的腦波，可以發現他們的額葉區出現了變化。此外，研究人員也已經能確切證明清醒夢的存在。在這項了不起的研究中，研究人員帶六個常做清醒夢的受試者進入掃描儀，請他們在清醒夢開始之際打信號。記住，我們在快速動眼期睡眠中處於麻痺、癱瘓的狀態，唯一不受影響的是眼部肌肉和負責調節呼吸運動的肌肉，因此，研究小組與受試者於事前約定好，一旦進入清醒睡眠，受試者就移動眼珠，左、右、左、右來打信號，接著夢到握緊一隻手十秒，然後打信號，再夢到握緊另外一隻手，不斷重複，能做多久就做多久。顯然受測者無法真的握緊雙手，因為他們的手就像其他肌肉部位一樣麻痺了。其中兩名受測者順利完成任務，其中一個結果非常驚人。該名受試者在做握緊拳頭的清醒夢時，雙側感覺運動皮質中有一側活動增強，換手後就變成另一側感覺運動皮質活躍度上升，與清醒時執行任務、手部確實運動的狀態相似，表示清醒夢真切存在，做夢者會於睡夢中出現清醒的特徵。

清醒夢和許多睡眠現象相似，代表大腦處於雙重狀態，清醒與快速動眼期睡眠並存，就像清醒階段與深度睡眠重疊會導致夢遊一樣。從這方面來看，猝睡症患者比非患者更常做清醒夢似乎也不意外。若克里斯汀經常在清醒與快速動眼期之間徘徊，出現入睡前幻覺、睡眠麻痺和生動的夢境，那會做清醒夢也是預料之中。事實上，高達百分之八十的猝睡症患者都有清醒夢的經驗。

然而，清醒夢重要的地方在於它為夢境研究者提供了一個探索夢境意義的場域。若你能有意識地影響夢境，就可以進行一場自然實驗，看看夢的內容與白天的生活有什麼關係。你可以考慮學習一項新的技能，例如彈鋼琴，如果能做關於彈琴的清醒夢，表示你可能學得比較快，繪畫的清醒夢或可激發藝術家的創意和才華等。總之，這個世界充滿無限可能。

⁂

治療克里斯汀的猝睡症一直是個難題。他最大的問題不是猝倒，是白天過度嗜睡，就連低劑量的興奮劑也會讓他產生副作用。他討厭吃藥帶來的感受，說藥物有種「化學感」。「我用過娛樂性藥物，所以我懂。興奮劑就讓我有那種感覺。」他說他會有點飄飄然，可是能讓他保持清醒的劑量就一定會引發這種感受；另外他也常有覺得「興奮」，但強度不足以擊退睡眠，所以他只偶爾吃這些藥，不願定期服用，也不想用其他更強效的藥物，例如大幅改善菲爾病況的羥丁酸鈉（詳見第六章）等。「至少目前我還能應付生活。幸好我住英國，雖然不能工作，但還是有其他福利，要是換成別的國家，搞不好連治療的機會都沒有。白天我可以睡覺，一般來說，我一天大概會睡兩到三次。」

白天小睡是一種常見的猝睡症療法，與藥物治療不相上下。我有很多猝睡症患者都會事先計畫，安排小睡時間，例如趁上課或辦公空檔到安靜的教室、房間，甚至儲藏室或廁所小睡十到二十分鐘。猝睡症有個特徵，就是這種短暫睡眠能讓患者重新充電、煥然一新，在接下來幾個小時內覺得很清醒。「我能處理生活、家事、購物，還有大家所謂的日常雜務，這些我都能應付，因為我沒有工作的壓力。我是有處方箋沒錯，但我不會天天吃藥；如果當天有什麼重要的事非保持清醒不可，我就會在早上吃。」

此外，克里斯汀也跟我分享他的心情，我偶爾也會從其他猝睡症患者那邊聽到一樣的想法：猝睡症有些地方他還滿喜歡的。「如果你看過李奧納多．狄卡皮歐演的《全面啟動》，就會知道我的夢看起來是什麼樣子。」還有一次，他拿另外一部電影做比喻：「每到晚上，我就會過另一種人生，就像《駭客任務》那樣只存在我的腦海裡。」我問他在《駭客任務》式的夢裡是基努．李維還是勞倫斯．費許朋？他笑著說：「沒有啦，我就是我。我是故事的主角。我還滿喜歡這樣的。」

以克里斯汀的案例來看，我認為這種夜間體驗多樣人生的樂趣某種程度上彌補了猝睡症在他清醒時所帶來的問題和局限。我告訴他，有個病人說他覺得猝睡症引起的夢有某種精神或靈性上的意義，讓他得以進入另一個存在的層次與世界交流。「嗯，我也覺得很特別，如果說得通的話啦。因為我對一些科學和政府相關的事抱持懷疑論，所以有讀過類似的東西。說相信倒也未必，但我大概了解心電感應之類的概念。如果是真的，我應該有這種能力。我真的覺得自己在睡夢中試著跟別人溝通交流。」

我不知道克里斯汀有多相信這個觀點，但他確實花了很多時間努力解讀自身經歷，讓這些經驗充滿意義，而這個屬於他的夜間世界也帶來了一些好處。「我看到從來沒人見過也不可能看過的東西。雖然不是真的，我還是親身體驗、親眼目睹了一切。一般人永遠不會有這種經驗，因為他們根本沒印象。他們一生中大概只會記得一、兩個夢吧。」

至於我們為什麼會做夢？回顧本章，我看到很多問題，確切的答案卻少之又少。做夢與快速動眼期睡眠可能有很多功能，在不同的生命階段或許有不一樣的目的，但目前我的回答依舊是……我不知道。

第十四章 失眠

二〇〇五年，《紐約客》雜誌（*New Yorker*）發表了一篇文章，揭露拘押在關塔那摩灣（Guantanamo Bay，又稱Gitmo）的敵方戰鬥人員生活，並描述其中的管理體制，詳細介紹醫療與科學人員「意圖利用被拘留者之身心脆弱性」的技術。這些做法以一個名為SERE的計畫為基礎，即生存（Survival）、逃避（Evasion）、抵抗（Resistance）和逃跑（Escape），由五角大廈資助，最初是美國空軍開發出來以幫助在韓戰中遭擊落的飛行員，讓他們被俘時有能力應對極端虐待，後用以管理關塔那摩灣裡的獄囚。

睡眠剝奪與擾亂睡眠模式是關塔那摩灣監獄的技術核心。該篇文章作者寫道：「睡眠剝奪是一種常見的技巧……審訊者每一、兩個小時就會將被拘留者從原來的牢房移到另外一個牢房，並將這個過程稱為『飛行常客計畫』。」這種做法的目的是對被拘留者施加心理壓力，讓他們失去「自我調節」的能力，或如文章所述「調節或控制自身行為的能力」。削弱囚犯的自我控制力有助於審訊、軟化囚犯，讓他們更可能洩露一些重要情報。

在這個脈絡下，系統性睡眠剝奪究竟是符合倫理道德且合法正當的審訊方式，或者是不折不扣的酷刑，成為爭論的重點。剝奪睡眠不會留下傷口或疤痕，也不會引起疼痛。聯合國在《禁止酷刑公約》（*Convention Against Torture*）[1]中將酷刑定義為：

為自特定人或第三人取得情資或供詞……故意對其肉體或精神施以劇烈疼痛或痛苦之任何行為。此種疼痛或痛苦是由公職人員或其他行使公權力人所施予，或基於其教唆，或取得其同意或默許。但純粹因法律制裁而引起，或法律制裁所固有或附帶之疼痛或痛苦，不在此限。

最後一句話提到的「法律制裁」意義模糊不清，詮釋的空間很大，引發不少爭議。睡眠剝奪絕對是一種會造成痛苦的行為。

不管目前對睡眠剝奪的定義為何，數個世紀以來，睡眠剝奪一直是酷刑方法或審訊的手段。第一次正式記載可追溯至十五世紀後期，當時天主教宗教裁判所（或稱異端裁判所）就會使用這種方式，爾後的時代也多所採納，從十六世紀蘇格蘭女巫獵人到前蘇聯情報組織KGB的審訊基地都有睡眠剝奪的歷史。時至今日，世界上許多黑暗角落依舊有其蹤影，這點無庸置疑。

雖然睡眠剝奪不會留下任何生理痕跡，卻會造成心理創傷和精神上的痛苦，具有潛在的高危險性。目前尚未以科學方法好好研究長期系統性睡眠剝奪對人類有什麼影響，但動物研究已證實，長時間缺乏睡眠會釀成致命的傷害。犬隻只要連續四到十七天沒睡就會死亡，小鼠則是十一至二十三天。

想像一下自己遭受這種折磨：你腦袋一片混亂、無法清楚思考，視力模糊，四肢因疲勞而疼痛不堪，只想好好睡幾分鐘。在眼皮漸沉那瞬間把你搖醒的不是天主教宗教裁判所，也不是關塔那摩監獄的警衛，而是你自己，是你的大腦。你就是那個折磨自己的人。失眠就是這麼一回事。

克萊兒第一次走進我的診間時，情況已經很嚴重了，只是外表完全看不出來。她的年紀大約五十出頭，衣著完美俐落，身材苗條，長得非常漂亮，就像那些在距離金融中心只有一箭之遙的倫敦橋附近昂首闊步、富裕又事業有成的女強人。然而實際上，她過去五年來一直飽受失眠所苦，生活備受煎熬。

克萊兒的失眠問題在更年期將近時開始惡化，為此，她有一套解釋。「在家帶小孩帶了十

1 譯註：全名為The United Nations Convention against Torture and Other Cruel, Inhuman or Degrading Treatment or Punishment，《聯合國禁止酷刑和其他殘忍、不人道或有辱人格的待遇或處罰公約》

五年，我決定重返職場，」她告訴我。「部分原因是我五十歲了，渴望在工作上證明自我。雖然職責很重，薪水很低，但我一心只想證明自己，證明我是一個有價值的人。」

聽起來她似乎是為了讓人留下深刻的印象，強加許多壓力在自己身上，爭取加薪則讓情況更加嚴重。「更年期前我就有睡眠問題，但我一直告訴自己，我只是睡不著，很容易半夜醒來，不太容易入睡而已，至少白天還能正常工作。」

不過，工作似乎將她逼到崩潰邊緣，墜入無盡的深淵。「我就這樣不睡了。我知道聽起來很誇張，但我真的大概一年左右沒好好睡覺，整個人變得很不對勁，無法正常生活。」我請她描述一下當時的睡眠模式。「我還是會上床，可是只要一上樓，我就會開始恐慌。我知道接下來會發生什麼事。我開始心跳加速，不完全是恐慌症發作，但我能感覺到腎上腺素在體內流竄。」

克萊兒對上床睡覺的過程感到焦慮，以致最終無法入眠，她的信念和判斷在不知不覺間影響到行為，讓自己的預言成為現實（即所謂的自證預言或自我應驗預言〔self-fulfilling prophecy〕），而擔憂入睡、認為睡覺很難的恐懼更是火上加油，讓失眠問題急遽惡化。「我就這樣躺在床上好幾個小時，很清楚自己根本睡不著，」克萊兒繼續說。「所以我會起床下樓泡杯花草茶，在廚房裡走來走去，把燈光調得很暗，然後回房間再試一次。」然而睡眠總是遙不可及，失眠的痛苦揮之不去，深深影響了她的身體和情緒。

「我變得暴躁不安，情緒非常低落。我真的很不想承認，但我有時會把我先生叫醒，近乎歇斯底里地大哭。他很貼心，會努力安撫我，他說的話總能讓我平靜下來，真的。折騰到凌晨，我可能會小睡一下，像做夢那樣淺淺地睡，每次醒來都有種心力交瘁的感覺。」

克萊兒的狀況就這樣急轉直下，變得愈來愈糟。睡眠不足讓她更難在工作上達成目標，滿足自我期望，導致焦慮爆表，入眠難上加難。「然後我就崩潰了。」她說。

⁂

失眠患者的寂寞感無可比擬。他們半夜獨自醒來，整個世界都在酣眠。克萊兒用日記記錄自己的睡眠情況，她寫道：「家裡其他人都睡著了。我真的很絕望。試過這麼多方法，每天晚上卻還是會下樓回到客廳，一個人坐在這裡。感覺好孤單，好像看不到盡頭，永遠不會結束。」

事實上，她並不孤單。差得遠了。失眠問題普遍到令人難以置信。若你和克萊兒一樣發現自己無法入睡、難以入睡，或醒來時覺得沒睡好，只能說歡迎你加入會員眾多的失眠俱樂部。失眠是最主要也最常見的睡眠障礙，大約有三分之一的成人都睡不好，十分之一左右的成人患有慢性失眠，以致長期睡眠品質不佳，白天還會出現疲勞、易怒、注意力不集中和缺乏動力等情況。然而，失眠不只是一種身體病況，也是一種症狀，例如甲狀腺機能亢進或特定藥物治療都會引發失眠。此外，失眠也可能是精神疾病的特徵，比方說焦慮症、憂鬱症或躁鬱症等。事實上，百分之五十的失眠患者都患有精神疾病（但也表示有百分之五十沒有）。失眠是一種正式的醫學疾病，但在沒有其他潛在問題的情況下，這兩個字頂多算是概括的術語。失眠有很多種，雖然聽起來很奇怪，但不是每個失眠患者都有睡眠不足的困擾。

有些人的「睡不好」屬於主觀認知，沒有客觀證據支持。我很少請失眠患者到睡眠實驗室進行研究，畢竟一個在家都睡不好的人要是全身覆滿電極貼片躺在陌生的床上，知道自己的一舉一動都會被記錄下來仔細分析，肯定更難入眠。不過，若要進一步探究失眠的原因，檢測是否有其他睡眠障礙，我就會請病人到實驗室住一晚。

睡眠研究結束後，我會問病人睡得怎麼樣，很多病人都會說「我睡得很不好」，可是一看到睡眠研究結果，才發現眼前這些堅稱自己只睡了一、兩個小時的人其實睡得很好，不僅睡了七個多小時，深度睡眠也很足。這種類型的失眠稱為「睡眠狀態錯覺」（sleep state misperception）或「矛盾性失眠」（paradoxical insomnia），而這種現象或可用來解釋為什麼不少失眠患者的睡眠研究結果都很正常，與病患本身的認知有落差。這類患者感受睡眠的方式不一樣，也許他們把重點放在睡眠品質，但睡眠品質無法用「睡眠多項生理檢查」這種標準測量技術來判定；又或者他們的大腦於短暫覺醒（此為正常睡眠的特徵之一）間活動，以致他們將之感知為清醒狀態，而非睡眠研究顯示的深度睡眠。

其他失眠患者可能會有睡眠中斷的問題，每晚發作幾次，但總睡眠量正常。有些人就算總睡眠時間減少，深度睡眠量依舊處於正常範圍，這個階段的睡眠非常重要，是修復身體與養足精神的關鍵。

至於像克萊兒這樣的重度失眠患者，客觀證據在在顯示他們的睡眠時間很短，有時每晚只睡幾個小時。這類病患身上會出現攸關壓力的生物學特徵，即所謂的「過度醒覺」狀態（hyperarousal，或稱過度激發狀態），舉凡神經緊繃、心跳加速、高度警覺、興奮或警戒感等都是過度醒覺的徵狀。一旦遇上壓力，許多激素和神經傳導物質都會發揮作用，緊張或焦慮狀態也會刺激人體中多個系統，導致皮質醇、腎上腺素和去甲腎上腺素濃度上升，尿液中這些激素的分解產物含量也會變多。「過度醒覺狀態」的特徵還包含夜間心率加速、耗氧量增加（表示代謝率更高）和瞳孔放大，反映出交感神經系統活動增強，而交感神經系統正是負責調節「驚嚇、戰鬥、逃跑」反應的主要機制。重點是，實際上睡眠量充足的失眠患者並不會出現這些反應。

失眠和睡眠不足經常被混為一談。目前已有很多資料詳述睡眠不足對健康的危害，以及不好好睡覺會帶來什麼樣的負面影響，例如死亡率較高、體重增加、高血壓、糖尿病……不及備載。因此，失眠患者擔心這些問題是很自然的事。幾十年來都睡不好一定會打亂健康，造成非常嚴重的後果對吧？事實上，失眠與睡眠不足完全是兩回事。根據睡眠實驗室的研究經驗，睡眠不足的人很快就會開始打瞌睡，清醒時的警覺性測驗表現也不佳；相反地，睡眠時間短的失眠患者需要更長的時間才能入睡，清醒時也會更加警戒，形成強烈對比。

睡眠時間短與睡眠時間正常這兩類失眠患者的大腦都比一般人還要活躍，因此區分失眠類型非常重要。透過造影技術和腦波監測，會發現兩組失眠患者的大腦活動在睡眠期間都有增加的現象，這個結果或可用來解釋為什麼睡眠狀態錯覺患者或睡眠時間還算正常的病人會將睡眠感知為清醒狀態，或一覺醒來依舊精神不濟。不過，只有睡眠時間短的患者才會出現全身活動增強的情況，並伴隨相應的化學和生理特徵（如心率變化等）。雖然從睡眠的主觀體驗來看，大腦活動所受的影響非常重要，但許多攸關失眠的健康問題似乎只有那些睡眠時間短、生理過度醒覺而影響全身（不只是大腦）的患者才會有。認知表現研究結果指出，那些宣稱自己失眠的人與睡眠正常的人在認知能力上並無顯著的差異，但若比較睡眠量正常、甚至睡眠品質差的人與睡眠時間短的人，會發現睡眠時間短的失眠患者有明顯的認知問題。睡眠不足但沒有失眠的人不會出現激素與神經傳導物質活化的現象，也沒有過度醒覺狀態所造成的心血管特徵和相同程度的認知問題。

同樣地，分析失眠患者的高血壓與糖尿病風險時，會發現睡眠時間短的患者罹患這些疾病的機率較高，睡眠時間六小時以上的患者則否。此外，睡眠時間短的失眠患者死亡率也略高，但背後的原因似乎不同於睡眠不足的患者。我們知道，睡眠不足可能會導致體重增加，那睡眠時間短的失眠患者只是因為變胖所以才容易罹患糖尿病、高血壓及其他相關疾病嗎？事實上，睡眠時間短的慢性失眠症患者增加的體重和睡眠正常的人差不多。若要說的話，這些病人反而比一般人更不容易發胖，這可能與過度醒覺所造成的化學和生理影響有直接關聯。

皮質醇是一種天然類固醇，長期濃度過高可能會誘發高血壓或糖尿病，服用類固醇以抑制免疫系統的自體免疫神經系統患者經常出現這種情況。交感神經系統活動增強與腎上腺素等相關化學物質活化會直接影響心臟和血管，導致血壓無法於夜間正常下降。

總體來說，睡眠時間短的失眠會對身體造成影響，讓激素與心血管狀態出現物理變化，威脅個體的健康。睡眠時間合理的失眠患者雖然大腦活動異常，身體徵象卻比較接近睡眠正常的人。

那究竟是什麼原因導致睡眠量少的嚴重失眠患者出現過度醒覺狀態？是因為睡眠時間短造成過度醒覺，還是過度醒覺引發失眠症狀？目前答案尚未明朗。不過，睡眠狀態錯覺患者（即主觀認為自己睡不好但總睡眠時間正常的人）以及沒有失眠但睡眠不足的人體內化學物質濃度上升或神經系統活化的現象相對較弱，表示過度醒覺狀態就是嚴重失眠的肇因。

其中遺傳因素扮演著重要角色。很多失眠患者家中同樣有人失眠，雙胞胎研究也顯示有百分之五十七的失眠是遺傳所致，而最近一項研究更找出七個導致失眠的基因，因此，這種過度醒覺狀態可能具有遺傳傾向。新工作、感情問題、家人過世等壓力會讓人出現短暫失眠和過度醒覺狀態，這是很正常的現象。但若有相關的基因，這種充滿壓力源的環境會讓人更容易處於興奮狀態，無論生物上或精神上都是，就算壓力源解除，這種高警戒或高醒覺狀態仍會持續下去，讓失眠成為一種長期的慢性病。

除此之外，心理因素也有一定的影響。正如先前所述，大約一半的慢性失眠患者有潛在的精神疾病，其中又以焦慮症為多，而過度醒覺正是焦慮症的特徵。因此，焦慮本身可能會導致失眠。可是那些沒有焦慮症的人呢？另外百分之五十的患者不是沒有精神疾病嗎？

以我的看診經驗來說，大多數失眠患者都沒有恐慌症，白天也不會憂心忡忡，但很多人都有同樣的感受，說自己白天沒事，晚上睡覺時卻開始擔憂，特別是入睡的過程。他們焦慮不安，擔心自己睡不著，整個晚上翻來覆去，掙扎不已，對漫長的夜深懷畏懼。只要一沾上枕頭，臥室在他們眼中就變成酷刑的刑具，是個充滿折磨的地方，完全無法把舒服的床和進入幸福睡眠的快樂聯想在一起。我常聽到病人說：「我一上床就筋疲力盡，可是燈一關，我的腦子就會飛快奔馳，覺得非常清醒。」他們就是在那一刻進入過度醒覺狀態，大腦開始神經緊張，睡眠瞬間變得遙不可及，就像薛西弗斯快要把石頭滾到山頂上，結果石頭從手中滑落，又一路滾下去一樣，他們好不容易快要睡著，機會卻猛然消逝。這種情況持續的時間愈長，他們與睡眠之間的關係就愈糟。

不僅如此，這種心理和生理壓力反應增強的狀態還會讓人覺得很難受。除了睡不好之外，失眠患者也會有種瀕死的感覺，除非立刻意識到自己陷入焦慮、著手面對，否則失眠的情況只會更惡化，因為你會開始擔心自己是不是有什麼嚴重的問題。克萊兒就說：「我以前常上網搜尋失眠問題，因為我覺得自己一定得了什麼病。」我問她有沒有特別擔心什麼症候群？她的回答完全在意料之中，因為很多病人都這麼說。「致死性家族失眠症。我相信自己會在六個月內死掉。」

致死性家族失眠症（fatal familial insomnia）是一種普里昂病（prion disorder）[2]，與庫賈氏病（Creutzfeldt-Jakob disease）或俗稱的「狂牛症」有關，是由基因缺陷所引起的漸進性神經系統疾病，而且代代相傳，平均發病十八個月後就會死亡。患者會出現失眠問題，病情逐漸惡化，自主神經系統也會有所變異，除了血壓忽高忽低，無法維持正常波動外，還會有出汗和便祕的症狀，並出現譫妄伴隨幻覺和行為改變，到了後期，患者會經常在清醒與睡眠之間徘徊。不過這種病極為罕見，目前已知全世界只有四十個家庭患有此症。這種深信自己患有致命疾病的情況或許反映出失眠患者的焦慮程度及其內心的痛苦，所以有些人才會迅速跳到結論、自我診斷，說服自己得了這種病。

2 譯註：指具異常傳染性的普利昂蛋白不斷在神經細胞內堆積，導致腦部病變的疾病。

初診時，克萊兒意識到自己的病情之所以會走到這一步，或許跟個性有點關係。她在我們討論過去的睡眠模式時也說，她的睡眠情況往往會受到生活中其他事物影響。我們都認為觸發過度醒覺狀態、讓她失眠的導火線非常明顯：「我想是工作上的壓力，我給自己的壓力傷害了自己，」她告訴我。「因為我想以一個年長的女性之姿重返職場，證明自我價值。別人對這些事的反應可能截然不同，但我的個性就是想把工作做好，對批評也很敏感。回家後我會一直想這些（批評），在腦海中反覆播放，煩惱個不停。」

除此之外，她也察覺到自己有過度醒覺的情況。「基本上我就是沒辦法睡。入睡的開關徹底失靈，無論是白天小睡還是晚上大睡都沒效。」她描述白天難以入眠和過度醒覺的高警戒狀態，這些都是很典型的徵候。「我的大腦很想正常運轉，不得不產生大量的腎上腺素，所以一直處於警戒狀態，完全無法休息。」

克萊兒的睡眠問題就這樣持續了好幾年，最終遇上瓶頸。

「當時我正努力爭取加薪，談判過程不太順利，我有點負荷不了，整個人狀況很差，再加上睡眠不足，還有我對這些事的反應，最後陷入了深深的憂鬱，不曉得該怎麼擺脫這個狀態。憂鬱讓失眠變得更嚴重，失眠又讓憂鬱更加惡化。我的頭髮開始一束束地掉，掉了大約一半左右，就這樣持續了好長一段時間，我都沒意識到自己生病了。」

克萊兒來找我時已被診斷出焦慮症和憂鬱症。她一直有在看醫生治療精神方面的問題。反覆嘗試各種藥物後，她終於找到合適的抗憂鬱劑，對她大有助益。「我們試的第四種藥效果很好，才吃了幾週我就覺得好多了。失眠問題並沒有自動好轉，但我的心情改變了不少，好像烏雲散去一樣。我突然意識到，自從二十年前孩子出生後，我就一直有某種程度的憂鬱症。這個藥改變了一切。」

儘管有藥物治療，克萊兒的焦慮和憂鬱症狀依舊存在，睡眠情況也沒有改善。她試驗過幾種助眠藥物，有些效果一瞬即逝，有些則讓她先前併發的輕微不寧腿症候群更加嚴重。此外，她還嘗試了一種名為「接納與承諾」（acceptance and commitment therapy）的心理療法，該療法側重於教導病患接受或擁抱失眠，從而減輕睡眠不足所帶來的壓力感，但克萊兒覺得這個方法對她來說沒用。

精神崩潰後一年，克萊兒仍飽受失眠折磨。她會晚上十點帶著疲憊的身軀早早睡覺，但只要一上床，身體就會出現熟悉的警戒反應，無法切換到睡眠模式。睡眠就像綁在棍子上的胡蘿萄，不管怎麼靠近就是抓不到。她在床上躺了三、四個小時尋找睡意，最後黯然放棄，逕自下樓。到了凌晨三、四點，連續二十幾個小時保持清醒的極度疲倦感壓倒了流過靜脈與大腦的腎上腺素和皮質醇，她終於迷迷糊糊地睡著，可是早上六點到七點之間就自然醒，只睡了短短幾個小時。

失眠與心理／精神問題之間的關係非常複雜。正如先前所提到的，焦慮可能會引發過度醒覺狀態，導致嚴重失眠。大部分睡眠時間短的失眠患者都會出現特定的心理狀況，包含情緒低落、疲勞和擔憂自身健康，甚至到焦躁不安的程度。睡眠狀態錯覺患者也會焦慮和情緒低落，但不同的地方在於他們通常會花很多時間反覆思考，被侵入式的想法和意念困擾。這些心理上的細微差異，再加上心血管相關指數與激素變化等生理紊亂，讓部分研究人員認為這兩種類型的失眠有根本上的不同。睡眠時間正常的失眠患者（即睡眠狀態錯覺）沒有出現過度醒覺的身體徵象，因此不會造成長期後果，對治療也比較有反應；睡眠時間短的失眠患者身體會進入過度醒覺狀態，調節「驚嚇、戰鬥、逃跑」反應的化學和生物系統活動增強，具有不同的心理特徵，且較有可能出現與失眠有關的疾患，治療難度更高。

由此可知，精神問題極有可能引發失眠。百分之九十的臨床憂鬱症患者都有失眠的症狀。

我讀醫學院時就學到「清晨早醒」是憂鬱症的特徵，但其他如入睡困難與維持睡眠困難等類型的失眠也很常見。思覺失調症患者大多會嚴重失眠，發病前也會有愈來愈難入睡的情況。不過，睡眠與精神疾病的關係是雙向的。失眠本身就是精神疾病的危險因子，也會增加治療這類疾患的難度。即便是沒有任何原因的純粹失眠同樣會大幅增加罹患憂鬱症的風險，對那些睡眠時間短的失眠患者來說更是如此。另一方面，失眠則會導致憂鬱症患者再度陷入抑鬱的漩渦，出現嚴重的自殺傾向，讓治療變得更加困難。

關於這個領域，目前還有些謎團尚未解開。此科學範疇仍處於初期發展階段，我們還不是很了解睡眠與心理健康之間錯綜複雜的關係，無法透察背後的原因。失眠與精神疾病都會導致大腦迴路和大腦生化特性有所改變，因此，睡眠或心理健康變化彼此牽動、相互影響似乎也不意外。兩者既是雞又是蛋。不過，共同的遺傳因素也是一種可能，讓這個研究領域變得更加晦澀難解。不論這個關係的本質為何，都突顯出一個事實，就是精神科醫師與睡眠專科醫師在診治患者時必須全盤思考，破除單一專業的盲點，不要只關注自己最熟悉的問題，也要留意其他面向。

⁂

治療失眠的方法歷來都以藥物治療為主。一九六〇年代初，苯二氮平類藥物上市，迅速成為治療失眠與焦慮症的主藥物，盛行一時，躍升社會主流，耽溺於娛樂性藥物的滾石合唱團甚至還以抗焦慮症藥物「煩寧」為靈感，寫了〈媽媽的小幫手〉（Mother's Little Helper）這首歌。然而過去幾十年來，佐沛眠（zolpidem）、宜眠安（zopiclone）等苯二氮平類藥物的危險逐漸浮上檯面，服藥者會出現早晨嗜睡的情況，增加跌倒、髖部骨折或道路交通事故的風險，此外，這類藥物也可能誘發夢遊和其他非快速動眼期異睡症，更重要的是，為了達到同樣的睡眠效果，服藥者必須不斷增加劑量，進而產生依賴性或出現戒斷症狀。

因此，目前的療法已從這類藥物轉向如褪黑激素、抗組織胺和鎮靜類的抗憂鬱劑。這些藥都有各自的問題、副作用和藥效減弱的現象，但若使用得當，就能大幅改善病情。

令人擔憂的是，愈來愈多證據顯示安眠／助眠藥（特別是苯二氮平類及相關藥物）會增加罹患失智症的風險。然而這個領域就和許多攸關睡眠的問題一樣複雜。先前我們已經討論過膠淋巴系統（詳見第四章），這個系統類似於其他身體部位的淋巴系統，是大腦中負責清除廢物的通道網絡。深度睡眠期間，這些通道有百分之六十都會敞開、出現擴張現象，能將β類澱粉蛋白（沉積在腦部造成阿茲海默症的蛋白質）等潛在有毒物質帶離大腦。深度睡眠有助於整理大腦，一旦因為失眠或其他原因而睡眠不足，就會影響大腦的清潔過程。睡眠不足會導致膠淋巴液中的β類澱粉蛋白濃度增加，表示這種蛋白質和其他毒素被大腦清洗、沖進腦脊髓液（包覆大腦與脊髓的液體）的含量降低。因此，睡眠不足和睡眠時間短的失眠可能會增加罹患阿茲海默症的風險。

不過，還有另一種可能的解釋。很多腦部退化性疾病在症狀浮現前幾年，甚至前幾十年就會導致個體出現微妙的改變，像是約翰將夢境表現出來的行為（詳見第三章）往往是帕金森氏症的前兆，而焦慮症與這種疾病之間的關聯也是線索。以阿茲海默症為例，記憶力衰退前幾年，大腦生化路徑就會出現初期異變，導致睡眠問題或焦慮症狀加劇。這樣看來，失眠或許不是阿茲海默症的病因，而是阿茲海默症的早期病徵。

睡眠問題與阿茲海默症之間的關係目前還有點撲朔迷離，但無論其本質為何，對疾病本身和藥物治療副作用的擔憂徹底顛覆了傳統的失眠療法，治療方式大為改變，非藥物治療逐漸成為主流。其中研究最多、使用最普遍的是「失眠認知行為治療」，也就是利用行為技術重新設定、調整失眠患者的大腦。

一八九〇年代，俄國科學家伊凡·巴夫洛夫（Ivan Pavlov）開始在狗身上做實驗。他注意到，只要他走進房間，他的狗就會開始流口水，期待有東西吃。巴夫洛夫指出，雖然狗對食物分泌唾液是一種與生俱來的反應，但看到他就想到食物一定是後天習得的關聯。他開始訓練他的狗把鈴聲和食物連結起來，很快地，只要鈴聲一響，他的狗就會流口水。這種現象稱為「制約」，是一種習得的反應。從某些方面來說，人類和巴夫洛夫的狗沒什麼兩樣，因為我們也會受到制約的影響。想想過去讓你不舒服的食物或飲料，你可能現在光是看到、提到都會覺得噁心反胃。然而，制約也適用於睡眠。

如果沒有睡眠方面的困擾，你可能會把臥室與困倦連結在一起，想到鑽進溫暖舒服的羽絨被，把頭枕在鬆軟的枕頭上，還有逐漸入睡時那種放鬆的感覺。失眠患者的制約反應則大不相同，對他們而言，臥室是個充滿壓力和焦慮的空間，眼前漫長的黑夜讓他們萬分恐懼。床本身就是導致心理或身體進入過度醒覺狀態的原因，讓睡覺難上加難。正如克萊兒所言：「我的床是個充滿痛苦與折磨的地方。」

失眠認知行為治療的核心就是打破患者對床的消極制約反應，重建積極的聯想關係，讓床鋪再次變成安全的避風港，而非可怕的酷刑室。要實現這個目標有很多祕訣和方法。第一是設立嚴格的規範，強制患者晚上要是無法在一定的時間內睡著，就必須離開房間，避免長時間清醒地躺在床上，臥室只能用來睡覺，不能做其他事。第二種方法聽起來有點違反直覺，畢竟失眠患者最不希望自己睡眠不足，但很多失眠的人只是拉長躺在床上的時間試圖補眠，這樣只會增加「臥床不睡覺」的時間，進而強化消極的制約反應，所以要反向操作，把臥床時間限制在五小時左右，持續數週，累積大腦入睡的動力，就像克萊兒凌晨三、四點睡一樣，睡眠不足的疲憊感終會壓倒過度醒覺狀態，讓患者得以入眠。這個步驟就是重建床鋪與睡眠關係的關鍵。

有些人會採取極端的方式，用睡眠剝奪來治療失眠。目前澳洲已經發展出一種名為「強化睡眠再訓練」的實驗性技術療法。患者於進入睡眠實驗室前一晚不得臥床超過五小時。晚上十點三十分，實驗開始。接下來二十四小時，患者的頭皮會貼上電極貼片，每三十分鐘都可試著入睡。如果二十分鐘後還沒睡著就必須起床；如果睡著，腦波也如實顯示睡眠狀態，那患者連睡三分鐘後就會被叫醒。二十四小時結束之際，患者共有四十八次入眠的機會。理論上，實驗結束後患者會嚴重睡眠不足，只要情況允許，他們就會馬上睡著。床鋪與睡眠之間的制約反應就在這個過程中崩解，重建新的連結。這個技術聽起來很像關塔那摩灣會有的酷刑之類，但試驗結果令人印象深刻。這種短暫又強烈的衝擊能重新設定、飛快調整患者對上床睡覺的反應，迅速改善睡眠問題。

失眠認知行為治療也採用類似的原則（只是方法沒那麼殘酷），並結合其他技術誘使患者放鬆，解決過度醒覺的問題，同時教育患者維持良好的「睡眠衛生習慣」，養成適當的睡眠行為，例如避免強光和咖啡因，讓自己有充分的時間慢慢放鬆等，整體療效非常好，短期內改善睡眠問題的效益和安眠藥不相上下，甚至更勝一籌，效果可持續長達三年。

因此，失眠認知行為治療可謂治療失眠的首選，很多醫生都會推薦患者採用這個方法，有時會搭配短期或中期藥物治療。若患者長期服用助眠藥物，失眠認知行為治療也能用來幫助患者逐步戒斷，慢慢停藥。

我和克萊兒討論治療失眠的方案，最後決定採用失眠認知行為治療，不要讓她在療程之初就得吃更多藥。療程後幾週，我們再度約診。治療的效果非常顯著。「我之前還很懷疑，畢竟我試過很多種方法都沒用，」克萊兒承認。「我甚至想過要靠毒品來緩解症狀，因為我不相信有人能幫我。」目前她已經看過兩次睡眠治療師，也很嚴格遵循療程。現在她躺在床上的時間不超過七小時。

「我會一直注意時間，忍到十一點，因為我真的很睏，完全沒辦法熬夜。我耐心地等，讓自己有時間慢慢放鬆，花上一個小時泡泡澡，點蠟燭。早上六點鬧鐘一響，我就馬上起床，直接下樓坐在那裡，覺得自己有點可憐。我每天都很認真這樣做，做了三個禮拜，情況愈來愈好。我真的不敢相信，我可以睡覺了。入睡的開關似乎又出現了！」

克萊兒的療程非常順利，效果好到不像真的。我和睡眠治療師都很謹慎，避免太過樂觀，克萊兒卻有種脫胎換骨的感覺。「我想不起來上一次感受到這樣的自己是什麼時候。活力充沛，又能集中精神。我好興奮，好期待新的生活！」克萊兒說。雖然我有所保留，克萊兒依舊堅持了三個月，進行嚴格的失眠認知行為治療計畫，失眠症狀也得到良好的控制。隨著睡眠問題改善，她的不寧腿症候群也有所緩解。

可是接下來幾個月，情況變得很不穩定，治療之路崎嶇難行。不知怎的，克萊兒又突然陷入焦慮，失眠症狀再度惡化。她把這歸咎於自己缺乏紀律，沒有好好執行睡眠計畫，但我不這麼認為。我覺得她對自己抱著非常高的期望，將所有責任攬在身上，不願接受自己無法控制生活中的一切。我增加抗憂鬱和抗焦慮的藥物劑量，建議找臨床心理師來幫助她處理、解開內心的結。克萊兒就這樣一步步踏實地前進，慢慢好起來。在臨床心理師的協助下，她意識到自己有些行為與思維模式會讓自我承受過多壓力，被自身關於生活與成就的負面想法壓得喘不過氣，而這些緊張和壓迫都是她自己創造出來的。辨識、了解這些毀滅性思維讓她學會以新的方式來應對生活中那些原會引爆巨大壓力的小事，減輕其所帶來的情緒。另外她還找了一位輔助治療師來幫助她。

初診後九個月，我們再次見面，她說她現在「過得超棒」，不僅焦慮和情緒問題有所改善，睡眠模式也很規律，只要一沾到枕頭就會睡著，不需要藥物治療。目前她仍在服用低劑量的抗憂鬱劑，但劑量也逐漸減少。這是她五年來第一次覺得自己是個正常人。

只要問失眠的人，睡覺對他們來說有什麼意義，就能立刻體認到睡眠的重要。睡眠會影響我們清醒時的生活，情緒、精神狀態、認知、記憶力、免疫系統、新陳代謝、食慾、焦慮程度……所有層次無一倖免。此外，睡眠也會影響我們與自我和他人的關係，就像克萊兒說的：

「睡眠改變了一切。少了它，任何人都無法正常生活。不相信的話可以試試看，身體真的會開始關機。我覺得我的身體和大腦全都停止運轉。可是只要好好睡一覺，剎那間，整個人又重新開機了。」

後記　淺談睡眠

不睡覺會讓你死得比不吃東西更快。睡眠是生命的基本要素，這點無可爭辯，然而在現代社會，我們一直認為睡覺只是睡覺而已，是讓我們得以保持清醒、度過日常的必要之惡。近年來，多虧世界各地的同業努力，我們對睡眠的觀念有了很大的轉變。睡眠的重要逐漸滲透至各個層面，睡眠既沒有成為工作與社交生活的絆腳石，也沒有阻礙我們提高生產力，反而還能維持我們的身心健康、運動技能、認知能力，甚至增添幸福感，愈來愈多人了解、珍惜睡眠的角色功能。沒錯，大家開始重視睡眠了。

從《埃及夢之書》和佛洛伊德《夢的解析》（*Interpretation of Dreams*）到現在，我們已經走了很長一段路。佛洛伊德當然不知道快速動眼期睡眠的存在，也沒料到半個世紀後會發現這個機制。我們持續發掘、深入探索睡眠與睡眠障礙的世界，相關知識爆炸式成長，一直到近五十年來都是如此。一九七〇年代，連續正壓呼吸器（一種用於治療睡眠呼吸中止症的技術）發明者受邀從澳洲飛到蘇格蘭愛丁堡參加會議，進行主題演講。演講結束時，愛丁堡的醫學教授站起來向聽眾喊話，說他代表英國醫療機構的傑出人才和菁英發言，「這個國家」沒有睡眠呼吸中止症，或許「我們把這種病全都送到殖民地了」。這席話讓該名優秀的澳洲醫師非常震驚，覺得備受侮辱，以致他後來大概有二十年沒再踏上英國國土。這個故事聽起來很不真實，但確有其事。

如今這種說法就連不懂半點醫學的人也會覺得匪夷所思。第七章提到《英國醫學期刊》在二〇一三年刊登了一篇專欄文章，那名身兼家庭醫師的作者認為不寧腿症候群是藥廠為了行銷捏造出來的病，這個論點如果放到現在，想必不會躍上版面（希望啦）。我們的觀念逐漸轉化，睡眠和做夢已經從精神現象變成牢牢扎根於物理世界、以神經系統為基礎的現象。我們徹底了解到睡眠障礙的病因源自神經系統功能異常、精神障礙或呼吸功能失調，跟上帝、巫術或發瘋無關，也明白睡眠能調節神經系統、心理和心血管健康，是生活中不可或缺的一環。

這個轉變催生了新的觀點，我們開始將睡眠醫學視為跨學科領域，認為睡眠研究需要神經科醫師、呼吸專科醫師、精神科醫師、心臟內科醫師、心理師、耳鼻喉科醫師和牙醫等專業科學家參與，一個都不能少，而這個看法也回頭推動、改變了社會觀念。

睡眠研究技術進步也是科學進程中的關鍵。除了腦電圖界定出不同的睡眠階段外，我們更掌握了測量呼吸氣流、胸腔運動和身體運動的方法；可以用功能性磁振造影與放射性同位素掃描（如正子斷層造影掃描和單光子發射電腦斷層掃描）技術來測繪大腦結構和功能；可以植入電極以分析大腦深處的腦電活動；可以監測二十四小時週期內的激素、基因、蛋白質與代謝物波動；我們擁有豐富的實驗室技術，只要用光照射特定腦區，就能控制、開關基因；可以操縱基因來培育小鼠；可以研究很多人的基因體，觀察常見的遺傳變異及其與睡眠和睡眠障礙的關係；可以用相對容易又省錢的方式解開個體的遺傳密碼，在構成人類基因體的三十億字母序列中辨識各個代碼的位置，發現致病又罕見的突變。許多工具和技術在幾年前有如天方夜譚，完全無法想像。

我在睡眠門診最常聽到的兩個的問題是「要睡多久才夠？」和「你覺得我的睡眠追蹤器怎麼樣？」第一個問題我不回答，應該說不會給出一個具體的數字，因為真的沒辦法。這個問題就像問「十歲小孩身高多少才算正常」一樣，要是我看女兒的班級合照，會覺得孩子們身高差距很大，但都很正常。同樣地，每個人的睡眠需求都不一樣，端看個人的基因和睡眠品質。適當的睡眠量指的是起床後精神飽滿，白天不睏，而且睡覺時間規律，沒有入睡困難。若經常做到這些，能在鬧鐘響前自然醒，週末也不需要補眠，就表示睡眠量很夠，有睡好睡滿。

至於第二個問題我通常都很小心，怕冒犯別人。我們生活在一個需要量測一切的時代，總覺得有必要把數據和度量衡應用到生活裡，看看自己採取了多少步驟、Instagram有多少粉絲、賺了多少錢、消耗了多少卡路里，當然還有睡了多少覺。但我真的不知道追蹤睡眠量有沒有幫助。如果你符合上述標準，白天可以正常生活、沒有困倦感，就算睡眠充足；反之，如果你覺得很累、沒有精神，就是睡得不夠，不需要睡眠追蹤器也知道。再說，除了浪費一點錢外，這類裝置還有其他潛在的缺點。就目前的發展來看，追蹤裝置相對不準確，你在手臂上穿戴五種不一樣的追蹤器，會得到五個截然不同的睡眠時間估計值。這些儀器測量的是運動，不是睡眠，並根據演算法就不同程度的睡眠給出不精確的數字。

如果這些裝置能證明你認為的失眠其實是睡眠狀態錯覺，不是因為晚上睡太少，那就有用，但前提是追蹤器能精準捕捉到你的睡眠狀態，給出可靠的數據。另外還有一個問題。如果你已經因為失眠而擔心自己的睡眠狀況，不斷追蹤只會深化這些擔憂，讓你緊抓不放，無時無刻都在關注自己的睡眠情形，反倒會讓問題變得更糟。這種現象現在甚至有一個專門術語叫「完美睡眠主義症」（orthosomnia），也就是根據睡眠追蹤器所顯示的不可靠數據來自我診斷，判定自己患有睡眠障礙。對大多數人來說，睡眠是一種主觀體驗，大部分自認失眠的人其實睡眠量都很正常。要是你期待深度睡眠，睡眠追蹤器卻說你很淺眠，就會影響到你對自己的睡眠感知。

當然，我不是說這些裝置或程式完全沒價值。在睡眠受到干擾的情況下（例如進行失眠認知行為治療），這類設備可用來追蹤睡眠情況，看看問題是否有改善或惡化；另外最重要的功能大概是能為研究人員提供睡眠模式的「大數據」，由於目前睡眠量化技術還不完美，納入眾多個體樣本可以稀釋缺點，淡化數據雜訊。至於個人使用方面，尤其是那些來睡眠門診掛號、坐在我眼前的人，我還是抱持著懷疑的態度。執迷於臥床時間和仰賴不準確的測量方式很容易讓人忽略本書提到的重點：生物、心理、行為、環境等因素都會影響睡眠品質和睡眠量。

重要且值得強調的是，大部分關於睡眠與身心健康關係的研究都不盡完善。從我在書中分享的故事就看得出來，我們對自身睡眠情況的看法大多不可靠。我們對夜晚的感知與現實樣態往往天差地遠。這些研究其中一個主要問題，就是大部分都依賴受試者自陳，以他們的說法為參考。就目前可用的技術來看，要對所有人進行睡眠研究幾乎是不可能的任務，而且執行成本太高。因此，我們觀察大量人群，將睡眠因素與高血壓、心臟病、阿茲海默症等聯繫起來，分類群體，貼上「失眠」或「睡眠不足」的標籤，然而事實上，這些群體可能非常混雜，無法一概而論。以失眠為例，有些人睡眠時間正常，有些睡眠時間短，有些是服藥導致失眠，有些則是因為疼痛或呼吸困難而失眠。儘管我們將睡眠量與死亡率相連結，試圖根據已知因素進行調整，依舊不可能顧及一切，也沒辦法確定那些聲稱自己睡眠時間超過七小時的人是否真的睡了那麼久。

請不要誤會，我相信睡眠問題確實會對身心健康造成深遠的影響。我只是認為目前我們尚未完全洞察其中奧祕，還有些微妙的地方等待發掘。隨著科技日新月異，或許將來真的可以長期追蹤睡眠，而不是運動，這些錯綜複雜的情況也會變得更清晰、更明朗。

此外，這本書還有一個重要的訊息。我閉上眼睛就睡著的日子已經一去不復返。大多時候，只要我一躺上枕頭，腦袋就會高速旋轉，該完成的論文或講稿、還沒寫的信、聯絡病人、安排會議時間等諸如此類的想法一個個冒出來。可是，有時我會看到診間裡的猝睡症患者前一分鐘還在跟我聊病情，下一分鐘就睡著了；我抱小女兒上床睡覺，望著她瞬間入眠，就像切換電燈開關一樣簡單。看看她和我的病人，就會明白我們為什麼認為清醒和睡眠是完全不同、界限明確的存在狀態，就像鋼筋混凝土路障或柏林圍牆一樣，隔開西邊的清醒與東邊的睡眠。然而，這種看似明顯的分野只是表面的假象，大腦神經核、神經元與迴路在底下錯綜交錯，編出複雜的舞序，攜手合力又互相對抗，共同調節我們參與內在與外在世界的程度，決定我們的意識狀態。各個腦區彼此協調運作，設定晝夜節律，讓我們得以入眠，指引我們走完睡眠週期。隨著夜晚推移，這些迴路會調節睡眠階段，從淺度睡眠到深度的非快速動眼期睡眠，接著再進入快速動眼期睡眠，就這樣周而復始，循環四到五次。

大家都知道，系統愈複雜，就愈有可能出現故障。當我遇到技術問題，看著醫院的電腦工程師與資訊系統噩夢搏鬥那一刻，我才意識到學生時代那段要不停開開關關、好讓當機的計算機恢復運轉的日子真的過去了。我們的大腦比世界上任何一種人造系統都還要複雜，這麼複雜的機制出錯率居然這麼低，真的很不可思議。

睡眠障礙涵蓋的範圍很廣，睡太多、睡太少，在錯誤的時間或用錯誤的方式睡覺都算。不同的睡眠障礙能讓我們深入了解大腦的運作模式，看看大腦如何影響睡眠，睡眠又是如何影響大腦。

清醒的大腦有各式各樣的功能，但有時也會出現異常。我們白天體驗到正常的情緒、記憶、認知，以及所有身而為人與個體意識存在會經歷的事物。一旦過程出了錯，我們就會出現病症和失調現象，例如焦慮、憂鬱、失智、癲癇、偏頭痛等。很多人都認為大腦晚上會徹底休眠，呈現關機狀態，這些病患的情況卻說明了事實正好相反。夜晚的大腦就和白晝一樣有各種功能，也會出現異常，更會對清醒時的生活造成深遠的影響。

儘管我們有很棒的進展，更了解日間與夜間生活的關係，我還是覺得我們只觸及了表面而已。很多問題依舊沒有解答，其中有些謎團大到難以想像，比方說做夢的功能，或是我們能否藉由改善睡眠來預防阿茲海默症；有些問題雖然沒那麼根本，但對特定疾病患者來說同樣重要，例如猝睡症患者的免疫系統要如何準確定位神經元、克萊恩－萊文症候群的病因到底是什麼，或是有沒有方法能治癒這些疾病。

不過，我們生活在一個充滿希望的時代。隨著遺傳學、神經科學與科技領域不斷向前邁進，睡眠研究技術也以驚人的速度飛快發展。若未來能長時間在家追蹤睡眠，不光是追蹤運動，一定會大有幫助。另外還有辨識與分析大量個體基因的方法、研究和影響大腦的新技術（例如運用磁場或電流刺激等）都能讓我們深入探究、發掘新的見解，而開發蒐集與分析「大數據」（如大量個體醫療數據和睡眠參數）的技術解決方案也很重要。

我夢想在我有生之年，很多睡眠問題都能得到解答。我期待有一天坐在診間面對病人提問，不必再說「我不知道」。

圖表附錄

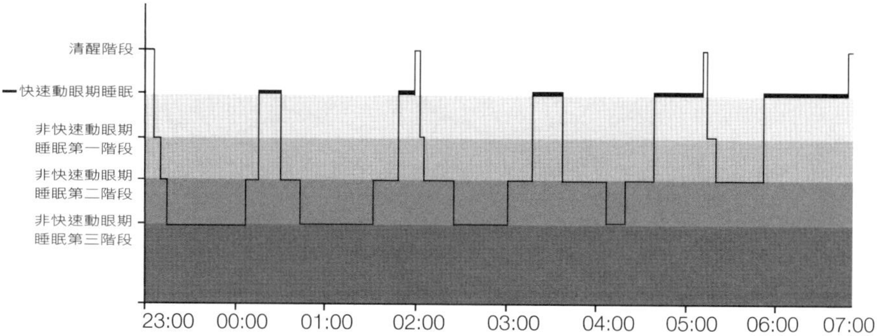

上圖為年輕成人的典型夜間睡眠結構圖。通常我們會在入睡後約六十到九十分鐘進入快速動眼期睡眠，接著歷經各種不同的睡眠階段，如此周而復始，平均循環四到五次。隨著夜晚時間推移，每進入一個連續性循環，非快速動眼期睡眠所占的比例就愈少，快速動眼期睡眠的比例則逐漸增加。短暫清醒是很常見的現象，若在快速動眼期睡眠階段醒來（如圖所示），可能會記得自己做了什麼夢。

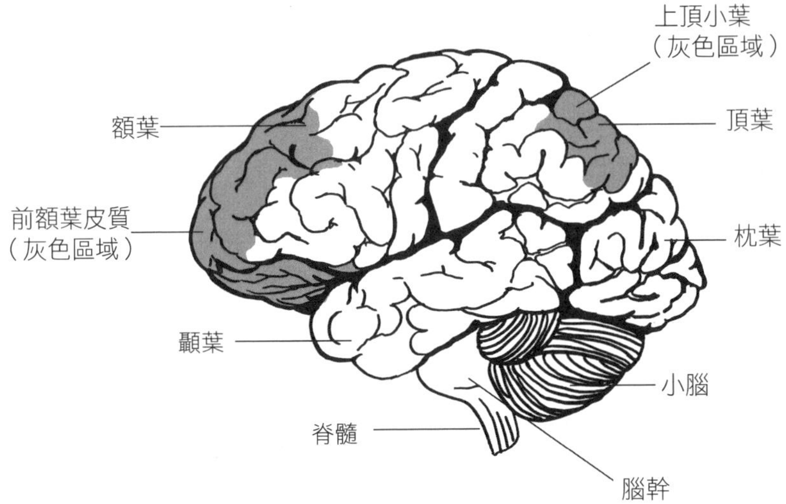

上圖為大腦主要的解剖學結構。額葉的功能廣泛，包含調控、掌管運動起始；前額葉皮質則主司計畫、決策與行為調節。在夢遊的狀態下（詳見第二章和第十章），前額葉皮質的活動程度往往會減弱，說明了夢遊時邏輯推理與計畫能力降低的原因。頂葉為處理各類感覺的中樞，而上頂小葉的功能具體來說則是描繪個體在空間中的位置（詳見第九章）。

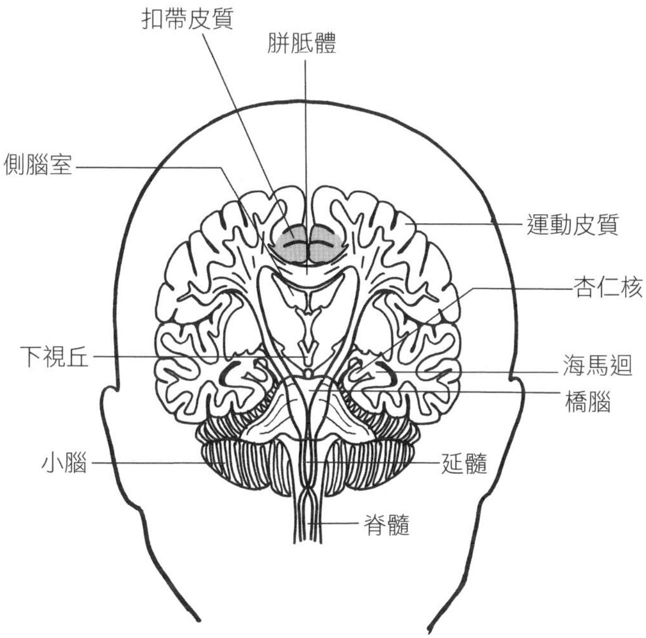

上圖為腦部橫斷面。扣帶皮質、海馬迴與杏仁核皆屬於邊緣系統結構。邊緣系統負責協調情緒、記憶和醒覺功能，其活化程度不僅對「驚嚇、戰鬥、逃跑」的反應至關重要，更在夢遊（詳見第二章和第十章）及某些癲癇類型（詳見第八章）中扮演關鍵角色。下視丘、橋腦和延髓中則有許多負責調節清醒與睡眠機制的重要神經核。

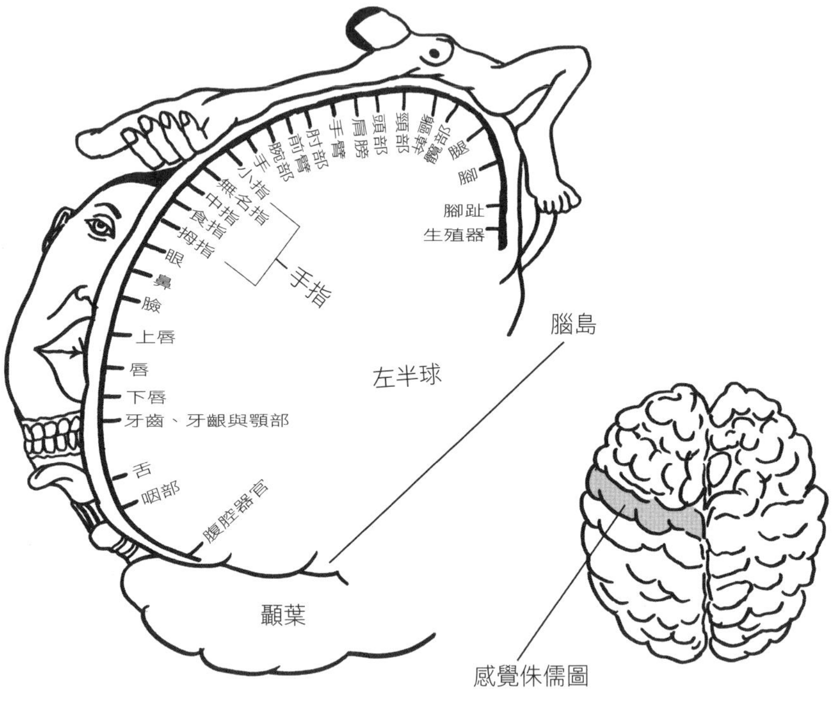

上圖為感覺侏儒圖。處理身體感覺的是初級感覺皮質，圖中的人體並非按真實比例繪製，而是與負責該部位感覺功能的大腦區域相對應，例如掌控臉部、手部等較敏感部位的大腦皮質區域面積也比較大。至於舌頭、咽部及腹腔器官則是由腦島上方的部分感覺皮質負責，說明了腦島區域癲癇發作時所產生的某些症狀（詳見第八章）。

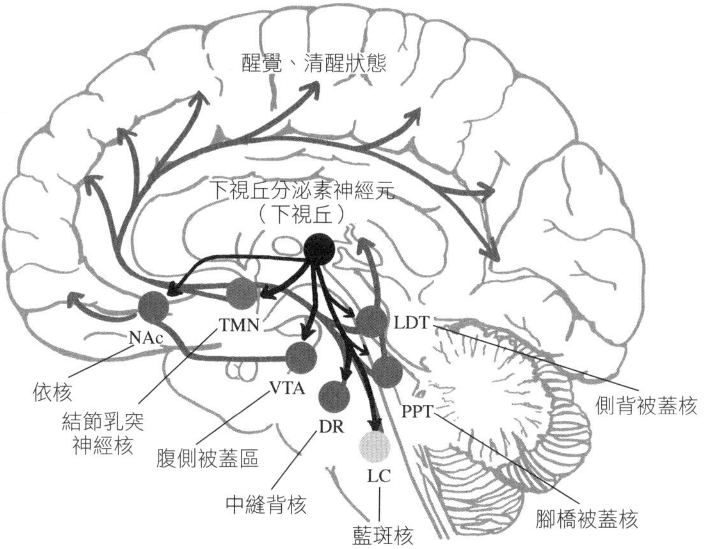

下視丘分泌素製造神經元位於下視丘，軸突投射範圍非常廣，影響遍及多個促進清醒和非快速動眼期睡眠的核團，包含結節乳突神經核（tuberomammillary nucleus，簡稱TMN）、側背被蓋核（laterodorsal tegmental nucleus，簡稱LDT）、腳橋被蓋核（pedunculopontime tegmental nucleus，簡稱PPT）、中縫背核（dorsal raphe，簡稱DR）、藍斑核（locus coeruleus，簡稱LC）及依核（nucleus accumbens，簡稱NAc）。在猝睡症（詳見第六章和第十三章）的案例中，下視丘分泌素神經元受損造成這些迴路不穩定，導致患者驟然入睡（尤以快速動眼期睡眠為多）又驟然清醒。這種不穩定性形塑出猝睡症的特徵，例如突然睡著、睡眠麻痺、幻覺和猝倒等。

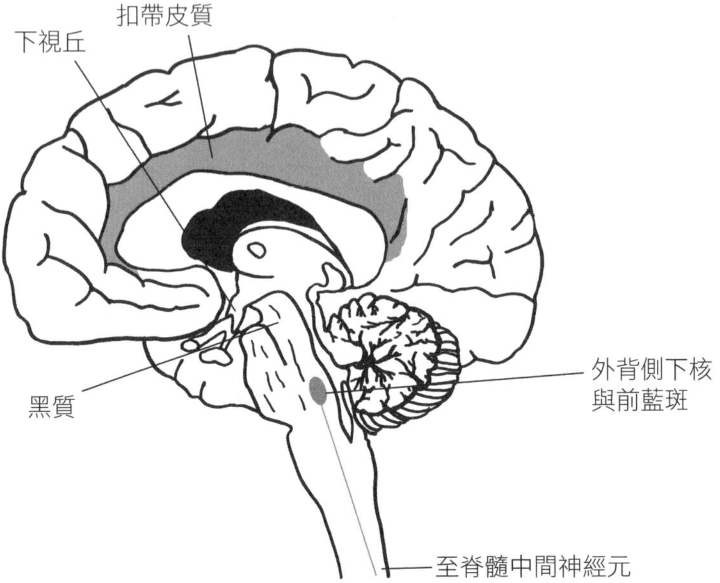

上圖為腦部側剖面，顯示出部分邊緣系統及扣帶皮質的位置。黑質緊鄰下視丘，帕金森氏症中的腦部退化指的就是黑質區退化。橋腦中的核團包含外背側下核與前藍斑，兩者在快速動眼期睡眠階段非常活躍，並進一步投射至脊髓，引發快速動眼期中的麻痺現象。快速動眼期睡眠行為障礙（詳見第三章）患者即有此迴路受損的問題，導致肌肉在快速動眼期睡眠中無法呈現麻痺狀態。

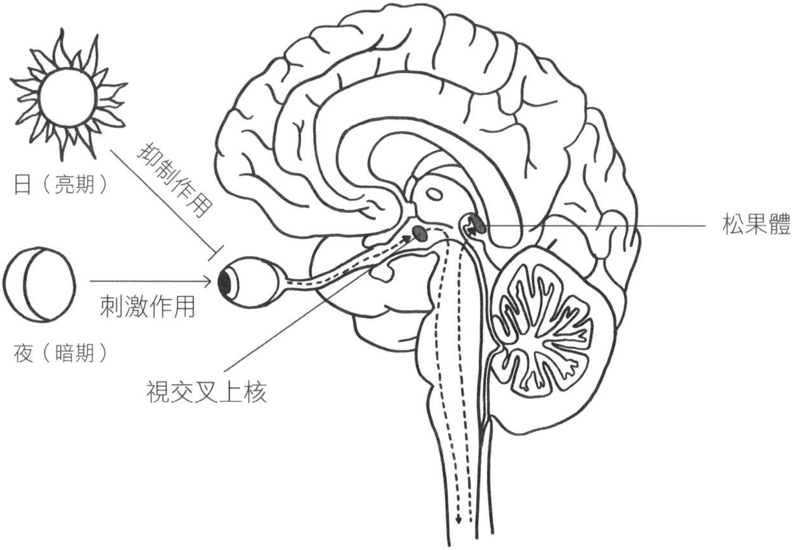

視交叉上核是「中央時鐘」的所在位置，負責維持晝夜節律（詳見第一章）。由於視網膜直接投射的關係，視交叉上核會受到光線影響，導致晝夜節律因為光照而有所改變。此外，視交叉上核也會藉由控制松果體所釋放的褪黑激素來協調部分影響。

致謝

首先最重要的是，如果沒有書中這些患者給予善意協助、願意分享他們的故事，就不會有這本書。他們動力十足，渴望用自身經驗引起大眾關注，為這類疾病知識傳播盡一分力，好讓其他遇上類似問題的人能及早獲得診斷與治療。對他們，我真的萬分感激。此外，書中也整理、結合了相關研究，介紹許多研究人員在睡眠醫學、神經科學與臨床神經學領域嘔心瀝血的傑出成果。感謝他們以飛快的速度不斷向前推進，探索新的視野，挑戰我們對睡眠與大腦的理解極限。

這本書的誕生完全是意外。我從來沒想過自己會寫學術文章以外的東西。這都要歸功於我的經紀人Luigi Bonomi，聽說英國廣播公司ＢＢＣ廣播四臺（BBC Radio 4）推出系列節目〈睡眠的奧祕〉（Mysteries of Sleep）後，他突然寫電子郵件給我，說服我嘗試寫作。除此之外，路易吉也說服Simon & Schuster出版社編輯（就是我的超棒編輯）Iain MacGregor接下這本書，伊恩則打從一開始就對這項計畫展現出驚人的熱忱。當然，也要謝謝我在美國與歐洲的經紀人，InkWell Management經紀公司的George Lucas和國際素養協會（International Literacy Association，

ILA）的Nicki Kennedy，以及我在美國聖馬丁出版社（St Martin's Press）的編輯Michael Flamini。

書中某些創作靈感來自〈睡眠的奧祕〉，這多半要感謝我厲害的製作人Sally Abrahams教我怎麼說故事，也要謝謝BBC廣播四臺團隊Hugh Levinson、Mohit Bakaya和Richard Vadon當初讓我加入這個節目。另外，我還要感謝我的同事Adrian Williams、Brain Kent、Ivana Rosenzweig、David O'Regan、Alex Nesbitt、Paul Gringras、Michael Farquhar、Sofia Eriksson、Sean Higgins、Mike Koutroumanidis、Al Santhouse、Russell Foster、Michael Kopelman、Annett Schrag和Meir Kryger，無論是為廣播節目提供建議或是參與討論本書內容，我都感激在心，其中Meir更讓我明白消弭寫作、研究與忙碌臨床工作之間的隔閡不是不可能。另外，我也要向哈佛大學教授Allan Hobson致意，感謝他耐心地向我闡明自己對快速動眼期睡眠的看法。

謝謝我的好友Jonathan Turner、Richard Ambrose和Rob Mills，雖然這些年來他們都覺得我的神經學與睡眠故事無聊得要命，但還是樂意找罪受，自願提供意見和批評。

非常感謝倫敦蓋伊和聖湯瑪斯國民保健信託基金會（Guy's and St Thomas' NHS Trust）招攬了這麼多聰明、勤奮又有才幹的人才，組成絕佳的工作團隊，讓我們發展出一流的睡眠中心（用我偏心的眼光來看應該是全英國空前卓越、無與倫比的睡眠中心）。當然，還有倫敦橋醫院（London Bridge Hospital）出色的睡眠小組，謝謝你們。

最後，我要向我的家人致謝。感謝我爸媽點燃了我對科學的熱情，一路上不斷支持我，讓我有能力追求自己的醫職生涯；感謝我的女兒瑪雅和艾娃總是容忍我在空閒時躲進研究的小世界裡寫東寫西；最後也最重要的是要感謝我的太太卡薇塔，她的評論與鼓勵形塑了這部作品。她老是說我心裡住著一本書，我卻無視她的話好多年。我真應該像往常一樣，聽她的才對。

專有名詞彙編

- 杏仁核（Amygdala）：位於顳葉深處的杏仁狀結構，屬於邊緣系統網絡的一部分，是掌管恐懼、敵意與焦慮等情緒反應的重要角色，也會影響記憶與決策。
- 呼吸中止（Apnoea）：呼吸暫停的現象。
- 自主神經系統（Autonomic nervous system）：神經系統的一部分。主要功能為無意識地控制、協調皮膚與內臟機能。交感神經系統負責驅動「驚嚇、戰鬥、逃跑」的反應，導致心跳加速、流汗、瞳孔放大，並將消化道和皮膚的血液轉移至肌肉、心臟及肺部；副交感神經系統則相反，負責協調身體放鬆的反應。
- 猝倒（Cataplexy）：幾乎可說是猝睡症獨有的現象。強烈的情緒刺激（特別是大笑）導致肌力突然喪失，造成多個身體部位甚至全身暫時癱軟。
- 大腦皮質（Cerebral cortex）：大腦的外層，也稱為大腦灰質（grey matter）。
- 時型（Chronotype）：個體於特定時間睡覺和起床的傾向，例如晨型人、夜貓子等。
- 扣帶迴（Cingulate）：大腦的一個區域，其皮質為邊緣系統（即大腦中負責掌管情緒、行為與動機的網絡）不可或缺的一部分。

- **晝夜節律**（Circadian）：以約二十四小時為週期，反覆出現的生物過程。
- **延遲型睡眠週期症候群**（Delayed sleep phase syndrome or disorder）：體內的生理時鐘往後推移，患者無法正常作息，只能晚睡晚起，以致嚴重影響起床後的生活。
- **路易氏體失智症**（Dementia with Lewy bodies）：一種腦部退化性疾病，會導致幻覺及認知功能障礙，其症狀、病徵和顯微鏡觀察結果都與帕金森氏症非常相似。
- **腦電圖**（EEG，electroencephalogram）：一種用來研究腦波活動的技術，可藉不同的電波曲線紀錄鑑別出不同的睡眠階段，檢測癲癇或其他神經系統疾病所引發的大腦活動異常。
- **額葉**（Frontal lobe）：位於眼窩上方、最靠近額頭的大腦區域，功能包含控制自主運動、計畫、判斷、決策與情緒表達。
- **體內恆定機制**（Homeostatic mechanism）：調節睡眠的過程之一。清醒的時間愈長，想睡的感覺就愈強。
- **入睡前幻覺**（Hypnagogic hallucinations）：幻覺的一種，通常發生在將睡或將醒（hypnopompic）之際，形式以靈魂出竅或感覺房間有入侵者為多，被認為是為一種攪擾清醒狀態、如夢似幻的過程。
- **下視丘分泌素**（Hypocretin）：一種神經傳導物質。由於下視丘分泌素製造神經元受損或死亡的關係，猝睡症患者多缺乏此種化學物質。

- **下視丘**（Hypothalamus）：位於眼後及兩眼之間、體積極小的大腦區域，其中包含多個重要核團，負責調節新陳代謝、飢餓、口渴、睡眠、體溫與晝夜節律。
- **腦島**（Insula）：大腦皮質的一部分，覆蓋於頂葉、額葉及顳葉之下，為此三區和邊緣系統間的樞紐。
- **病灶**（Lesion）：組織損傷的區域，在神經學專業術語中指的是神經系統內受損、產生病變或功能異常的位置。
- **邊緣系統**（Limbic system）：由海馬迴、杏仁核、扣帶迴、視丘等結構所組成的大腦網絡，會影響動機、情緒經驗和行為，對於嗅覺、情緒與記憶整合至關重要。
- **定位**（Localisation）：診斷過程的一部分，著重於辨識、找出神經系統中的病灶位置。
- **清醒夢**（Lucid dreaming）：在做夢過程中維持某種程度的意識或意識控制。
- **猝睡症**（Narcolepsy）：一種無法調節睡眠與做夢的神經系統疾病，症狀包含過度嗜睡、入睡前幻覺、睡眠麻痺和猝倒（詳見第六章和第十三章）。一般認為猝睡症的病因在於下視丘內製造下視丘分泌素的腦細胞受損，而下視丘分泌素正是控制睡眠的重要神經傳導物質。
- **非快速動眼期異睡症**（Non-REM parasomnias）：指發生在非快速動眼期睡眠（特別是第三階段睡眠）的異睡症，患者會出現如夢遊、夜驚、夢囈或夢食等異常行為。

- **非快速動眼期睡眠**（Non-REM sleep）：包含第一階段睡眠、第二階段睡眠和第三階段睡眠。
- **非二十四小時節律睡眠障礙**（Non-24-hour rhythm disorder）：生理時鐘規律非二十四小時間期（通常是大於二十四小時）的疾病，又稱「無規則睡眠障礙」（free-running disorder）。
- **異睡症**（Parasomnia）：泛指所有睡眠期間出現的異常行為。
- **頂葉**（Parietal lobe）：主掌感覺的大腦區域，負責描繪個體周遭的物理世界及個體本身在這個世界中的位置。
- **帕金森氏症**（Parkinson's disease）：一種常見的腦部退化性疾病，主要影響運動功能，症狀包含震顫、行走困難、肢體僵硬與行動遲緩。
- **松果體**（Pineal gland）：負責分泌褪黑激素的松果狀結構，體積極小，直徑只有幾公釐，位於腦部深處的第三腦室後方。第三腦室中充滿腦脊髓液，為腦中的流體腔之一。
- **前額葉皮質**（Prefrontal cortex）：額葉中的大腦皮質區，與決策、行動計畫、社交行為和個性表達有關。
- **快速動眼期睡眠**（REM sleep，rapid eye movement sleep）：與做夢最為相關的睡眠階段，特性是雙眼會左右快速移動，幾乎全身的肌肉都呈現麻痺狀態，但腦部依舊活躍。
- **快速動眼期睡眠行為障礙**（REM sleep behaviour disorder）：肌肉在快速動眼期睡眠階段無法呈現麻痺狀態，導致患者將夢境中的活動表現出來，變成真實的動作。

- **視網膜神經節細胞**（Retinal ganglion cells）：視網膜中的感光細胞，不具視覺功能。視網膜神經節細胞會特別偵測藍光，並經由視網膜下視丘路徑直接投射到視交叉上核，將環境光訊息傳遞給視交叉上核中的中央時鐘。
- **睡眠性交症**（Sexsomnia）：非快速動眼期異睡症的一種，患者會在睡眠中表現出具有性意味的行為。
- **睡眠呼吸中止**（Sleep apnoea）：睡眠期間反覆暫停呼吸的現象，通常與呼吸道在睡眠時變得鬆軟、塌陷，造成部分或完全阻塞有關。
- **夢遊**（Sleepwalking）：非快速動眼期異睡症的一種，發生在非快速動眼期睡眠第三階段，患者會在睡夢中起床、進行複雜的活動以及與環境互動，且事後往往毫無記憶，或是記憶非常有限。
- **慢波睡眠**（Slow wave sleep）：請參閱「第三階段睡眠」。
- **第一階段睡眠**（Stage 1 sleep）：最淺眠的階段，即昏昏欲睡、半夢半醒的時期。此時眼球會緩慢轉動，腦電圖測量出來的腦波活動也很平靜。
- **第二階段睡眠**（Stage 2 sleep）：中間睡眠，這個階段的腦電圖會出現兩種特有的波形，即睡眠紡錘波（sleep spindles）與K複合波（K-complexes）。
- **第三階段睡眠**（Stage 3 sleep）：深度睡眠，又稱慢波睡眠，被認為是對復原與功能恢復來說最重要的階段。此時腦波活動趨緩，波幅增大，也最難叫醒睡眠者。

- **視交叉上核**（Suprachiasmatic nucleus）：下視丘中的一個小區塊，是身體的中央時鐘，負責維持晝夜節律。
- **顳葉**（Temporal lobe）：主掌語言功能、聽力與聽覺處理的大腦區域。顳葉內側有海馬迴和杏仁核，因此也會影響記憶與情緒處理。
- **授時因子**（Zeitgeber）：來自視交叉上核中央時鐘外部、影響晝夜節律的因素，例如光線、褪黑激素等。

延伸閱讀

如果要把所有參考文獻都列出來，那本書可能得多加一百頁才行。以下選列部分與各章內容相關的重要出版品，其中大多是評論性文章，而發表所述病例的醫學文獻中同樣也使用了這些資料。

第一章　格林威治標準時間

Malkani, R. G., Abbott, S. M., Reid, K. J., Zee, P. C., 'Diagnostic and Treatment Challenges of Sighted Non-24-Hour Sleep–Wake Disorder', *J Clin Sleep Med*, 15 April 2008, 14(4): 603–613.

Quera Salva, M. A., Hartley, S., Léger, D., Dauvilliers, Y. A., 'Non-24-Hour Sleep–Wake Rhythm Disorder in the Totally Blind: Diagnosis and Management', *Front Neurol*, 18 December 2017, 18(8): 686.

Uchiyama, M., Lockley, S. W., 'Non-24-Hour Sleep–Wake Rhythm Disorder in Sighted and Blind Patients', *Sleep Med Clin*, December 2015, 10(4): 495–516.

Hayakawa, T., Uchiyama, M., Kamei, Y., Shibui, K., Tagaya, H., Asada, T., Okawa, M., Urata, J., Takahashi, K., 'Clinical analyses of sighted patients with non-24-hour sleep–wake syndrome: a study of 57 consecutively diagnosed cases', *Sleep*, 1 August 2005, 28(8): 945–52.

Edgar, R. S., Green, E. W., Zhao, Y., van Ooijen, G., Olmedo, M., Qin, X., Xu, Y., Pan, M., Valekunja, U. K., Feeney, K. A., Maywood, E. S., Hastings, M. H., Baliga, N. S., Merrow, M., Millar, A. J., Johnson, C. H., Kyriacou, C. P., O'Neill, J. S., Reddy, A. B., 'Peroxiredoxins are conserved markers of circadian rhythms', *Nature*, May 2012, 485(7399): 459–64.

Jagannath, A., Taylor, L., Wakaf, Z., Vasudevan, S. R., Foster, R. G., 'The genetics of circadian rhythms, sleep and health', *Hum Mol Genet*, 1 October 2017, 26(R2): R128–R138.

Touitou, Y., Reinberg, A., Touitou, D., 'Association between light at night, melatonin secretion, sleep deprivation, and the internal clock: Health impacts and mechanisms of circadian disruption', *Life Sci*, 15 March 2017, 173: 94–106. doi: 10.1016/j.lfs.2017.02.008.

Travis, R. C., Balkwill, A., Fensom, G. K., Appleby, P. N., Reeves, G. K., Wang, X. S., Roddam, A. W., Gathani, T., Peto, R., Green, J., Key, T. J., Beral, V., 'Night Shift Work and Breast Cancer Incidence: Three Prospective Studies and Meta-analysis of Published Studies', *J Natl Cancer Inst*, 6 October 2016, 108(12).

第二章　夜深，人靜

Bargiotas, P., Arnet, I., Frei, M., Baumann, C. R., Schindler, K., Bassetti, C. L., 'Demographic, Clinical and Polysomnographic Characteristics of Childhood- and Adult-Onset Sleepwalking in Adults', *Eur Neurol*, 2017, 78(5–6): 307–11.

Bassetti, C., Vella, S., Donati, F., Wielepp, P., Weder, B., 'SPECT during sleepwalking', *Lancet*, 5 August 2000, 356(9228): 484–5.

Drakatos, P., Marples, L., Muza, R., Higgins, S., Gildeh, N., Macavei, R., Dongol, E. M., Nesbitt, A., Rosenzweig, I., Lyons, E., d'Ancona, G., Steier, J., Williams, A. J., Kent, B. D., Leschziner, G., 'NREM parasomnias: a treatment approach based upon a retrospective case series of 512 patients', *Sleep Med*, 10 April 2018. pii: S1389-9457(18)30099-6.

Iranzo, A., 'Parasomnias and Sleep-Related Movement Disorders in Older Adults', *Sleep Med Clin*, March 2018, 13(1): 51–61.

Pressman, M. R., 'Factors that predispose, prime and precipitate NREM parasomnias in adults: clinical and forensic implications', *Sleep Med Rev*, February 2007, 11(1): 5–3.

Moreno, M. A., 'Sleep Terrors and Sleepwalking: Common Parasomnias of Childhood', *JAMA Pediatr*, July 2015, 169(7): 704.

第三章　迪士尼的先見之明

Oudiette, D., De Cock, V. C., Lavault, S., Leu, S., Vidailhet, M., Arnulf, I., 'Nonviolent elaborate behaviors may also occur in REM sleep behavior disorder', *Neurology*, 10 February 2009, 72(6): 551–7.

Aserinsky, E., 'The discovery of REM sleep', *J Hist Neurosci*, December 1996, 5(3): 213–27.

Iranzo, A., Stefani, A., Serradell, M., Martí, M. J., Lomeña, F., Mahlknecht, P., Stockner, H., Gaig, C., Fernández-Arcos, A., Poewe, W., Tolosa, E., Högl, B., Santamaria, J., 'Characterization of patients with longstanding idiopathic REM sleep behavior disorder', SINBAR (Sleep Innsbruck Barcelona) group, *Neurology*, 18 July 2017, 89(3): 242–8.

Postuma, R. B., Iranzo, A., Hogl, B., Arnulf, I., Ferini-Strambi, L., Manni, R., Miyamoto, T., Oertel, W., Dauvilliers, Y., Ju,

Y. E., Puligheddu, M., Sonka, K., Pelletier, A., Santamaria, J., Frauscher, B., Leu-Semenescu, S., Zucconi, M., Terzaghi, M., Miyamoto, M., Unger, M. M., Carlander, B., Fantini, M. L., Montplaisir, J. Y., 'Risk factors for neurodegeneration in idiopathic rapid eye movement sleep behavior disorder: a multicenter study', *Ann Neurol*, May 2015, 77(5): 830–9.

Boeve, B. F., Silber, M. H., Ferman, T. J., Lin, S. C., Benarroch, E. E., Schmeichel, A. M., Ahlskog, J. E., Caselli, R. J., Jacobson, S., Sabbagh, M., Adler, C., Woodruff, B., Beach, T. G., Iranzo, A., Gelpi, E., Santamaria, J., Tolosa, E., Singer, C., Mash, D. C., Luca, C., Arnulf, I., Duyckaerts, C., Schenck, C. H., Mahowald, M. W., Dauvilliers, Y., Graff-Radford, N. R., Wszolek, Z. K., Parisi, J. E., Dugger, B., Murray, M. E., Dickson, D. W., 'Clinicopathologic correlations in 172 cases of rapid eye movement sleep behavior disorder with or without a coexisting neurologic disorder', *Sleep Med*, August 2013, 14(8): 754–62.

第四章　鼾聲隆隆

Polsek, D., Gildeh, N., Cash, D., Winsky-Sommerer, R., Williams, S. C. R., Turkheimer, F., Leschziner, G. D., Morrell, M. J., Rosenzweig, I., 'Obstructive sleep apnoea and Alzheimer's disease: In search of shared pathomechanisms', *Neurosci Biobehav Rev*, 7 December 2017. pii: S0149-7634(17)30435-9.

Hopps, E., Caimi, G., 'Obstructive Sleep Apnea Syndrome: Links Between Pathophysiology and Cardiovascular Complications', *Clin Invest Med*, 4 December 2015, 38(6): E362–70.

Emamian, F., Khazaie, H., Tahmasian, M., Leschziner, G. D., Morrell, M. J., Hsiung, G. Y., Rosenzweig, I., Sepehry,

A. A., 'The Association Between Obstructive Sleep Apnea and Alzheimer's Disease: A Meta-Analysis Perspective', *Front Aging Neurosci*, 12 April 2016, 8(78).

Yu, J., Zhou, Z., McEvoy, R. D., Anderson, C. S., Rodgers, A., Perkovic, V., Neal, B., 'Association of Positive Airway Pressure With Cardiovascular Events and Death in Adults With Sleep Apnea: A Systematic Review and Meta-analysis', *JAMA*, 11 July 2017, 318(2): 156–66.

Abuzaid, A. S., Al Ashry, H. S., Elbadawi, A., Ld, H., Saad, M., Elgendy, I. Y., Elgendy, A., Mahmoud, A. N., Mentias, A., Barakat, A., Lal, C., 'Meta-Analysis of Cardiovascular Outcomes With Continuous Positive Airway Pressure Therapy in Patients With Obstructive Sleep Apnea', *Am J Cardiol*, 15 August 2017, 120(4): 693–9.

Javaheri, S., Barbe, F., Campos-Rodriguez, F., Dempsey, J. A., Khayat, R., Javaheri, S., Malhotra, A., Martinez-Garcia, M. A., Mehra, R., Pack, A. I., Polotsky, V. Y., Redline, S., Somers, V. K., 'Sleep Apnea: Types, Mechanisms, and Clinical Cardiovascular Consequences', *J Am Coll Cardiol*, 21 February 2017, 69(7): 841–58.

第五章　說夢話的公車司機

Bashford, J., Leschziner, G., 'Bed Partner "Gas-Lighting" as a cause of fictitious sleep-talking', *J Clin Sleep Med*, 15 October 2015, 11(10): 1237–8.

第六章　笑到腿軟

Leschziner, G., 'Narcolepsy: a clinical review', *Practical Neurology*, October 2014, 14(5): 323–31.

Overeem, S., Lammers, G. J., van Dijk, J. G., 'Cataplexy: "tonic

immobility" rather than "REM-sleep atonia"?', *Sleep Med*, November 2002, 3(6): 471–7.
Sarkanen, T., Alakuijala, A., Julkunen, I., Partinen, M., 'Narcolepsy Associated with Pandemrix Vaccine', *Curr Neurol Neurosci Rep*, 1 June 2018, 18(7): 43.
Sturzenegger, C., Bassetti, C. L., 'The clinical spectrum of narcolepsy with cataplexy: a reappraisal', *J Sleep Res*, December 2004, 13(4): 395–406.
Stowe, J., Miller, E., Andrews, N., Kosky, C., Leschziner, G., Shneerson, J. M., Hall, A., Eriksson, S., Reading, P., Dennis, G., Donegan, K., 'Risk of Narcolepsy after AS03 Adjuvanted Pandemic A/H1N1 2009 Influenza Vaccine in Adults: A Case-Coverage Study in England', *Sleep*, 1 May 2016, 39(5): 1051–7.
Drakatos, P., Leschziner, G., 'Cataplexy with Normal Sleep Studies and Normal CSF Hypocretin: an Explanation?', *J Clin Sleep Med*, 15 March 2016, 12(3): 449–50.

第七章　蜜蜂嗡嗡

Leschziner, G., Gringras, P., 'Restless Legs Syndrome', *British Medical Journal*, 23 May 2012, 344: e3056.
Athauda, D., Leschziner, G., 'A restless night's sleep', *British Medical Journal*, 2012, 344: d8347.
Schormair, B., Zhao, C., Bell, S., Tilch, E., Salminen, A. V., Pütz, B., Dauvilliers, Y., Stefani, A., Högl, B., Poewe, W., Kemlink, D., Sonka, K., Bachmann, C. G., Paulus, W., Trenkwalder, C., Oertel, W. H., Hornyak, M., Teder-Laving, M., Metspalu, A., Hadjigeorgiou, G. M., Polo, O., Fietze, I., Ross, O. A., Wszolek, Z., Butterworth, A. S., Soranzo, N., Ouwehand, W. H., Roberts, D. J., Danesh, J., Allen, R. P., Earley, C. J., Ondo, W. G., Xiong,

L., Montplaisir, J., Gan-Or, Z., Perola, M., Vodicka, P., Dina, C., Franke, A., Tittmann, L., Stewart, A. F. R., Shah, S. H., Gieger, C., Peters, A., Rouleau, G. A., Berger, K., Oexle, K., Di Angelantonio, E., Hinds, D. A., Müller-Myhsok, B., Winkelmann, J., 'Identification of novel risk loci for restless legs syndrome in genome-wide association studies in individuals of European ancestry: a meta-analysis', 23andMe Research Team, DESIR study group, *Lancet Neurol*, November 2017, 16(11): 898–907. doi: 10.1016/S1474-4422(17)30327-7. Review.

Winkelmann, J., Allen, R. P., Högl, B., Inoue, Y., Oertel, W., Salminen, A. V., Winkelman, J. W., Trenkwalder, C., Sampaio, C., 'Treatment of restless legs syndrome: Evidence-based review and implications for clinical practice (Revised 2017)', *Mov Disord*, 14 May 2018. doi: 10.1002/mds.27260.

第八章　勒頸驚魂

Schindler, K., Gast, H., Bassetti, C., Wiest, R., Fritschi, J., Meyer, K., Kollar, M., Wissmeyer, M., Lövblad, K., Weder, B., Donati, F., 'Hyperperfusion of anterior cingulate gyrus in a case of paroxysmal nocturnal dystonia', *Neurology*, 11 September 2001, 57(5): 917–20.

Nesbitt, A., Kosky, C. A., Leschziner, G. D., 'Insular seizures causing sleep-related breathlessness', *The Lancet*, 2013, 382: 1756.

Tinuper, P., Bisulli, F., 'From nocturnal frontal lobe epilepsy to Sleep-Related Hypermotor Epilepsy: A 35-year diagnostic challenge', January 2017, 44: 87–92. doi: 10.1016/j.seizure.2016.11.023.

Derry, C. P., 'Sleeping in fits and starts: a practical guide to

distinguishing nocturnal epilepsy from sleep disorders', *Pract Neurol*, December 2014, 14(6): 391–8.
Nobili, L., Proserpio, P., Combi, R., Provini, F., Plazzi, G., Bisulli, F., Tassi, L., Tinuper, P., 'Nocturnal frontal lobe epilepsy', *Curr Neurol Neurosci Rep*, February 2014, 14(2): 424.

第九章　飄浮的眼睛

Jalal, B., Ramachandran, V. S., 'Sleep Paralysis, "The Ghostly Bedroom Intruder" and Out-of-Body Experiences: The Role of Mirror Neurons', *Front Hum Neurosci*, 28 February 2017, 11: 92.
Jalal, B., Ramachandran, V. S., 'Sleep paralysis and "the bedroom intruder": the role of the right superior parietal, phantom pain and body image projection', *Med Hypotheses*, December 2014, 83(6): 755–7.
Denis, D., French, C. C., Gregory, A. M., 'A systematic review of variables associated with sleep paralysis', *Sleep Med Rev*, April 2018, 38: 141–57.
Molendijk, M. L., Montagne, H., Bouachmir, O., Alper, Z., Bervoets, J. P., Blom, J. D., 'Prevalence Rates of the Incubus Phenomenon: A Systematic Review and Meta-Analysis', *Front Psychiatry*, 24 November 2017, 8: 253.
Sharpless, B. A., 'A clinician's guide to recurrent isolated sleep paralysis', *Neuropsychiatr Dis Treat*, 19 July 2016, 12: 1761–7.

第十章　化身博士

Siclari, F., Khatami, R., Urbaniok, F., Nobili, L., Mahowald, M. W., Schenck, C. H., Cramer Bornemann, M. A., Bassetti, C. L., 'Violence in sleep', *Brain*, December 2010, 133(Pt 12): 3494–509.

Dubessy, A. L., Leu-Semenescu, S., Attali, V., Maranci, J. B., Arnulf, I., 'Sexsomnia: A Specialized Non-REM Parasomnia?', *Sleep*, 1 February 2017, 40(2).

Pressman, M. R., Mahowald, M. W., Schenck, C. H., Cramer Bornemann, M. A., Banerjee, D., Buchanan, P., Zadra, A., 'Alcohol, sleepwalking and violence: lack of reliable scientific evidence', *Brain*, February 2013, 136(Pt 2): e229.

Morrison, I., Rumbold, J. M., Riha, R. L., 'Medicolegal aspects of complex behaviours arising from the sleep period: a review and guide for the practising sleep physician', *Sleep Med Rev*, June 2014, 18(3): 249–60. doi: 10.1016/j.smrv.2013.07.004.

第十一章　咖啡的提神功效

Inoue, Y., 'Sleep-related eating disorder and its associated conditions', *Psychiatry Clin Neurosci*, June 2015, 69(6): 309–20.

Vander Wal, J. S., 'Night eating syndrome: a critical review of the literature', *Clin Psychol Rev*, February 2012, 32(1): 49–59.

Howell, M. J., 'Restless Eating, Restless Legs, and Sleep Related Eating Disorder', *Curr Obes Rep*, March 2014, 3(1): 108–13.

Howell, M. J., Schenck, C. H., 'Restless nocturnal eating: a common feature of Willis–Ekbom Syndrome (RLS)', *J Clin Sleep Med*, 15 August 2012, 8(4): 413–9.

第十二章　詭異的童話

Nesbitt, A., Leschziner, G., 'Migraine with brainstem aura presenting as recurrent hypersomnia (Kleine–Levin Syndrome)', *Practical Neurology*, October 2016, 16(5): 402–5.

Gadoth, N., Oksenberg, A., 'Kleine–Levin syndrome; An update and mini-review', *Brain Dev*, September 2017, 39(8): 665–71.
Miglis, M. G., Guilleminault, C., 'Kleine–Levin Syndrome', *Curr Neurol Neurosci Rep*, June 2016, 16(6): 60.
Lavault, S., Golmard, J. L., Groos, E., Brion, A., Dauvilliers, Y., Lecendreux, M., Franco, P., Arnulf, I., 'Kleine–Levin syndrome in 120 patients: differential diagnosis and long episodes', *Ann Neurol*, March 2015, 77(3): 529–40.

第十三章　遊夢者

Hobson, J. A., Hong, C. C., Friston, K. J., 'Virtual reality and consciousness inference in dreaming', *Front Psychol*, 9 October 2014, 5: 1133.
Hobson, J. A., 'REM sleep and dreaming: towards a theory of protoconsciousness', *Nat Rev Neurosci*, November 2009, 10(11): 803–13.
Voss, U., Holzmann, R., Tuin, I., Hobson, J. A., 'Lucid dreaming: a state of consciousness with features of both waking and non-lucid dreaming', *Sleep*, September 2009, 32(9): 1191–200.
Crick, F., Mitchison, G., 'The function of dream sleep', *Nature*, 14–20 July 1983, 304(5922): 111–4.
Cipolli, C., Ferrara, M., De Gennaro, L., Plazzi, G., 'Beyond the neuropsychology of dreaming: Insights into the neural basis of dreaming with new techniques of sleep recording and analysis', *Sleep Med Rev*, October 2017, 35: 8–20.
Dodet, P., Chavez, M., Leu-Semenescu, S., Golmard, J. L., Arnulf, I., 'Lucid dreaming in narcolepsy', *Sleep*, 1 March 2015, 38(3): 487–97.
Dresler, M., Koch, S. P., Wehrle, R., Spoormaker, V. I., Holsboer, F., Steiger, A., Sämann, P. G., Obrig, H., Czisch, M.,

'Dreamed movement elicits activation in the sensorimotor cortex', *Curr Biol*, 8 November 2011, 21(21): 1833–7.
van der Helm, E., Yao, J., Dutt, S., Rao, V., Saletin, J. M., Walker, M. P., 'REM sleep depotentiates amygdala activity to previous emotional experiences', *Curr Biol*, 6 December 2011, 21(23): 2029–32.

第十四章　失眠

Xie, L., Kang, H., Xu, Q., Chen, M. J., Liao, Y., Thiyagarajan, M., O'Donnell, J., Christensen, D. J., Nicholson, C., Iliff, J. J., Takano, T., Deane, R., Nedergaard, M., 'Sleep drives metabolite clearance from the adult brain', *Science*, 19 October 2013, 342(6156): 373–7.
Fernandez-Mendoza, J., Shea, S., Vgontzas, A. N., Calhoun, S. L., Liao, D., Bixler, E. O., 'Insomnia and incident depression: role of objective sleep duration and natural history', *J Sleep Res*, August 2015, 24(4): 390–98.
Li, Y., Vgontzas, A. N., Fernandez-Mendoza, J., Bixler, E. O., Sun, Y., Zhou, J., Ren, R., Li, T., Tang, X., 'Insomnia with physiological hyperarousal is associated with hypertension', *Hypertension*, March 2015, 65(3): 644–50.
Vgontzas, A. N., Fernandez-Mendoza, J., Liao, D., Bixler, E. O., 'Insomnia with objective short sleep duration: the most biologically severe phenotype of the disorder', *Sleep Med Rev*, August 2013, 17(4): 241–54.
Mitchell, M. D., Gehrman, P., Perlis, M., Umscheid, C. A., 'Comparative effectiveness of cognitive behavioral therapy for insomnia: a systematic review', *BMC Fam Pract*, 25 May 2012, 13: 40.
Jarrin, D. C., Alvaro, P. K., Bouchard, M. A., Jarrin, S. D., Drake, C. L., Morin, C. M., 'Insomnia and hypertension:

A systematic review', *Sleep Med Rev.*, 16 February 2018. pii: S1087-0792(17)30051-5.
Penninkilampi, R., Eslick, G. D., 'A Systematic Review and Meta-Analysis of the Risk of Dementia Associated with Benzodiazepine Use, After Controlling for Protopathic Bias', *CNS Drugs*, 20 June 2018. doi: 10.1007/s40263-018-0535-3.